Sprint Sanierung GmbH (Hrsg.)

Richtlinie zur Erkennung, Bedeutung und Sanierung
mikrobiellen Befalls in Innenräumen

## Autoren

Dr. rer. nat. Jörg Meyer
Bereichsleiter Technik,
Sprint Sanierung GmbH

Dipl.-Biol. Christian Preiß
Mitarbeiter Forschung & Entwicklung,
Sprint Sanierung GmbH

Dr. rer. nat. Benjamin Roenneke
Mitarbeiter Forschung & Entwicklung,
Sprint Sanierung GmbH

Dipl.-Ing. Robert Meinusch
Mitarbeiter Forschung & Entwicklung,
Sprint Sanierung GmbH

Dipl.-Sicherheits-Ing. (FH) Heiko Faßbender
Leiter Arbeits- und Umweltschutz,
Sprint Sanierung GmbH

Frank Herbertz
Niederlassungsleiter Essen,
Sprint Sanierung GmbH

Björn Warnke
Stellvertretender Niederlassungsleiter
Messtechnik,
Sprint Sanierung GmbH

WEITERE AUTOREN:
Prof. Dr. Klaus Fiedler
Vorsitzender des Ausschusses für Wohnmedizin
und Bauhygiene der Gesellschaft für
Wohnmedizin, Bauhygiene und Innenraum-
toxologie e. V.

Dr.-Ing. Dipl.-Biol. Mario Blei
Privatinstitut für Innenraumtoxikologie –
Dr. Blei GmbH, Jena / Frankfurt / Berlin

REDAKTIONELLE KOORDINATION
Anna Hessler
Julia Kaeßmann

FACHLICHE ÜBERARBEITUNG
Dr. Sven Dreher
Technische Versicherungen Schaden
R+V Allgemeine Versicherung AG

Dipl.-Ing. (FH) Andreas Schließer
Großschadenregulierer
Technische Versicherungen Schaden
R+V Allgemeine Versicherung AG

## Herausgeber

**Sprint Sanierung GmbH**
Hauptverwaltung
Düsseldorfer Straße 334
51061 Köln

Servicenummer:
0049·221·96 68 300

info@sprint.de
www.sprint.de

**ISBN 978-3-00-072285-1**

Druck:
**SATZDRUCK GmbH**
Industriestraße 23
48653 Coesfeld-Lette

2. Auflage
© 2022 Sprint Sanierung GmbH

Titelbild: © istockphoto.com / zhuzhu

# Richtlinie zur Erkennung, Bedeutung und Sanierung **mikrobiellen Befalls** in Innenräumen

**sprint.**

# Inhalt

# Inhalt

# 1 Einleitung

## Zweck der Richtlinie

Eine Sanierung von Schäden durch Schimmelpilzwachstum ist eng verbunden mit der Sanierung von Wasserschäden und den damit einhergehenden Trocknungsmaßnahmen. Bereits bei der Schadenaufnahme muss kompetent und qualifiziert entschieden werden, welche Maßnahmen entsprechend dem geltenden Stand der Technik zu ergreifen sind, um einerseits schadenminimierend agieren und andererseits eine fachgerechte Sanierung, unter Berücksichtigung der anerkannten Richtlinien und Normen, gewährleisten zu können.

Im Zusammenhang mit der Sanierung mikrobiologischer Schäden in Gebäuden sind, abhängig von der jeweiligen Schadenursache, vielfältige Schadenbilder wie z. B. Wachstum von Schimmelpilzen, holzzerstörenden Pilzen und Bakterien zu beobachten. In der Praxis erfolgt die Begutachtung von mikrobiologischen Schäden oft rein sensorisch anhand von auffälligem Geruch oder sichtbaren Verfärbungen. Aufgrund des unsicheren Befundes werden häufig ohne Notwendigkeit Einrichtungen, Lagervorräte und Baumaterialien entsorgt. Ein besserer Kenntnisstand würde

künftig sicher zu zielgerichteter und damit wirtschaftlicherer bzw. nachhaltigerer Sanierung und möglicher Weiternutzung von Inventar und Baustoffen führen.

Die vorliegende Richtlinie gilt der Beurteilung und Durchführung von Sanierungen mikrobieller Schäden in Innenräumen. Dabei sollen die theoretischen Hintergründe sowie der Stand der Technik hinsichtlich Bewertung und Sanierung solcher Schadenbilder dargestellt werden. Zudem beschreibt sie eine einheitliche, standardisierte Vorgehensweise bei der Schadensanierung und dient damit der Qualitätssteigerung in der Bearbeitung mikrobiologisch bedingter Schäden.

## Geltungsbereich

Der Geltungsbereich dieser Richtlinie bezieht sich auf die Sanierung mikrobieller Schäden in Gebäuden. Gesetzliche Vorschriften sowie ergänzende Richtlinien und Leitfäden öffentlicher Einrichtungen wurden im Rahmen der Erarbeitung dieser Richtlinie berücksichtigt.

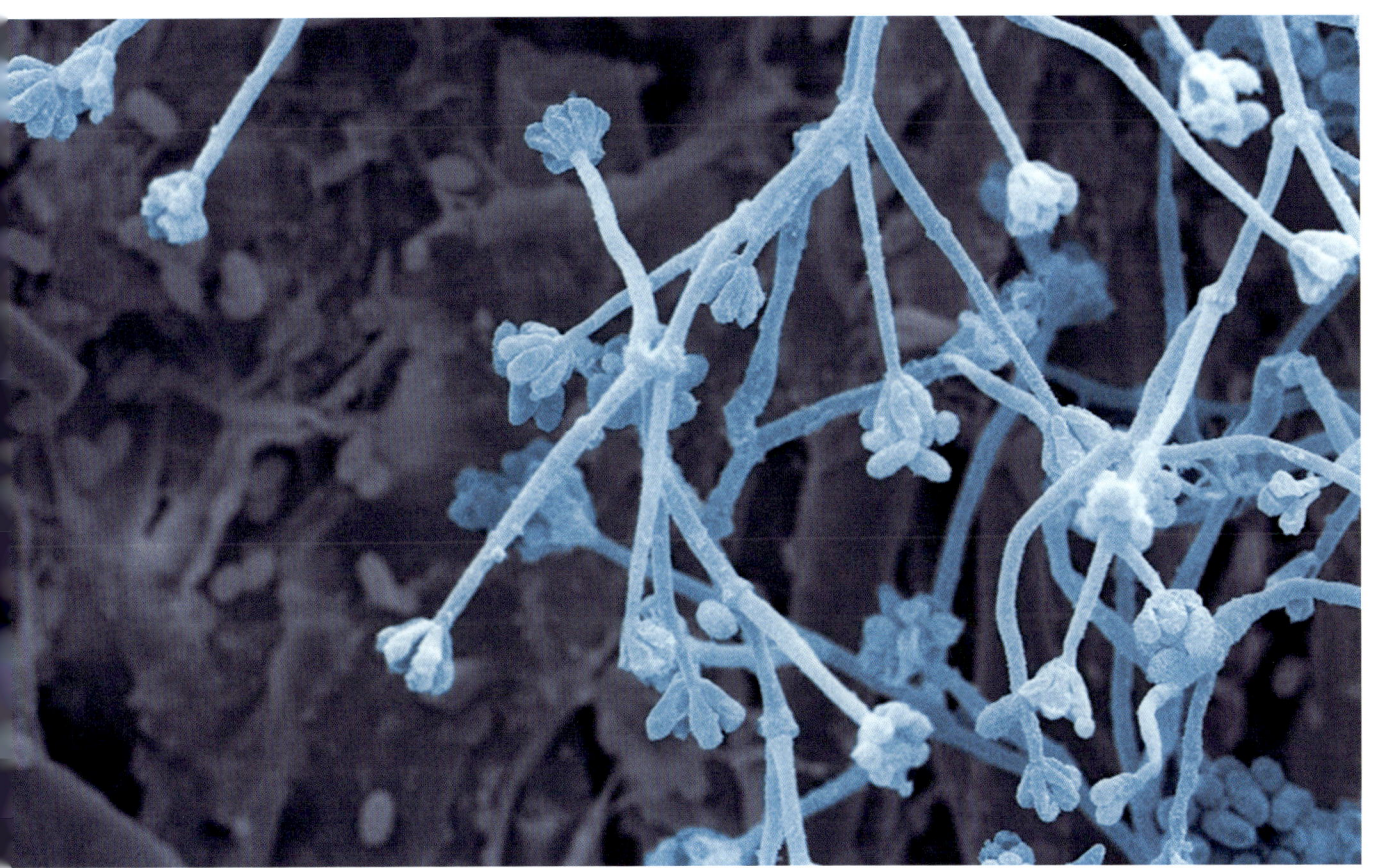

**Abb. 1.1: Rasterelektronenmikroskopische Aufnahme von *Stachybotrys chartarum* (Quelle: Blei-Institut)**

# 2 Mikrobiologische Grundlagen und gesundheitliche Aspekte

## Thematische Einleitung

Mikroorganismen sind Lebewesen, die mit dem bloßen Auge nicht sichtbar sind. Wenn sie zu hohen Zellzahlen anwachsen, können Strukturen (z. B. Pilzmyzelien) für das menschliche Auge erkennbar werden. Die grundlegende Einteilung als Mikroorganismen geschieht aufgrund ihrer Zellgröße. Eine Differenzierung innerhalb der Gruppe der Mikroorganismen basiert auf ihrem voneinander abweichenden Zellaufbau. Man unterscheidet Organismen mit echtem Zellkern (Eukaryoten, z. B. Algen, Pilze) und Organismen ohne echten Zellkern (Prokaryoten), zu denen auch die Bakterien zählen (Abb. 2.1).

Um die Vielfalt aller bekannten Mikroorganismen anschaulich abbilden zu können, bedient sich die Wissenschaft einer Systematik, nach der eine Einteilung entsprechend dem Verwandtschaftsgrad vorgenommen wird. Beispielsweise werden alle bekannten Bakterien der Domäne Bacteria zugeordnet. Über Reich, Abteilung bis hin zur Art wird der Verwandtschaftsgrad der hier eingeordneten Organismen immer enger. Anwendung in der Benennung von Mikroorganismen in Feuchteschäden finden lediglich die zwei untersten Einordnungen Gattung und Art. In Tabelle 2.1 erfolgt beispielhaft die systematische Einordnung eines Bakteriums und eines Pilzes.

Viren hingegen werden häufig nicht zu den Lebewesen gezählt, da ihnen die Fähigkeit zur selbständigen Reproduktion fehlt, d. h., sie sind auf Strukturen einer Wirtszelle (z. B. Bakterien, menschliche Zellen) angewiesen, um zu wachsen und sich zu vermehren.

Grundsätzlich kommen Mikroorganismen in der Natur als Einzelzellen oder in Zellverbänden vor. Sie sind ubiquitär

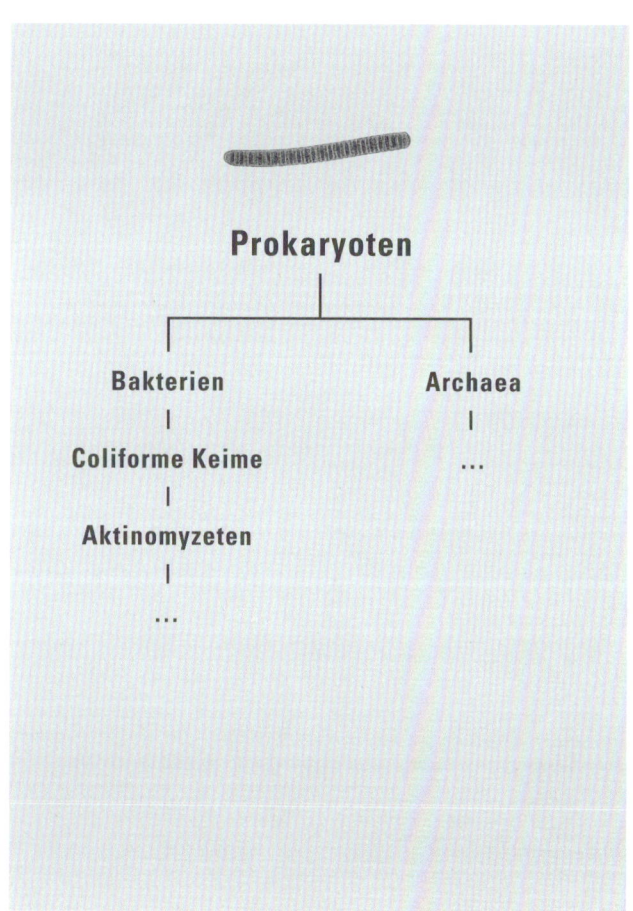

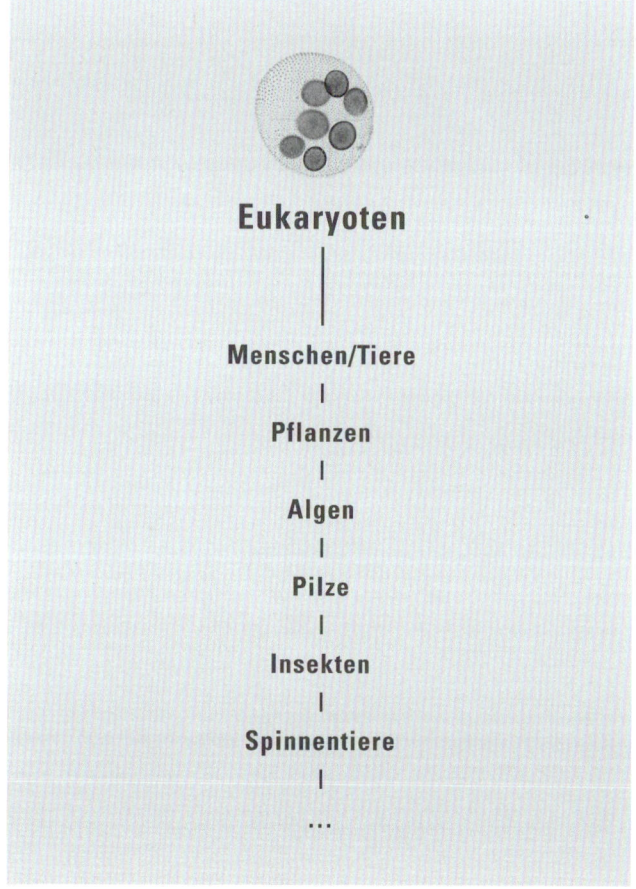

**Abb. 2.1: Die großen Gruppen der Organismen**

| | **Bakterien** | **Pilze** |
| --- | --- | --- |
| Domäne | Bacteria | Eukaryoten |
| Reich | Grampositive Bakterien | Fungi |
| Abteilung | Firmicutes | Ascomycota |
| Klasse | Bacilli | Ascomycetes |
| Ordnung | Bacillales | Eurotiales |
| Familie | Bacillaceae | Trichocomaceae |
| **Gattung** | **Bacillus** | **Aspergillus** |
| **Art** | **Bacillus** | **fumigatus** |

Tab. 2.1: Systematische Einordnung eines Bakteriums und eines Pilzes

verbreitet, d. h., sie lassen sich in den unterschiedlichsten Lebensräumen der Biosphäre (Boden, Wasser, Luft) nachweisen und nehmen eine zentrale Rolle im Naturhaushalt ein, da sie maßgeblich an der Mineralisation, also dem Abbau organischer Substanz (Tiere/Pflanzen), beteiligt sind.

Über die Jahrtausende hat sich der Mensch spezifische Eigenschaften von Bakterien/Pilzen zu Nutze gemacht. So werden Mikroorganismen zur Veredelung von Lebensmitteln und zur Herstellung von Stoffwechselprodukten wie beispielsweise Enzymen, organischen Säuren und Antibiotika eingesetzt.

Auch in Gebäuden sind Mikroorganismen fähig, sich zu vermehren, vorausgesetzt, die Begleitumstände wie Feuchtigkeit, Nährstoffangebot, Temperatur und pH-Wert (siehe Kapitel 2.1) sind förderlich. Somit kann es an Stellen mit für die Mikroorganismen günstigen Bedingungen zu mikrobiologischem Wachstum kommen.

Gute Wachstumsgrundlagen bieten z. B. Baustoffe wie Gipskarton, Putz, Holzstoffe, Farben, Tapeten, Auslegewaren, Kleider, Möbel und Bücher/Papier. Auch Baustoffe, die keine Nährstoffgrundlage bieten, können von Mikroorganismen besiedelt werden, falls sie mit Nährstoffe beinhaltendem Schmutz bzw. Staub beaufschlagt sind.

In jüngerer Zeit gewinnt die Kontamination von Innenräumen mit Mikroorganismen, insbesondere durch Schimmelpilze, in gesundheitlicher Beziehung immer mehr an Bedeutung

(siehe Kapitel 2.2.3). Da Mikroorganismen in Innenräumen ein gesundheitliches Gefährdungspotenzial für den Menschen bergen und sich der Mensch in Industriestaaten durchschnittlich zu 90 % seines Lebens in geschlossenen Räumen aufhält (Nilsson et al., 2004), gilt die Maßgabe, die Konzentration von Mikroorganismen in Wohngebäuden möglichst auf dem Niveau von natürlich vorhandenen Hintergrundwerten zu halten oder nach Schadenereignissen wieder auf diese Werte zurückzuführen.

# 2.1 Voraussetzungen für das Wachstum von Mikroorganismen in Innenräumen

## Nährstoffangebot

Mikroorganismen benötigen zum Wachstum und zur Vermehrung im wässrigen Milieu gelöste Nährstoffe, d. h., die einzelnen Zellen versorgen sich mit anorganischen und organischen Stoffen aus ihrer direkten Umgebung. Um diesen Prozess zu gewährleisten, müssen geeignete physikochemische Parameter wie Temperatur, Feuchtigkeit und pH-Wert vorliegen.

Die Ansprüche der verschiedenen Mikroorganismen an die Zusammensetzung der Nährstoffe sind sehr unterschiedlich. Die meisten Bakterien und Pilze weisen eine heterotrophe Lebensweise auf, d. h., sie ernähren sich von organischen Substanzen wie z. B. Proteinen, Kohlenhydraten oder Lipiden.

Diese organischen Komponenten sind ebenfalls in Bau- und Dämmmaterialien vorhanden. So ist beispielsweise der Mehrfachzucker Zellulose der Hauptbestandteil von Grobspanplatten (OSB-Platten), Tapeten oder Holzfaserdämmplatten. Die Mikroorganismen können den Baustoffen diese Nährstoffe entziehen, wodurch Materialschädigungen möglich sind. Meist spielen sich Materialschädigungen durch Schimmelpilze allerdings im mikroskopischen Bereich ab und die Hauptschädigung der Materialien erfolgt beim Wasserschaden durch die eingedrungene Feuchtigkeit. Eine Ausnahme bilden z. B. holzzerstörende Pilze oder Schwämme wie der Echte Hausschwamm. Ebenso können Verunreinigungen auf Oberflächen wie z. B. Stäube oder fettige Ablagerungen aus dem Küchenbereich genügend Nährstoffe enthalten, um mikrobiologisches Wachstum zu ermöglichen.

## Wasseraktivität

Mit der Wasseraktivität ($a_w$-Wert) beschreibt man den für Mikroorganismen im jeweiligen Lebensraum verfügbaren Anteil des Wassers. $a_w$-Werte variieren zwischen 0 und 1, wobei 1 der Wasseraktivität von reinem Wasser entspricht.

Im Allgemeinen benötigen Mikroorganismen hohe Wasseraktivitäten für ihr Wachstum. Pilze jedoch sind hinsichtlich der Wasseraktivität weniger anspruchsvoll, als es die mit ihnen in dem jeweiligen Lebensraum konkurrierenden Bakterien sind. Grundsätzlich sind Mikroorganismen in der Lage, ab $a_w$-Werten von ca. 0,6 zu wachsen (Tab. 2.1.1).

Da Baumaterialien unterschiedlich viel Wasser über lösliche Verbindungen wie Salze, Kohlenhydrate oder Eiweiße binden und so für die Mikroorganismen unzugänglich machen können, kann bei gleicher vorliegender Feuchte der Anteil des für Mikroorganismen verfügbaren Wassers in unterschiedlichen Baumaterialien stark variieren (vgl. Tabelle 2.1.2).

Dieser „frei verfügbare" Wasseranteil kann am einfachsten durch Messung der Ausgleichsfeuchte ermittelt werden. Die Ausgleichsfeuchte wird, wie die relative Luftfeuchtigkeit, in Prozent angegeben. Sehr gute Wachstumsbedingungen liegen vor, wenn die Ausgleichsfeuchte der Materialien bei Werten zwischen 80 und 98 % liegt. Unterhalb von 80 % Ausgleichsfeuchte werden nur noch wenige Mikroorganismen wachsen können und unterhalb von 70 % ist mikrobiologisches Wachstum lediglich bedingt möglich. Dabei kann die prozentuale Angabe der Ausgleichsfeuchte etwa mit dem $a_w$-Wert korreliert werden. So entspricht eine Ausgleichsfeuchte von 70% etwa einem $a_w$-Wert von 0,7.

Mikroorganismen können also auch auf Materialien wachsen, die nicht sichtbar nass sind. Sie benötigen kein flüssiges Wasser, sondern nur erhöhte Feuchtigkeit. Man kann aus diesem Grund nicht fühlen, ob ein Material so feucht ist, dass Pilze oder Bakterien wachsen können, sondern dies nur messen. Mikroorganismen können schon innerhalb von 48 Stunden auf feuchten Flächen anwachsen.

## pH-Wert

Die Acidität bzw. Alkalität einer Lösung oder eines Feststoffes wird durch den pH-Wert ausgedrückt, der in Werten von 0 – 14 gemessen wird. Der pH-Wert ist der negative dekadische Logarithmus der Wasserstoffionenkonzentration. Eine Änderung des pH-Wertes um 1,0 entspricht der 10-fachen Änderung der Wasserstoffionenkonzentration. Bei pH 7,0 liegen $H^+$- und $OH^-$-Ionen in etwa der gleichen Konzentration vor (neutraler pH-Wert). pH-Werte kleiner 7,0 werden zunehmend saurer ($[H^+] > [OH^-]$), pH-Werte größer 7,0 zunehmend alkalischer ($[H^+] < [OH^-]$).

Grundsätzlich wachsen die meisten Organismen am besten bei einem neutralen pH-Wert. Die meisten Schimmelpilze zeigen ein optimales Wachstum in einem pH-Bereich zwischen 4,5 und 6,5. Toleriert werden aber auch pH-Werte

| Organismen | Minimaler $a_w$-Wert | Quelle |
|---|---|---|
| **Pilze (Myzelwachstum)** | | |
| *Alternaria alternata* | 0,85 | Kück et al., 2009 |
| *Aspergillus fumigatus* | 0,85 | Kück et al., 2009 |
| *Cladosporium herbarum* | 0,88 | Kück et al., 2009 |
| *Penicillium expansum* | 0,82 | Kück et al., 2009 |
| *Rhizopus stolonifer* | 0,92–0,94 | Kück et al., 2009 |
| *Wallemia sebi* | 0,69 | Kück et al., 2009 |
| **Die meisten Bakterien** | 0,9 | Weidenbörner, 1998 |
| **Halophile Bakterien** | 0,75 | Weidenbörner, 1998 |

Tab. 2.1.1: Minimale $a_w$-Werte repräsentativer mikrobiologischer Gruppen

| Material | Feuchtegehalt |
|---|---|
| Weichholz | 17 % |
| Tapete | 11,3 % |
| Zementhaltige Materialien | 1 % |
| Ziegel | 0,1–0,9 % |
| Gipskarton | 0,7 % |

Tab. 2.1.2: Material und Feuchtegehalt bei $a_w$-Wert 0,8 (nach Richardson, 1998)

von 2 oder 8. So entwickeln sich auf Selektivnährmedien mit einem pH-Wert von 5 überwiegend Pilze, auf Nährmedien mit einem pH-Wert von 8 dagegen überwiegend Bakterien.

Jeder Mikroorganismus hat einen definierten pH-Bereich, in dem Wachstum möglich ist. Die meisten Organismen haben ein Wachstumsoptimum in einem pH-Bereich von 5–9. Nur wenige können unterhalb von pH 2 und oberhalb von pH 10 wachsen.

## Temperatur

Mikroorganismen können in definierten Temperaturbereichen wachsen. Werden diese über- oder unterschritten, stellt sich kein Wachstum ein. Unter verschiedenen Mikroorganismen variieren die minimalen, maximalen und optimalen Wachstumstemperaturen sehr stark. Aus diesem

Grund spricht man von psychrophilen (kälteliebenden), mesophilen (mittlere Temperaturen bevorzugenden) und thermophilen (hohe Temperaturen bevorzugenden) Organismen (siehe Tabelle 2.1.3). Diese Gruppen findet man sowohl unter den Bakterien als auch unter den Pilzen.

Die Temperatur wirkt auf zweierlei Weise auf das Wachstum von Mikroorganismen. Wenn die Temperatur ansteigt, führt dies zu schneller ablaufenden biologischen Prozessen innerhalb der Zelle (z. B. schnelleres Wachstum). Wird jedoch eine bestimmte Temperatur überschritten, können irreversible Schädigungen der Mikroorganismen auftreten.

Bei Schimmelpilzen und Hefen ist zu beachten, dass einzelne Vertreter noch bis zu einer Temperatur von –18 °C Stoffwechselaktivitäten zeigen können, im Gegensatz kennt man auch Vertreter, die bei bis zu 60 °C wachsen können. Auch

| | Minimum | Maximum | Optimum |
|---|---|---|---|
| Psychrophil | −4 °C | 12 °C | 4 °C |
| Mesophil | 9 °C | 12 °C | 39 °C |
| Thermophil | 41 °C | 68 °C | 60 °C |

**Tab. 2.1.3: Wachstumsbereiche von Mikroorganismen (nach Madigan et al., 2003)**

verschiedene Bakterien zeigen Wachstumsoptima über weite Temperaturbereiche.

## Sauerstoffbedarf

Wie die Menschen benötigen auch die meisten Mikroorganismen Sauerstoff für ihr Wachstum. Ein kleinerer Teil ist in der Lage, auch unter Abwesenheit von Sauerstoff zu leben. So werden Mikroorganismen in aerobe (Sauerstoff benötigende) und anaerobe (keinen Sauerstoff benötigende) Organismen unterteilt, manche sind fähig, unter beiden Bedingungen ihr Wachstum aufrechtzuerhalten. Pilze wachsen in der Regel unter aeroben Bedingungen, vertragen jedoch vergleichsweise niedrige Sauerstoffkonzentrationen. So genügt ihnen ein im Vergleich zu normaler Atmosphäre um etwa 50 % geminderter Sauerstoffanteil zum Wachstum und zur Vermehrung. Dies ist mit ihren eigentlichen Lebensräumen wie z. B. tieferen Bodenschichten oder Laubstreu zu erklären, die durch intensive Tätigkeit von Mikroorganismen einen verminderten Sauerstoffgehalt aufweisen. Bakterien sind unter aeroben und anaeroben Verhältnissen anzutreffen.

In Gebäuden mit Feuchtigkeitsschäden stellt die Versorgung mit Sauerstoff im Normalfall kein Hindernis für mikrobiologisches Wachstum dar. Lediglich in Materialien bzw. Baustoffen kann es zu Sauerstoffmangel kommen. Sauerstoffabhängige Mikroorganismen (die meisten Pilze) dringen daher in der Regel nur so weit in die Tiefe von Materialien ein, wie ausreichende $O_2$-Konzentrationen vorherrschen.

## Einfluss von Licht auf das Wachstum von Mikroorganismen

### Pilze

Pilze sind generell unabhängig von Licht bezüglich Wachstum und Vermehrung. Jedoch kann Licht verschiedener Wellenlängen Einfluss auf die Morphogenese (Ausbildung struktureller Merkmale) von Pilzen haben. So kann Licht strukturelle Prozesse wie die Fruchtkörperbildung, die Sporenbildung oder die Bildung von Toxinen beeinflussen.

### Phototrophe Bakterien und Algen

Diese Organismengruppen können wie die Pflanzen Energie über lichtgetriebene Reaktionen bereitstellen und auf diese Weise Wachstum und Vermehrung gewährleisten.

## Oberflächenbeschaffenheit von Materialien

Die Besiedlung von Materialoberflächen durch Mikroorganismen ist ursächlich mit der Beschaffenheit der Oberflächen verbunden. Neben den Wachstumsfaktoren Nährstoffe, Feuchtigkeit, pH-Wert und Temperatur spielt die Beschaffenheit der Materialoberfläche eine zentrale Rolle. Insbesondere Rauigkeit und Porosität der Oberflächen begünstigen in diesem Zusammenhang das Anhaften von Mikroorganismen bzw. ihr Eindringen in Materialien. Gerade bei porösen bzw. rauen Oberflächen, wie z. B. geschädigten Putzen und Gipskartonmaterialien, ist das Wachstum von Mikroorganismen in den Poren und Hohlräumen dieser Materialien möglich. Dies kann dazu führen, dass Biozide, sofern sie nicht tief genug eindringen, nicht effektiv wirken und ein Befall oder eine Kontamination im Baustoff verbleibt. Gerade in Gebäuden können diese Organismen bei erneut auftretenden Feuchtigkeitsschäden wieder wachsen und zu Schäden führen.

Daher ist im Einzelfall zu untersuchen, ob ein Biozideinsatz auf den befallenen Oberflächen möglich ist oder die Materialien ausgebaut und entsorgt werden sollten.

---

**Hauptwachstumsfaktoren von Mikroorganismen:**

- Feuchtigkeit
- Nährstoffe
- pH-Wert
- Temperatur

## 2.2 Schimmelpilze

In der Mikrobiologie befasst man sich wissenschaftlich mit mikroskopisch kleinen Organismen wie Bakterien, Viren und Pilzen. Für den Begriff „Schimmelpilz" gibt es keine klare Definition, da er keine einheitliche systematische Zuordnung erlaubt. Sie werden dem „Reich der Pilze" zugeordnet und zeigen eine extrem angepasste Lebensstrategie, indem sie kurzlebige Substrate nutzen, die sie schnell besiedeln und abbauen. Man nimmt an, dass über 200.000 Arten existieren. Sie gehören zu den Eukaryoten, d. h., sie haben einen Zellkern und weisen zusätzliche charakteristische Merkmale für Eukaryoten auf (kontinuierliches Membransystem, Peroxisomen etc.). Sie können jedoch nicht den Tieren oder Pflanzen zugeordnet werden, da sie von beiden Gruppen Merkmale vereinen. So besitzen Pilzzellen eine Vakuole und weisen eine Zellwand auf, welches Merkmale der Pflanzen sind. Die Zellwand besteht jedoch, im Gegensatz zu Pflanzen, aus Chitin. Bei Pflanzen besteht diese aus Zellulose, was bei Pilzen nur selten vorkommt. Chitin ist auch der Hauptbestandteil des Exoskeletts von Insekten.

Die Schimmelpilze lassen sich nicht in einer Abteilung abgrenzen und in das System einordnen, vielmehr ist der Begriff „Schimmel" eine Trivialbezeichnung, die üblich ist, um ein bestimmtes Bild eines Befalls für Laien zu beschreiben. Die weltweit bekanntesten Pilzarten lassen sich in fünf Abteilungen einteilen:

- Ständerpilze (Basidiomycota)
  (z. B. Echter Hausschwamm – *Serpula lacrymans*)
- Schlauchpilze (Ascomycota)
  (typischer Schwärzepilz: *Chaetomium globosum*)
- Jochpilze (Zygomycota)
  (z. B. Köpfchenschimmel *Mucor sp., Rhizopus sp.*)
- Imperfekte Pilze (Deuteromycota/Fungi imperfecti)
  (z. B. *Aspergillus sp.*)
- Planosporen (Mastigomycotina)
  (typische Erreger von Pflanzenkrankheiten)

Schimmelpilze sind ubiquitär, d.h. überall verbreitet. Sie besiedeln daher Boden-, Luft- und Wasserhabitate. Dabei nutzen die Schimmelpilze auch mehrere Habitate für ihr Überleben. Zum Beispiel wachsen die Pilzkulturen im Erdboden, für die Sporenverbreitung wird jedoch die Luft genutzt.

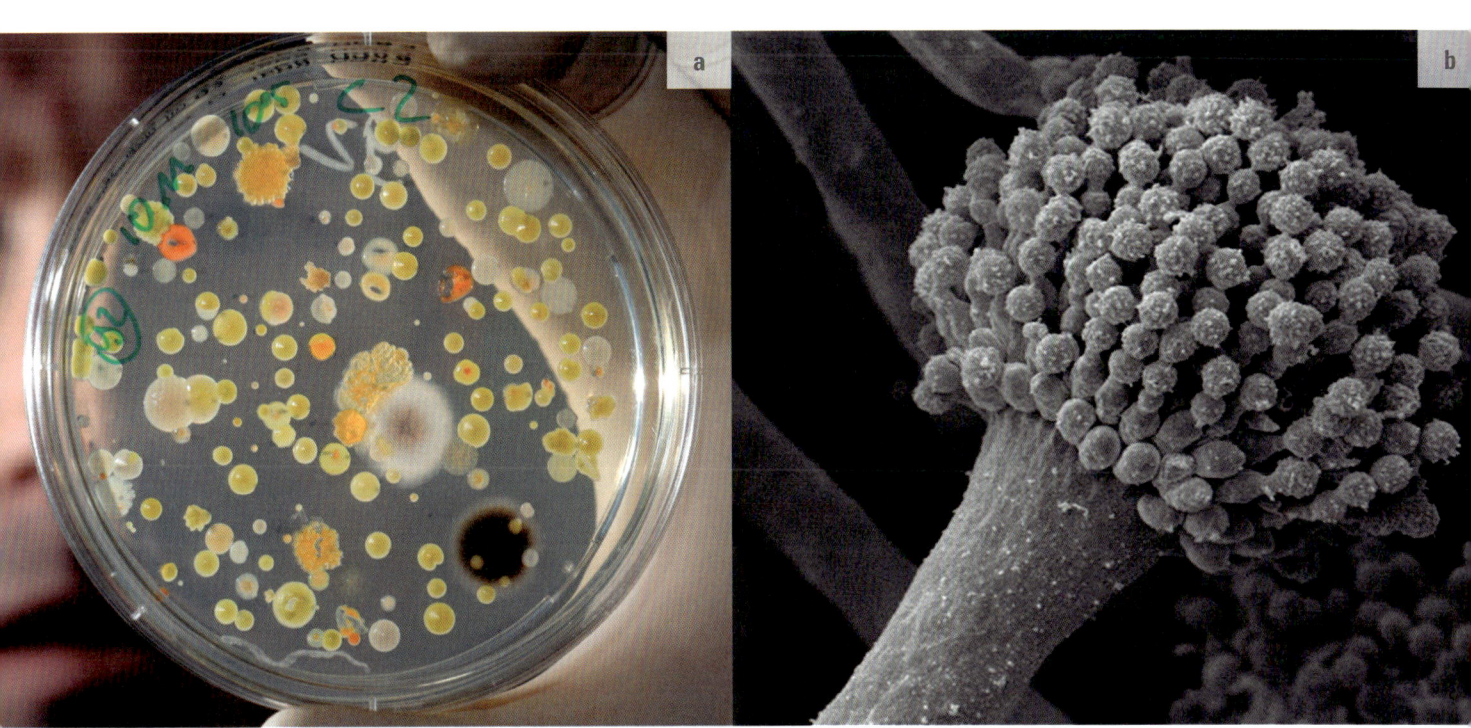

Abb. 2.2.1 a, b: Luftkeimsammlung auf CASO-Agar aus Lüftungskanal mit *Asp. sp.,* Mikrokokken, *Bacillus spp.,* Staphylokokken, *Corynebacterium spp., Comamonas acidovorans, Sphingomonas paucimobilis, Flavimonas oryzihabitans* (a) und Konidiophor von *Asp. fumigatus* (b) (Quelle: Blei-Institut)

# 2.2.1    Wachstum und Vermehrung

Pilze setzen sich aus drei wesentlichen Bestandteilen zusammen: Sporen (Konidien), Myzel und Fruchtkörper. Die Vermehrung der Pilze erfolgt in der Regel durch Sporulation, d. h., der Pilz gibt eine Vielzahl von Sporen (griech. sporos = Samen, Keim, Saat) an die Luft ab. Die Entwicklung der Schimmelpilze ist je nach Art unterschiedlich und läuft in zwei Phasen ab.

## 1. Wachstumsphase

In der Wachstumsphase sind die Pilze oft nicht für das menschliche Auge sichtbar. Die Sporen keimen auf geeigneten Materialien aus und bilden eine Keimhyphe. Diese verzweigt sich schnell kreisförmig und mit anderen Hyphen zusammen bildet sie ein komplexes Hyphennetz aus fadenförmigen Zellen, das Pilzmyzel (Abb. 2.2.1.1). Das Myzel bedingt eine Materialanhaftung und dient dem Transport von Nährstoffen und der Vermehrung.

## 2. Vermehrungsphase

Unter optimalen Bedingungen werden schon nach wenigen Tagen Sporenträger bzw. Fruchtkörper gebildet. Die Fruchtkörper sind bei den Pilzen oft sichtbar (z. B. Schimmel auf dem Brot).

Bei Schimmelpilzen wachsen Lufthyphen aus dem Hyphennetz und bilden die Konidienträger, an deren Spitze von flaschenförmigen Zellen kettenartige Sporen abgeschnürt werden. Je nach Pilzart zerbricht die Sollbruchstelle bei geringsten Luftbewegungen, bei bestimmten Luftfeuchten oder mechanischen Erschütterungen, so dass die Sporen an die Umgebungsluft abgegeben werden.

Schimmelpilze treten in verschiedenen Entwicklungsformen auf: Sie sind als schwer sichtbares Myzel in oder auf Materialien und Baustoffen, als sichtbarer weiß, grün, gelb oder schwarz gefärbter, pelziger Belag (Abb. 2.2.1.2) oder als mikroskopisch kleine Sporen in der Luft und auf Oberflächen zu finden.

Ein modrig-muffiger Geruch gilt als Anzeichen für einen Befall durch Schimmelpilze. Um Schimmelpilzschäden wirksam zu verhindern und um ihr Wachstum in Innenräumen zu vermeiden, sollten ihre Entwicklungsstadien und Wachstumsbedingungen bekannt sein.

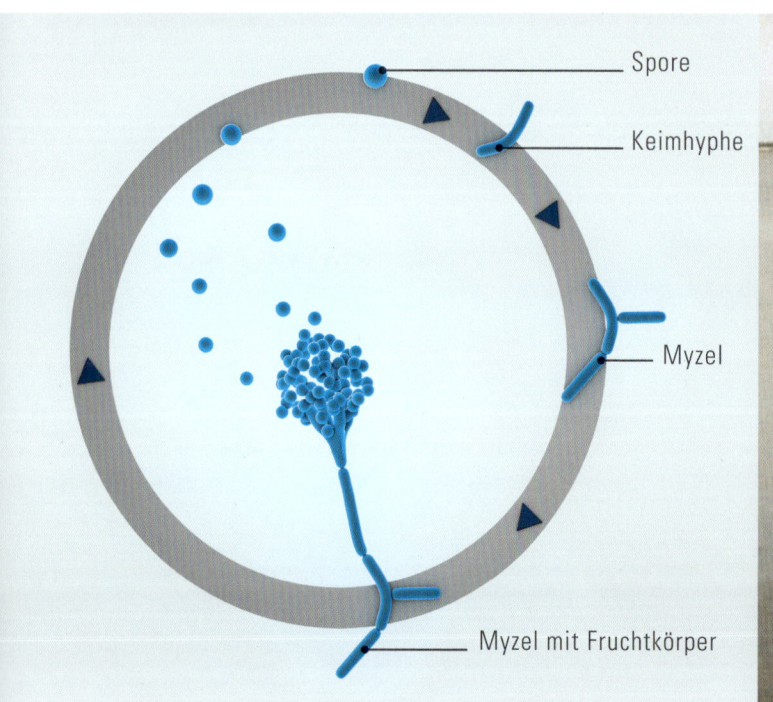

**Abb. 2.2.1.1: Aufbau und Vermehrung von Schimmelpilzen**

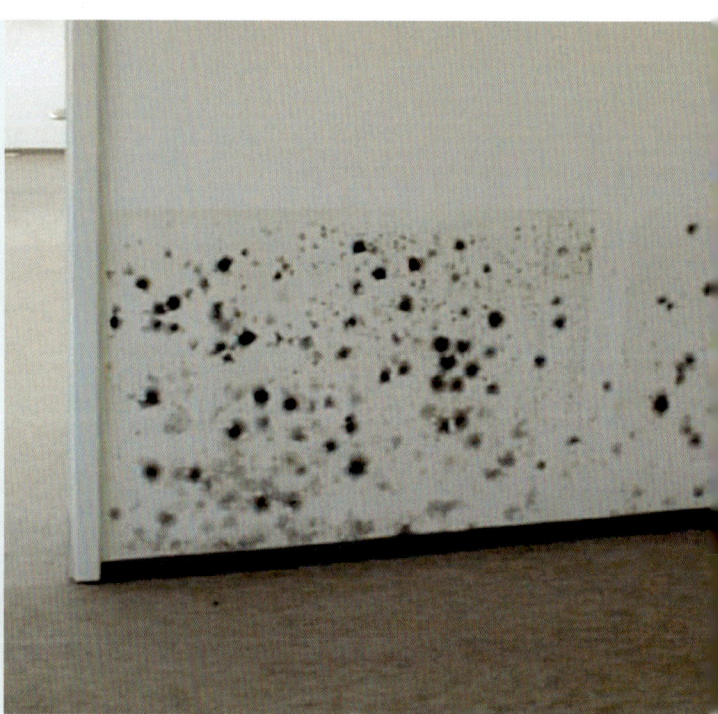

**Abb. 2.2.1.2: Schimmelpilzbefall auf der Oberfläche einer Raufasertapete (Quelle: Blei-Institut)**

## 2.2.2   Verbreitung und Vorkommen

Schimmelpilze sind weltweit über nahezu alle Klimazonen verbreitet. Überall, wo organisches Material entsteht und wenigstens periodisch günstig Temperatur- und Feuchtigkeitsbedingungen Wachstum und Vermehrung ermöglichen, sind sie nachweisbar. Ihr primärer Lebensraum ist der Erdboden. Ihre Sporen werden überwiegend durch den Wind auch in höheren Luftschichten verbreitet und sind somit ständiger Bestandteil der Atmosphäre. In der Außenluft befinden sich von März/April bis zu den ersten Frosttagen durchschnittlich $10^3$–$10^4$ KBE/m³ (KBE = koloniebildende Einheit). In Spitzenphasen wie z. B. in der Erntezeit oder unter bestimmten landschaftlichen und meteorologischen Bedingungen können auch Konzentrationen von bis zu $10^5$–$10^6$ KBE/m³ auftreten. In den Wintermonaten sind Pilzbestandteile in der Außenluft mit Ausnahme der Ballungsräume von Großstädten lediglich in geringen Konzentrationen nachweisbar. Abbildung 2.2.2.1 zeigt den jahreszeitlichen Verlauf der Konzentration von Schimmelpilzsporen in der Außenluft.

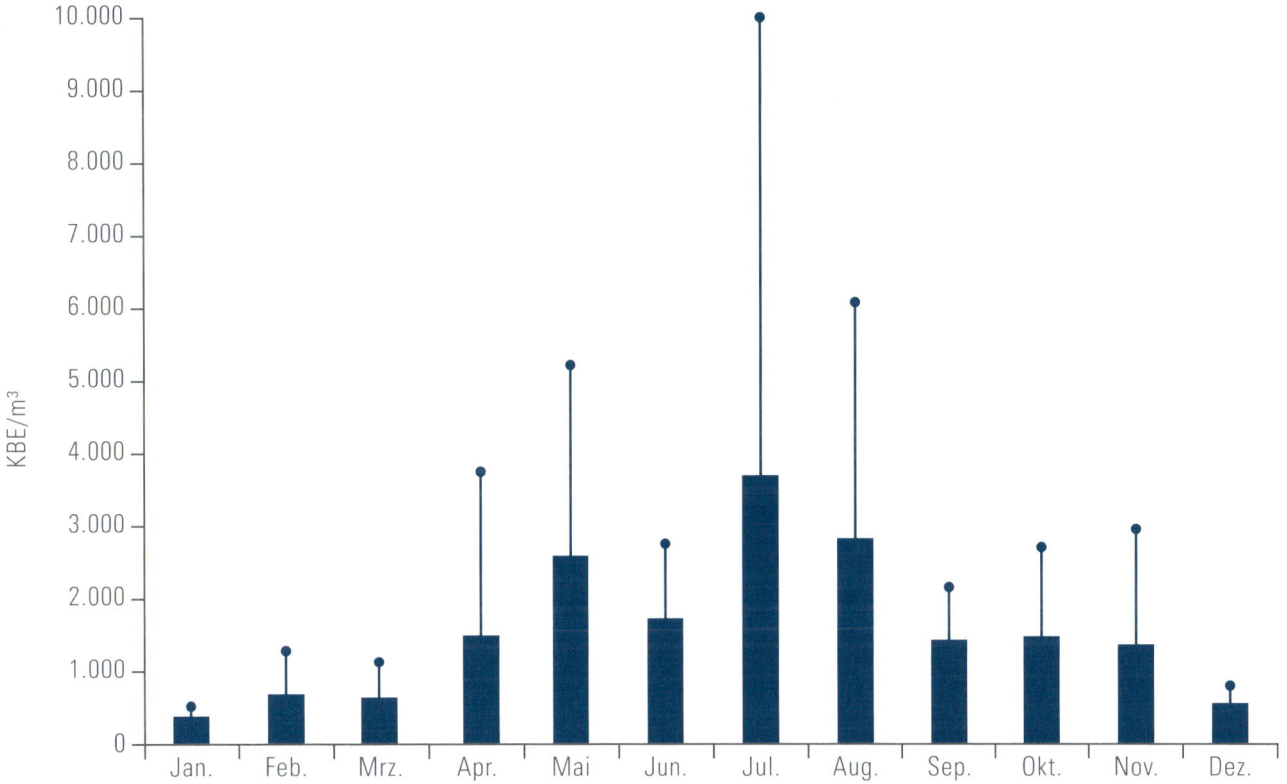

**Abb. 2.2.2.1: Vergleich des jahreszeitlichen Verlaufs der Schimmelpilzsporenkonzentration in der Außenluft als Mittelwert unter Angabe der Standardabweichung (Quelle: Sprint-Datenbank, 2021)**

## 2.2.3   Gesundheitliche Aspekte

### 2.2.3.1   Allgemeines

Feuchte Gebäude und Schimmelpilzwachstum in Innenräumen sind Risikofaktoren für Erkrankungen der oberen Luftwege, einschließlich Asthma, Rhinitis (Schnupfen) und asthmatischer Symptome (WHO, 2009). Ein kausaler Zusammenhang besteht zwischen Feuchtigkeit, Schimmelpilzbefall und der Verschlimmerung und Verstärkung von Symptomen einer bestehenden Asthmaerkrankung bei Kindern (Kanchongkittiphon et al., 2015, siehe auch Kapitel 2.2.3.4).

Der gesicherte Wissensstand zur gesundheitlichen Bedeutung der Schimmelpilzexposition ist in einigen Bereichen noch ungenügend. Bewohner schimmelpilzbelasteter Räume, die entsprechend gesundheitlich disponiert sind, berichten über Atemwegserkrankungen und verschiedene unspezifische Symptome wie Schleimhautreizungen im Bereich von Augen, Nase und Hals sowie Husten, Müdigkeit und Kopfschmerzen. Die Zusammenhänge zwischen Gesundheitsstörungen und Erkrankungen sowie dem Schimmelpilzbefall wissenschaftlich zu sichern ist schwierig, weil man sich bei den Untersuchungen meist nur auf qualitative Indikatoren, wie Feuchte im Raum, Wasserschäden und sichtbarer Schimmel, stützt. Quantitativ gibt es bis jetzt nur wenige Untersuchungen, die spezielle Schimmelpilzarten sowie andere Einflussfaktoren wie Bakterien, Milben, Zellbestandteile und weitere biogene Substanzen, z. B. Geruchsstoffe, einbeziehen, die alle für sich von Einfluss auf den Gesundheitszustand der Bewohner sein können.

Johanning et al. (2014) weisen darauf hin, dass auch die mit Sanierungsarbeiten in feuchten und schimmelpilzbelasteten Gebäuden tätigen Personen Gesundheitsgefahren durch Mikroorganismen und deren Stoffwechselprodukte ausgesetzt sind. Ungeschützte Arbeiter berichteten u. a. über Reaktionen der oberen Luftwege, der Schleimhäute und der Haut. Nicht zuletzt ist auch die ökonomische Seite der Gesundheitsschäden durch Feuchtigkeit und Schimmelpilzbefall zu beachten. Mudarri (2016) schätzt die jährlichen Gesamtkosten für die Gesellschaft infolge Feuchtigkeit und Schimmelpilzbefall in Milliarden Dollar für die USA auf durchschnittlich 3,7 (2,3–4,7) für die allergische Rhinitis, 1,9 (1,1–2,3) für die akute Bronchitis, 15,1 (9,4–20,6) für Asthmaerkrankungen und 1,7 (0,4–4,5) für die Asthmamortalität.

## Beurteilung des Gesundheitsrisikos durch Schimmelpilze

Die Beurteilung des Gesundheitsrisikos durch Schimmelpilze sollte allein von einem Arzt getroffen werden. Nur er ist in der Lage, die gesundheitliche Anfälligkeit (Disposition) eines bestimmten Patienten gegenüber möglichen Schimmelwirkungen zu evaluieren. Eine Beurteilung des gesundheitlichen Risikos durch Messdaten eines Sachverständigen ist nicht möglich! Häufig werden in Stellungnahmen und Gutachten gesundheitliche Effekte von Schimmelpilzen und deren Stoffwechselprodukten, einschließlich der Toxine, aufgeführt und damit die Betroffenen unnötig beunruhigt. Das erschwert den rationalen Umgang mit der oben genannten Problematik.

Spezielle Kenntnisse über die von Schimmelpilzen verursachten Gesundheitsstörungen haben Ärzte z. B. aus den

Bereichen Hygiene und Umweltmedizin, Innere Medizin und Pneumologie (Lungenheilkunde), Allergologie, Hals-Nasen-Ohren-Heilkunde, Mikrobiologie, Virologie und Infektionsepidemiologie sowie Infektiologie.

Anders als bei vielen Schadstoffen im Innenraum ist es nicht möglich, Richt- oder gar Grenzwerte (KBE/m$^3$ Luft) festzulegen, weil sowohl die Exposition gegenüber Schimmelpilzsporen als auch die individuelle Empfindlichkeit stark variieren. Eine ausführliche und wissenschaftlich fundierte Informationsquelle für Ärzte zur gesundheitlichen Risikobewertung der Schimmelpilzbelastung ist zurzeit die AWMF-Leitlinie (2016).

Bei einem Feuchte-/Schimmelpilzschaden in einem öffentlichen Gebäude (z. B. Kindergarten, Schule) ist das Gesundheitsamt zur Bewertung hinzuzuziehen, das sich erforderlichenfalls durch externe medizinische Expertise unterstützen lässt. Da zur Einschätzung einer möglichen Gesundheitsgefährdung die Prädisposition des Individuums und die Intensität der Schimmelpilzexposition zu berücksichtigen sind, muss eine gute Zusammenarbeit mit Experten auch anderer Fachrichtungen (z. B. Biologen, Umweltmykologen, Bausachverständige) bestehen.

Ein kausaler und quantitativer Zusammenhang zwischen dem Auftreten einzelner Schimmelpilzarten in Innenräumen und Gesundheitsbeschwerden kann bisher nicht nachgewiesen werden. Deshalb ist bei einem Schimmelpilzbefall in Wohn- und Arbeitsräumen in der Regel weder eine qualitative noch eine quantitative Bestimmung der Schimmelpilzspezies erforderlich. Unabhängig von noch zu klärenden wissenschaftlichen Zusammenhängen ist Schimmelpilzbefall in Innenräumen aber immer als potenzielles Gesundheitsrisiko anzusehen und damit nicht zu dulden.

## 2.2.3.2 Infektionen durch Schimmelpilze (Mykosen)

Infektionen durch Schimmelpilze entwickeln sich meist durch die Aufnahme über die Luftwege. Sie treten, neben seltenen Fällen von älteren Patienten mit einer erhöhten Anfälligkeit für Atemwegsinfektionen (UBA, 2017), nur bei einer stark ausgeprägten Abwehrschwäche des körpereigenen Immunsystems auf, wie z. B. bei Patienten mit Aids, Krebspatienten unter Chemotherapie oder bei einer Immunsuppression von Patienten. Deshalb werden Schimmelpilzinfektionen als „Krankheit der Kranken" bezeichnet. Eine mögliche Gefährdung durch Schimmelpilze ist insbesondere in Transplantationskliniken zu beachten. Es wird aber auch über Auftreten von Mykosen bei Patienten mit chronisch obstruktiver Bronchitis (COPD) berichtet (Guinea et al., 2010; He et al., 2012).

Bei exogenen Mykosen erfolgen die Infektionen durch Schimmelpilze aus der Umwelt. Es sind jedoch nur wenige Schimmelpilzarten als Verursacher von Mykosen bekannt. Am häufigsten werden Mykosen durch Pilzarten der Gattung Aspergillus, insbesondere durch *Aspergillus fumigatus*, hervorgerufen. Sie können zu Aspergillosen führen, in deren Verlauf sich kugelförmige, lokal begrenzte Pilzansiedelungen (Aspergillome) im menschlichen Körper bilden. Grundvoraussetzung für eine Infektion ist die Fähigkeit eines Pilzes, bei 37 °C Körpertemperatur zu wachsen, wie es z. B. die Arten *Aspergillus fumigatus*, *Aspergillus flavus* und *Aspergillus niger* vermögen.

Die Quellen für *Aspergillus fumigatus* sind vor allem Verschimmelungen insbesondere auf Fichtenholz, Gipskartonplatten und Nahrungsmitteln. Der Pilz ist aber auch in Topfpflanzen, Grünabfällen (Kompost) und Tierkäfigen zu finden (Dott et al., 2004). Ebenso gilt der Zusammenhang mit der Tätigkeit auf Baustellen und Abrissarbeiten wegen einer dadurch verursachten Erhöhung der Schimmelpilzsporenbelastung der Außen- und Innenraumluft als gesichert (Vonberg und Gastmeier, 2007).

Thermotolerante Aspergillus-Spezies finden sich außer ggf. in Blumentöpfen nur selten in höheren Konzentrationen in Innenräumen. In der Wohnungsumgebung können jedoch Behandlungsanlagen von Abfall und Kompost, aber auch andere landwirtschaftliche Tätigkeiten die Ursache für den Eintrag in den Innenraum sein.

Die Zahl der Schimmelpilzinfektionen ist in den letzten Jahren gestiegen (Heinz, 2010; AWMF-Leitlinie, 2016). Die zu den Schimmelpilzen gehörenden Fusarien können auch

Dermatomykosen (Hautmykosen) auslösen. Allerdings werden diese häufig als Kontaminanten interpretiert und nicht als relevante pathogene Keime eingestuft! Dadurch besteht die Gefahr, dass die zwar seltenen, aber manchmal sogar lebensbedrohlichen Fälle dieser Infektionen nicht erkannt und damit nicht einer wirksamen Behandlung zugeführt werden (Brasch, 2012). Auch Schimmelpilze der Ordnungen Mucorales und Entomophthorales können für Mukormykosen verantwortlich sein. Die ubiquitär vorkommenden Sporen werden durch Inhalation, Ingestion (Verschlucken) und traumatische Inokulation (Durchdringen der Haut, z. B. bei Unfällen) übertragen. Eine besondere Risikogruppe für diese Infektion sind Patienten mit Diabetes mellitus (Mellinghoff et al., 2018).

Infolge des stetigen Anstiegs des Anteils immunsupprimierter Patienten an der Bevölkerung und ihres immer längeren Überlebens kann nicht ausgeschlossen werden, dass künftig Schimmelpilzinfektionen ein zunehmender Risikofaktor für diese Bevölkerungsgruppe auch im häuslichen Bereich werden können (Herr et al., 2010). Außerdem ist festzustellen, dass man in der heutigen Zeit auch Chemotherapien vermehrt in die Ambulanzen und das private Wohnumfeld verlagert. Infektionen durch Schimmelpilze werden zu den häufigsten Todesursachen durch Infektionserkrankungen bei hämatoonkologischen Patienten gerechnet (Heinz, 2010).

Die Kommission „Methoden und Qualitätssicherung in der Umweltmedizin" (Robert Koch-Institut, 2007; 2008) teilt die Infektionsgefährdung durch Schimmelpilze in drei Gruppen ein. Hierbei ist das Risiko durch die Schimmelpilze der Gruppe 1 am größten und der Gruppe 3 am geringsten:

1. **Infektiöse Schimmelpilze,** z. B. *Aspergillus fumigatus, Aspergillus flavus*
2. **Opportunistische infektiöse Schimmelpilze,** z. B. *Aspergillus niger, Alternaria alternata, Aspergillus clavatus*
3. **Nicht infektiöse Schimmelpilze,** z. B. *Cladosporium herbarum, Cladosporium cladosporioides*

In der Biostoffverordnung (2013) sind u. a. Mikroorganismen entsprechend dem von ihnen ausgehenden Infektionsrisiko nach dem Stand der Wissenschaft in Risikogruppen eingestuft: In die Risikogruppe 1 fallen Mikroorganismen, bei denen es unwahrscheinlich ist, dass sie beim Menschen eine Krankheit hervorrufen, die Risikogruppe 2 enthält

Mikroorganismen, die eine Krankheit beim Menschen hervorrufen und eine Gefahr für Beschäftigte darstellen könnten, wobei eine Verbreitung in der Bevölkerung unwahrscheinlich und eine wirksame Vorbeugung oder Behandlung normalerweise möglich ist. In der TRBA 460 (Technische Regel für Biologische Arbeitsstoffe) werden die Anforderungen der Biostoffverordnung an die Einstufung von Pilzen in Risikogruppen konkretisiert. Bei Einhaltung der technischen Regeln kann der Arbeitgeber davon ausgehen, dass die entsprechenden Anforderungen der oben genannten Verordnung erfüllt werden. *Aspergillus fumigatus* ist in dieser TRBA in die Risikogruppe 2 mit dem Zusatz „pathogen für Wirbeltiere" eingestuft.

Wichtige Hinweise zur Einteilung immunsuppressiver Patienten in Gruppen unterschiedlicher Gefährdungsklassen und Hinweise zur Infektionsprävention im häuslichen Umfeld gibt die KRINKO-Richtlinie (KRINKO 2010, Engelhart et al., 2010). Unter anderem werden zur Verhütung von Infektionen durch Schimmelpilze folgende Forderungen erhoben:

- Bei hochgradig Immunsupprimierten ist ein Verzicht auf Pflanzen im Innenraumbereich zu empfehlen. Da in Topfpflanzen und Hydrokulturen ein verstärktes Schimmelpilzwachstum möglich ist, kann dies zu einer vermehrten Sporenfreisetzung führen. Aus diesem Grund sind Pflanzen als potenzielle Infektionsquellen anzusehen. Nach dem Kontakt mit Blumen oder Pflanzen sollte ein gründliches Händewaschen erfolgen.
- Abfälle, insbesondere organische, sind in einem Abfallbehälter mit geschlossenem Deckel zu verwahren. Bioabfälle sollten nicht in der Wohnung stehen. Immunsupprimierte dürfen auf keinen Fall die Biotonne öffnen oder schließen.
- In Kellerräumen wird häufig das Wachstum von Schimmelpilzen begünstigt. Oben genannte Patienten sollten derartige Räume, aber auch andere feuchte Räume meiden.
- Immunsupprimierte sollten auf Raumluftbefeuchter verzichten, da sich in den wasserführenden Teilen Mikroorganismen vermehren können.
- Der Verzicht auf Gartenarbeit ist zu empfehlen.
- Aufgrund des hohen Infektionsrisikos muss den immunsupprimierten Patienten von allen staubproduzierenden handwerklichen Tätigkeiten abgeraten werden.
- Immunsupprimierte Patienten sind vom Arzt gründlich auch über Gefahren durch Schimmelpilzinfektionen aufzuklären.

# 2.2.3.3      Reizende und toxische Wirkungen (Mykotoxikosen)

Mykotoxikosen sind Vergiftungen durch Mykotoxine (Gifte der Schimmelpilze). Es handelt sich hierbei um meist niedermolekulare Verbindungen, die als Nebenprodukte des Stoffwechsels der Schimmelpilze gebildet werden. In Abhängigkeit von ihren Wachstumsbedingungen produzieren die Schimmelpilze Gifte in variierender Konzentration und Anzahl. Diese Gifte können für Menschen gesundheitsschädlich sein, da sie auf verschiedene Zellsysteme von Wirbeltieren toxisch wirken. Nicht nur für Menschen, auch für Tiere, z.B. Nutztiere, die größere Mengen verschimmeltes Futter (Stroh, Heu) fressen.

Bei Schimmelpilzbefall in Innenräumen wird immer wieder über Reizungen der Schleimhäute der Augen, der Nase und des Rachens berichtet. Die Symptome sind hierbei unspezifisch und vielfältig, z.B. Brennen und Tränen der Augen, Niesreiz, verstopfte Nase oder Schnupfen sowie Trockenheitsgefühl im Hals. Ursächlich hierfür könnten Bestandteile von Schimmelpilzen (z.B. Mykotoxine, MVOC [Microbial Volatile Organic Compounds], 1,3-β-D-Glucan) oder von Bakterien (z.B. Endotoxine) bzw. synergistische Wirkungen sein. An Arbeitsplätzen wurden derartige Symptome bei einer mehrwöchigen Exposition gegenüber Schimmelpilzkonzentrationen von mehr als $10^3$ Sporen/m³ beobachtet (UBA, 2017). Da es bis jetzt noch keine standardisierten Methoden und Bewertungsmaßstäbe für diese Substanzen gibt, von denen man reizende oder toxische Wirkungen vermutet, werden sie auch bei Untersuchungen auf Schimmelpilzbefall routinemäßig nicht erfasst.

Es existiert eine Vielzahl von Erkrankungen, die durch Toxine von Schimmelpilzen über unsachgemäß gelagerte, meist zu feuchte Lebens- und Futtermittel hervorgerufen werden können. So sind u.a. Schädigungen der DNA (Träger der menschlichen Erbinformation), krebsfördernde Wirkungen, Schädigungen des Immunsystems und immunmodulatorische Wirkungen bekannt (Müller et al., 2002; Rosenblum Lichtenstein et al., 2015; 2016; Pizzorno und Shippy, 2016). Solche Toxinwirkungen, die von verschimmelten Lebensmitteln ausgehen, sind aber zu trennen von der inhalativen Aufnahme von möglichen Schimmeltoxinen in der Raumluft von Wohnungen, für die diese Wirkungen bisher nicht nachgewiesen wurden. Besondere Beachtung verdienen jedoch extrem hohe Luftbelastungen wie sie z.B. bei hoch belasteten Arbeitsplätzen vorkommen.

Die Bildung von Schimmelpilztoxinen hängt nicht nur von der Spezies, sondern auch von verschiedenen Umweltfaktoren ab. Hierbei spielen neben dem Nährsubstrat und dessen Feuchte auch der pH-Wert, die Lichteinwirkung (Wellenlänge) und die Nährstoffkonkurrenz eine Rolle.

Mykotoxine sind nicht flüchtig, sondern vorwiegend an Sporen der Schimmelpilze, aber auch an Zellfragmente und andere Partikel gebunden und können über die Raumluft eingeatmet werden. Auch im Hausstaub wurden Mykotoxine nachgewiesen (z. B. Kasel et al., 1999; Rolle-Kampczyk et al., 2001; Bloom et al., 2009; Brewer et al., 2013). Bei unterschiedlichen Aktivitäten im Raum werden unterschiedlich hohe Konzentrationen gemessen. Erschwerend kommt hinzu, dass die Konzentration der Schimmelpilztoxine in der Innenraumluft häufig unter bzw. nahe der Nachweisgrenze liegt und es für verschiedene Toxine noch kein oder kein valides analytisches Nachweisverfahren gibt. Insbesondere bei spezieller beruflicher Belastung (z. B. Landwirtschaft, Tierhaltung, Getreideverarbeitung, Abfallwirtschaft) sind zeitweise massive Expositionen gegenüber Schimmelpilzen und deren Toxinen möglich. Allerdings liegen die Sporenkonzentrationen hier oft um mehrere Zehnerpotenzen höher als in belasteten Haushalten.

Zu typischen Erkrankungen durch Pilzgifte zählt das Organic Dust Toxic Syndrome (ODTS), das zu grippeähnlichen Symptomen führt und hauptsächlich in der Landwirtschaft, der Tierhaltung, der Getreideverarbeitung und in der Abfallwirtschaft auftritt. Weiterhin ist das Mucous Membrane Irritation Syndrome (MMIS) bekannt: Dieses äußert sich über Hautentzündungen, Entzündungen der Bindehaut der Augen, Entzündungen der Schleimhäute, Halsentzündungen und asthmatische Erkrankungen.

Die Eignung von Leitkeimen zur Risikoeinschätzung (z. B. *Aspergillus fumigatus*) der Gefahr durch Schimmelpilze wird gegenwärtig sehr kontrovers diskutiert und kann anhand der vorliegenden Daten nicht eindeutig beantwortet werden. Um ein Sanierungserfordernis festzustellen, ist es jedoch nicht relevant, welche Schimmelpilzspezies vorliegt, da jeder Feuchteschaden in bewohnten Gebäuden mit oder ohne Schimmelpilznachweis saniert werden muss. Die Ermittlung der Spezies vorhandener Schimmelpilze spielt aber eine Rolle bei Arbeiten mit hoher Staubentwicklung (Organic Dust Toxic Syndrome [siehe oben]) oder der exo-

gen-allergischen Alveolitis und kann bei der Exposition von für Mykosen (siehe Kapitel 2.2.3.2) empfindlichen Personen bedeutsam sein (Wiesmüller et al., 2012).

Besondere Beachtung findet bezüglich der Toxine (Satratoxin, Trichothecene) der Schimmelpilz *Stachybotrys chartarum* (alter Name *Stachybotrys atra*), der besonders gut auf zellulosereichen Baumaterialien in wassergeschädigten Gebäuden wächst. Schon 1986 wurde über chronische Gesundheitsprobleme bei Bewohnern eines von *Stachybotrys atra* befallenen Hauses in Chicago berichtet (Croft et al., 1986). Nach der Sanierung des Hauses wurden keine Gesundheitsstörungen mehr beobachtet. Johanning et al. (1996) fanden bei exponierten Angestellten in einem mit *Stachybotrys chartarum* belasteten Bürogebäude signifikante Korrelationen mit Symptomen der unteren Luftwege, der Schleimhäute, Haut- und Augensymptomen und Beeinträchtigungen des zentralen Nervensystems. Unter Einbeziehung der Blutuntersuchungen kamen die Autoren zu dem Schluss, dass die toxischen Metaboliten dieses Schimmelpilzes zu einer Schädigung des Immunsystems führen können. Piecková et al. (2009) konnten die hämatotoxischen und entzündungsfördernden Wirkungen von Trichothecenen im Tierversuch nachweisen.

Bloom et al. (2007) zeigten auf, dass verschiedene Mykotoxine, die von *Stachybotrys chartarum* und *Aspergillus versicolor* gebildet werden (Trichothecen, Trichodermin, Sterigmatocystin und Satratoxin G), in vielen Material- und Staubproben von gegenwärtigen oder vergangenen Wasserschäden nachgewiesen werden konnten. In einer experimentellen Arbeit wurde ermittelt, dass verschiedene Tapetentypen für *Stachybotrys chartarum* gute Wachstumsbedingungen mit Toxinbildung bieten und die Möglichkeit eines negativen Effektes auf die menschliche Gesundheit besteht (Kim et al., 2016). Mit Trichothecenen und Gliotoxin belastete Materialien im Innenraum könnten die Höhe ihrer Wirkkonzentration erreichen (Fischer und Thißen, 2004).

Hohe Konzentrationen wie an belasteten Arbeitsplätzen kommen im Allgemeinen in Wohnungen sowie Büroarbeitsplätzen nicht vor. Die in Innenräumen gemessenen Mykotoxinkonzentrationen sind so niedrig, dass sie keine akuten toxischen Wirkungen auslösen. In den vergangenen 20 Jahren zeigten aber zahlreiche wissenschaftlichen Arbeiten auf, dass die Exposition gegenüber mykotoxinproduzierenden Schimmelpilzen in feuchten bzw. von Schimmel befallenen Gebäuden ein mögliches gesundheitliches Risiko darstellt, insbesondere gibt es Hinweise auf immunmodulatorische Wirkungen (UBA, 2017). Wenn auch in Bioaerosolen nachgewiesene Mykotoxine nicht allein offensichtliche zytotoxische Effekte erklären, könnte in diesen Fällen eine synergistische Wirkung zwischen verschiedenen Mykotoxinen untereinander oder aber mit anderen Zellbestandteilen (z. B. Endotoxine, Glucane) bzw. anderen biogenen Substanzen vorliegen (Robert Koch-Institut, 2007; 2008; UBA, 2017).

In die Risikogruppe 2 der TRBA 460 nach Biostoffverordnung wurden u. a. *Aspergillus fumigatus* mit dem Zusatz „pathogen für Wirbeltiere" sowie *Aspergillus niger* und *Aspergillus flavus* mit dem Zusatz „Toxinproduktion" aufgenommen.

Die Art und Menge der von den Schimmelpilzen gebildeten Mykotoxine ist vom Genotyp, aber auch von den Lebensbedingungen der Schimmelpilze abhängig: Nährstoffangebot, Temperatur, Feuchtigkeit, Wachstumsphase, Stressfaktoren. Aus diesem Grund ist es auch nicht sinnvoll, wenn Sachverständige in ihren Gutachten die toxische Potenz der von ihnen nachgewiesenen Schimmelpilze angeben. Schimmelpilze können keine oder unterschiedliche Toxine in hohen oder niedrigen Konzentrationen produzieren (Wiesmüller et al., 2012).

In einer aktuellen Arbeit (Hegarty et al., 2018) wurde die Bildung von sekundären Metaboliten der Schimmelpilze im Zusammenhang mit der Höhe der Feuchte ihres Wachstumsmediums untersucht. Dabei ergab sich, dass Pilze, die bei einer Feuchtigkeit von 1,0 $a_w$ wachsen, deutlich mehr Allergene und Toxine produzieren als bei einem Wachstum von 0,85 und 0,5 $a_w$. Die Autoren schlussfolgern, dass man künftig bei der Einschätzung möglicher gesundheitlicher Einflüsse von Schimmelpilzen auf die Menschen diesen Faktor stärker einbeziehen müsse. Gegenwärtig stehen vor allem die von *Stachybotrys chartarum* gebildeten Trichothecene in Verdacht, auch bei inhalativer Aufnahme ein gesundheitliches Risiko darzustellen (Wiesmüller et al., 2012). Es besteht in dieser Beziehung aber noch erheblicher Forschungsbedarf.

Zusammenfassend kann man sagen, dass die derzeitige Datenlage noch keine Aussagen zur Gefährdung der Bewohner durch die Inhalation von Mykotoxinen in Sporen oder Hausstaub schimmelbelasteter Wohnungen zulässt. Dagegen sind Intoxikationen durch Schimmelpilze bei extremer beruflicher Exposition nachgewiesen.

# 2.2.3.4   Allergien

Eine Allergie ist eine spezifische Änderung der Reaktionsfähigkeit des Immunsystems gegenüber körperfremden Substanzen, die als Allergen erkannt werden. Durch die Allergie entsteht eine überschießende Abwehrreaktion des Immunsystems auf bestimmte, normalerweise harmlose Umweltstoffe (Allergene), die sich in typischen, oft mit entzündlichen Prozessen einhergehenden Symptomen äußert.

Schimmelpilzallergene können die sogenannte Typ-I-Allergie (Allergie vom Soforttyp) auslösen. Hierbei werden beim ersten Kontakt IgE-Antikörper (Immunglobulin-E-Antikörper) gebildet. Erst bei erneuten oder wiederholten Kontakten mit dem Antigen treten typische Krankheitserscheinungen bei hierzu disponierten Personen auf. Eine Neigung zu Allergien vom Typ I nennt man Atopie. Es handelt sich hierbei um eine erblich bedingte krankhafte Überempfindlichkeitsreaktion des Körpers auf den Kontakt mit ansonsten harmlosen Substanzen aus der Umwelt mit einer stark erhöhten Bildung von IgE-Antikörpern.

Man schätzt die Zahl der Schimmelpilzarten weltweit auf über 1.000.000, von denen ca. 100.000 wissenschaftlich erfasst sind. Hiervon werden 80 bis 340 Spezies als allergologisch relevant eingestuft (Wiesmüller et al., 2013). Die in

Schimmelpilzen gefundenen und offiziell anerkannten Allergene sind der WHO/IUIS Allergen Nomenclature zu entnehmen (www.allergen.org, 2018).

Aus diesen Zahlen kann jedoch nicht auf die wirkliche Zahl potenziell sensibilisierender Schimmelpilze geschlossen werden. Problematisch ist, dass nur für wenige Schimmelpilze Testallergenlösungen verfügbar sind und insbesondere Allergenextrakte für typische Innenraumpilze fehlen (Zahradnik et al., 2013; Kespohl et al., 2014). Auch die AWMF (2016) weist darauf hin, dass manche Tests nur typische Außenluftarten der Schimmelpilze erfassen und sich hiermit Allergien gegen Schimmelpilze im Innenraum nicht nachweisen lassen. Allergene sind in vielen Schimmelpilzspezies enthalten, z. B. *Aspergillus, Alternaria, Aureobasidium, Botrytis, Cladosporium, Fusarium, Mucor, Penicillium, Rhizopus* oder *Stachybotrys atra*. Auslösende Faktoren einer Schimmelpilzallergie sind eine genetische Veranlagung, bereits vorhandene Sensibilisierungen sowie das Vorliegen einer oder mehrerer atopischer Erkrankungen (Robert Koch-Institut, 2007; 2008). Eine Sensibilisierung und ggf. nachfolgend die Ausprägung einer Allergie erfolgt nur bei individuell hierfür disponierten Personen.

Aufgrund des aerodynamischen Durchmessers von Schimmelpilzsporen (bei vielen Sporen < 5 µm) ist davon auszugehen, dass ein großer Teil von ihnen lungengängig ist, d. h. in die Lunge gelangt. Zielorgan für eine allergene Wirkung können aber auch Schleimhäute oder die Haut sein. Das Risiko, eine Schimmelpilzallergie zu bekommen, hängt neben der individuellen Veranlagung sowie der Allergendosis auch vom spezifischen allergenen Potenzial der Schimmelpilzsporen ab.

In der TRBA 460 sind Pilze mit bekannter allergisierender Wirkung mit „A" gekennzeichnet. Es wird jedoch darauf hingewiesen, dass diese Kennzeichnung nicht gleichbedeutend mit einem höheren sensibilisierenden Potenzial im Vergleich zu anderen Arten ist. Bei längerfristigem intensivem Kontakt mit luftgetragenen Pilzsporen in großer Dichte, insbesondere bei bestehender Veranlagung (Atopie), können auch andere Pilze sensibilisierend wirken und auch schwerwiegende allergische Reaktionen auslösen. Am häufigsten sind allergische Reaktionen gegenüber *Alternaria alternata, Aspergillus fumigatus, Cladosporium herbarum und Penicillium chrysogenum (notatum)*. Allerdings sind einige der genannten Pilze typische Vertreter der Außenluft und keinesfalls spezifisch in Innenräumen anzutreffen. Die Charakterisierung der Pilzallergene ist wegen ihrer ausgeprägten Allergenvielfalt noch nicht sehr fortgeschritten. So sind z. B. bisher von *Aspergillus fumigatus* 34 Allergene anerkannt (www.allergen.org, 2018).

Die Rate der Sensibilisierungen in der Bevölkerung gegen Schimmelpilze wird unterschiedlich beurteilt. Nach Gabrio (2003) sowie Mücke und Lemmen (2010) konnte bei etwa 5 % der Bevölkerung in Deutschland auf der Basis üblicherweise angewandter Nachweisverfahren eine Sensibilisierung gegenüber Schimmelpilzen nachgewiesen werden. Bei den Atopikern sind es vermutlich 20 %, bei den Asthmatikern bis zu 30 % (Helbling und Reimers, 2003). Reiß (1997) schätzt ein, dass 20 % aller Menschen gegen Schimmelpilzallergene bei entsprechend hoher Exposition sensibilisiert werden können.

Im Kinder-Umwelt-Survey 2003/2006 waren 8,3 % der getesteten 3- bis 14-jährigen Kinder gegenüber Innenraumschimmelpilzen (inklusive *Cladosporium herbarum*) sensibilisiert. Die höchste Sensibilisierungsrate ergab sich gegenüber *Penicillium chrysogenum* (4,8 %) und *Aspergillus versicolor* (2,3 %). Für die Außenluftpilze fand die Untersuchung eine Sensibilisierungsrate bei *Alternaria alternata* von 5,0 % und *Cladosporium herbarum* von 2,4 %. Gegen *Aspergillus fumigatus* – einen Keim, der sowohl in der In-

nenraumluft als auch in der Außenluft vorkommt – waren 2,6 % der Untersuchten sensibilisiert. Bei drei Kindern (0,2 %) konnte eine Sensibilisierung gegenüber *Wallemia sebi* nachgewiesen werden, einem Schimmelpilz, von dem bisher keine Allergenität bekannt war. Spätere Untersuchungen zeigen in Europa eine Sensibilisierungsprävalenz von 3–10 %, gemessen an der Gesamtbevölkerung (Heinzerling et al., 2009; Haftenberger et al., 2013).

Bei jeder Expositionsabschätzung im Zusammenhang mit einem Schimmelpilzschaden in einem Gebäude ist immer auch daran zu denken, dass eine Sensibilisierung gegen Schimmelpilze auch durch die Außenluft bzw. bereits vor längerer Zeit durch Schimmelpilze aus anderen Innenräumen erfolgt sein kann und dass daher die aktuelle Raumluftkonzentration in keinem Zusammenhang mit der Sensibilisierung stehen muss.

Eine monovalente Sensibilisierung (gegen nur eine Schimmelpilzart) ist sehr selten und wird auf < 1 % geschätzt (Helbling et al., 1994; Horner et al., 1995). Patienten mit Schimmelpilzallergien reagieren meist auf mehrere Inhalationsallergene und auf verschiedene Pilzextrakte. Schimmelpilze des Außenraumes (*Cladosporium, Alternaria, Epicoccum, Fusarium*) sind bezüglich Sensibilisierung und Auslösung von allergischen Symptomen wichtiger als die typischen Schimmelpilze des Innenraumes. Allerdings werden in den Sommermonaten die Sporen der Außenluftpilze in der Regel auch in Innenräumen gefunden.

Eine typische allergische Reaktion auf Schimmelpilze ist das allergische Asthma. Schimmelpilzsporen mit einem Durchmesser < 10 µm können direkt in den Bereich der Bronchiolen gelangen (Mücke und Lemmen, 1999). Dies gilt nicht nur für kleine Sporen, sondern auch für die relativ großen Sporen von *Alternaria, Cladosporium* und anderen Pilzen. Offensichtlich lösen sich viele Allergene leicht von den Trägern ab und gelangen so bis in die Alveolen (Bayerisches Landesamt, 2007). Asthma ist eine variable und reversible Atemwegsobstruktion (Bronchopathie) durch Entzündung sowie Hyperreagibilität der Atemwege. Kurz nach einer Allergenexposition treten anfallartige Beschwerden mit Atemnot und Husten auf. In einem späteren Stadium der Erkrankung kann sich meist sekundär eine unspezifische bronchiale Überempfindlichkeit entwickeln, d. h., Atemnot und Hustenattacken können auch durch unspezifische inhalative Reize sowie körperliche Anstrengung ausgelöst werden.

Beim saisonalen allergischen Asthma bronchiale verursachen hohe Konzentrationen von in der Außenluft vorkommenden Schimmelpilzen die Krankheitssymptome. Es handelt sich hierbei vorwiegend um *Alternaria*, seltener *Cladosporium*, *Epicoccum* und *Fusarium*. Schimmelpilze in Innenräumen (*Aspergillus*, *Penicillium*) dagegen führen zum perennialen (ganzjährigen) allergischen Asthma (Robert Koch-Institut, 2007; Reponen et. al., 2012).

Weitere wichtige Manifestationen einer Schimmelpilzallergie können die allergische Rhinitis, eine Entzündung der Nasenschleimhaut, sowie die allergische Bindehautentzündung (Konjunktivitis) sein, die sich als akute Entzündung mit den Symptomen einer Rötung der Augen sowie durch Juckreiz und Augentränen zeigt. Auch diese Erkrankungen treten saisonal und perennial auf.

Gut untersucht ist die exogen-allergische Alveolitis (EAA),

die international als Hypersensibilitätspneumonitis (HP) bekannt ist. Bei dieser Erkrankung von empfindlichen Personen besteht eine eindeutige klinische Evidenz zum Vorkommen von Schimmelpilzen in Innenräumen. Die Antigene stammen hier aus mikrobiologisch kontaminierten Stäuben und Aerosolen aus verschiedenen Quellen wie Vogelsand, Heu, Holzstaub, Klimaanlagen und Luftbefeuchtern (Dott et al., 2004; Müller-Wening, 1990; Sennekamp, 1992).

Im Einzelfall ist es nicht möglich, die Ursache einer Sensibilisierung oder Allergie auf einen Schimmelpilznachweis in speziellen Innenräumen zurückzuführen. Selbst wenn Schimmelpilze nachgewiesen wurden, deren sensibilisierende Wirkung bekannt ist, lässt sich wegen fehlender Allergietests meist nicht feststellen, ob diese im konkreten Fall tatsächlich eine Sensibilisierung ausgelöst haben.

# 2.2.3.5   Wirkungen von MVOC (Microbial Volatile Organic Compounds)

Mikroorganismen wie Schimmelpilze, Bakterien oder auch holzzerstörende Pilze produzieren hunderte von verschiedenen flüchtigen organischen Stoffwechselprodukten mit meist niedrigen Geruchsschwellen (MVOC). Es handelt sich hier um eine Vielzahl flüchtiger organischer Verbindungen wie Furane, Alkohole, Terpene, Ketone, Ester, Ether, Aldehyde und Schwefelverbindungen. Man kann gleiche MVOC bei verschiedenen Organismen finden, es gibt jedoch auch gattungs-, art- oder substratspezifische MVOC in Abhängigkeit von Temperatur und Zeit (Blei et al., 2005).

Eine Literaturstudie zur sensorischen Wirkung der MVOC kommt zu dem Schluss, dass in verschimmelten Innenräumen die Raumluftkonzentration einzelner MVOC häufig um vier bis sechs Zehnerpotenzen unterhalb der Reizschwellenwerte für Irritationen der Augen und Nasenschleimhäute liegt und dass sich ein relevanter Beitrag von MVOC-Immissionen bezüglich einer lokalen Reizwirkung für Raumnutzer nicht allgemein ableiten lässt (Böck, 2001). Bei einer Raumluftkonzentration der MVOC, die in der Regel im sehr niedrigen Bereich um 1 µg/m$^3$ liegt, sind irritative und toxische Wirkungen daher unwahrscheinlich. Diese Aussage gilt unter der Annahme, dass MVOC nicht anders als vergleichbare VOC (Volatile Organic Compounds) wirken (Herr und Harpel, 2001).

Die MVOC sind für den typischen „Schimmelgeruch" verantwortlich. Der muffige Geruch (zum Teil nach Feuchtig-

keit, Erde, Champignons) stellt sich mit dem Wachstum der Pilze, aber auch durch Bakterien der Gattung *Bacillus* bzw. manche Aktinobakterien ein und ist auch ohne sichtbare verschimmelte Flächen zu bemerken. Muffiger Geruch in feuchten Altbaukellern entsteht häufig durch Aktinobakterien, insbesondere der Gattung *Streptomyces*.

Der Geruch ist auch abhängig vom Material, auf dem die Mikroorganismen wachsen. Besonders intensive muffige Gerüche werden von feuchten, mikrobiologisch besiedelten Spanplatten emittiert. Durch feuchte Materialien entstehen aber auch ohne mikrobiologische Besiedlung Geruchsbelästigungen. Viele der von Schimmelpilzen emittierten MVOC können aber auch aus anderen Quellen wie Tabakrauch, Backen, Kochen, Braten, Topfpflanzen, Erde oder Kompostemern stammen (Schleibinger et al., 2004).

Gerüche sind in der Lage, auch ohne toxikologische Grenzen zu überschreiten, Belästigungen, Gesundheitsstörungen und Erkrankungen auszulösen. Eine subjektiv negativ gefärbte Geruchswahrnehmung führt zu einer individuellen Störung des Wohlbefindens, selbst wenn andere Personen hier keinerlei Reaktionen zeigen. Ein Geruch kann – zunächst unabhängig von der stofflichen Qualität der ihn verursachenden Substanzen – neben Belästigungen auch eine Einschränkung der Leistungsfähigkeit zumindest bei der Ausführung komplexer Aufgaben verursachen (Knasko, 1993).

# 2.2.3.6 Epidemiologische Untersuchungen

Epidemiologische Untersuchungen sind ein entscheidendes Instrument zur Einschätzung der medizinischen Relevanz von Schimmelpilzexpositionen.

In der NORDDAMP-Studie (Bornehag et al., 2001) wurden in einer Übersichtsarbeit epidemiologische Studien hinsichtlich ihrer Aussagekraft über gesundheitliche Auswirkungen von Feuchtigkeit und Schimmel in Innenräumen zusammenfassend gewertet. Hierbei ergab sich, dass es deutliche Zusammenhänge zwischen Feuchtigkeitserscheinungen in Gebäuden und einem erhöhten Risiko für Atembeschwerden gibt. Außerdem zeigen sich Assoziationen zwischen Feuchtigkeit und Symptomen wie Müdigkeit, Kopfschmerzen sowie Atemwegsinfektionen.

Fisk et al. (2007) fassten die Ergebnisse von 45 Studien über die Korrelationen zwischen Wohnungen mit sichtbarer Feuchtigkeit, Schimmelpilzbefall oder Schimmelgeruch und gesundheitlichen Störungen zusammen. Die Autoren kommen hierbei zu dem Schluss, dass Feuchtigkeit und Schimmelpilzbefall in Gebäuden mit einem 30- bis 50-prozentigen Anstieg verschiedener Krankheitssymptome der oberen Luftwege und mit einem 50-prozentigen Anstieg des Asthma bronchiale verbunden sind. Dabei ist zu betonen, dass bei der Bewertung der Zusammenhänge ausdrücklich keine Bevölkerungsgruppen eingeschlossen wurden, die aufgrund ihres geschwächten Immunsystems anfällig für Erkrankungen durch Schimmelpilze sind.

In einer aussagefähigen retrospektiven Fallkontrollstudie zur Inzidenz des Asthmas zeigte sich, dass Feuchtigkeit oder Schimmel in den Hauptlebensbereichen in Wohnungen in einer Dosis-Wirkungs-Beziehung zur Asthmaentwicklung bei Kindern und Erwachsenen stand (Pekkanen et al., 2007). Es wurde nachgewiesen, dass eine Feuchtigkeitsexposition nicht nur mit Asthma assoziiert ist, sondern dass diese wahrscheinlich Asthma bei Kindern und Erwachsenen verursacht.

Eine europäische Langzeitstudie fand heraus, dass der negative Effekt von Feuchtigkeit und Schimmelpilzbefall in Wohnungen auf die Lungenfunktion zu vergleichen ist mit dem Effekt, den in dieser Beziehung das Rauchen von 5–10 Zigaretten am Tag verursacht (Norbäck, 2011). Die Lungenfunktion wurde hierbei mittels der sogenannten Einsekundenkapazität bestimmt (FEV$_1$ = Forced Expiratory Volume in 1 second). Hierbei wird die größtmögliche Menge an Luft gemessen, die man innerhalb 1 Sekunde forciert ausatmen kann. Dieser altersabhängige Parameter ist gut geeignet, die Funktion der Lunge zu testen.

In weiteren Untersuchungen (Fisk et al., 2007; 2010; WHO, 2009; Mendell et al., 2011; Palaty und Shum, 2012) ergab sich eine ausreichende Evidenz für den Zusammenhang zwischen Schimmelpilzbefall und folgenden Erkrankungen:

- Allergische Atemwegserkrankungen
- Asthma (Manifestation, Progression, Exazerbation), allergische Rhinitis
- Exogen-allergische Alveolitis
- Begünstigung von Atemwegsinfekten, Bronchitis

Bei einem sichtbaren Schimmelpilzbefall oder Feuchte- bzw. Wasserschäden ist eine Identifizierung und Quantifizierung von Schimmelpilzen in Innenräumen aus medizinisch-diagnostischer oder therapeutischer Sicht nicht indiziert (Wiesmüller und Gabrio, 2014). Es ist hierbei stets davon auszugehen, dass die Disposition der exponierten Personen für das Auftreten von Gesundheitsstörungen und Erkrankungen durch Schimmelpilze entscheidet. Die Identifizierung der durch eine Schimmelpilzexposition besonders zu schützenden Personen darf hierdurch nicht verzögert werden (AWMF, 2016).

Die zahlreichen epidemiologischen Studien führten zu dem eindeutigen Ergebnis, dass Feuchtigkeit und Schimmelpilzbefall in Räumen einen gesundheitlich negativen Effekt auf die Bewohner haben. Es ist jedoch bisher nicht möglich, die Expositionen gegenüber bestimmten Schimmelpilzbestandteilen in der Innenraumluft (Sporen, MVOC, 1,3-β-D-Glucan, Allergene) quantitativ mit gesundheitlichen Wirkungen zu korrelieren. Ungeachtet dieser Probleme in der Expositionserfassung ist Schimmelpilzbefall in Innenräumen aus Vorsorgegründen nicht zu tolerieren.

**Gesundheitsgefährdung durch Schimmelpilze**

Ein ursächlicher (kausaler) Zusammenhang für die Verschlimmerung und Verstärkung der Symptome einer bestehenden Asthmaerkrankung bei Kindern durch Feuchte/Schimmelpilzbefall in Innenräumen ist nachgewiesen. Es gibt weiter ausreichende Hinweise für einen Zusammenhang mit aktuell bestehenden Asthmaerkrankungen bei Erwachsenen sowie Symptomen der oberen Atemwege wie Husten, keuchenden Atemgeräuschen, Atemnot und Atemwegsinfektionen bei Erwachsenen und Kindern. Weitere Gesundheitsstörungen und Erkrankungen in diesem Zusammenhang sind wahrscheinlich. Somit ist bei Feuchtigkeit und Schimmelpilzbefall in Innenräumen stets von einer gesundheitlichen Gefährdung der Bewohner auszugehen.

# 2.2.4    Schimmelpilze als Materialzerstörer

Die möglichen Schäden an der Bausubstanz durch Schimmelpilze sind vielfältig, jedoch ist anzumerken, dass die im Folgenden beschriebenen Materialzerstörungen häufig nur im mikroskopischen Bereich auftreten, ohne dass die Materialeigenschaften dabei wesentlich negativ verändert werden. Materialien, die durch Schimmelpilzwachstum geschädigt werden können, sind u. a.:

- Gummi
- Kunststoffe
- Weichmacher, Füllstoffe, Stabilisatoren und Emulgatoren
- Farben, Anstriche
- Gipswände
- Kalkhaltiger Stein
- Plexiglas
- Gemälde und Kunstwerke

Diese Schädigungen entstehen entweder über den Abbau organischer Anteile dieser Materialien oder durch die Einwirkung organischer Säuren, die durch Schimmelpilze als Produkt ihres Stoffwechsels anfallen können.

Schimmelpilze können auch für Schäden an Holzwerkstoffen wie Bläue und Moderfäule (Schimmelpilze/Askomyzeten) verantwortlich sein. Die Moderfäule ist durch kleinen Würfelbruch gekennzeichnet. Sie tritt bei hoher Feuchtigkeit über der Fasersättigung auf, die bei ca. 70 % liegt. Hier folgt auf einen Masseverlust von 5 % ein 50-prozentiger Festigkeitsverlust. Auch Verfärbungen von Holzbaustoffen können durch die sogenannte Bläue verursacht werden (Schmidt, 1994). Eine „Bläue" des Holzes entsteht durch das Einwachsen pigmentierter Hyphen und tritt in der Regel an frisch geschnittenem Holz auf.

Es kommt hierbei nur zu einer Holzverfärbung, da kein nennenswerter Holzabbau stattfindet. Holzverfärbende Pilze stellen selbst meist kaum eine Gefährdung für die Festigkeit dar, da sie nie tiefer als 1 mm in das Holz wachsen, sie bilden jedoch eine gute Grundlage für den Befall durch höhere holzzerstörende Pilze.

## 2.3 Holzzerstörende Pilze

Holzzerstörende Pilze sind die wichtigsten Organismen beim Abbau von pflanzlichen Stoffen (Lignin und Zellulose) in der Umwelt (Weiß et al., 2000). Der weltweite Abbau von Holz in seiner natürlichen Umgebung durch mikrobiologische Stoffwechselprozesse ist (neben den holzzerstörenden Insekten und Termiten) den Pilzen vorbehalten. Sie sind speziell an dieses Substrat angepasst und die wichtigsten Holzkonsumenten unter allen Lebewesen.

Auch im Bereich von Gebäuden können holzzerstörende Pilze bei geeigneten Entwicklungsbedingungen (Nährstoffe, Substratfeuchte, pH-Wert und Temperatur) innerhalb weniger Monate bauliche Holzkonstruktionen zerstören und haben somit eine große wirtschaftliche Bedeutung. Schäden durch holzzerstörende Pilze sind so alt wie der Hausbau selbst. Bei einigen holzzerstörenden Pilzarten stirbt das Myzel bei der Trocknung des Holzes sowie der Umgebung ab, andere vermögen in der Trockenstarre einen Zeitraum zu überdauern, um dann bei günstigen Bedingungen wieder weiterzuwachsen. Der Weiße Porenschwamm z. B. kann eine Trockenperiode von ca. sieben Jahren überdauern. Bei zu großer Kälte oder Wärme sterben alle Pilze ab.

Insbesondere die Tatsache, dass holzzerstörende Pilze im Vergleich zu den Schimmelpilzen große, mit dem Auge wahrnehmbare Fruchtkörper ausbilden, unterscheidet sie von diesen.

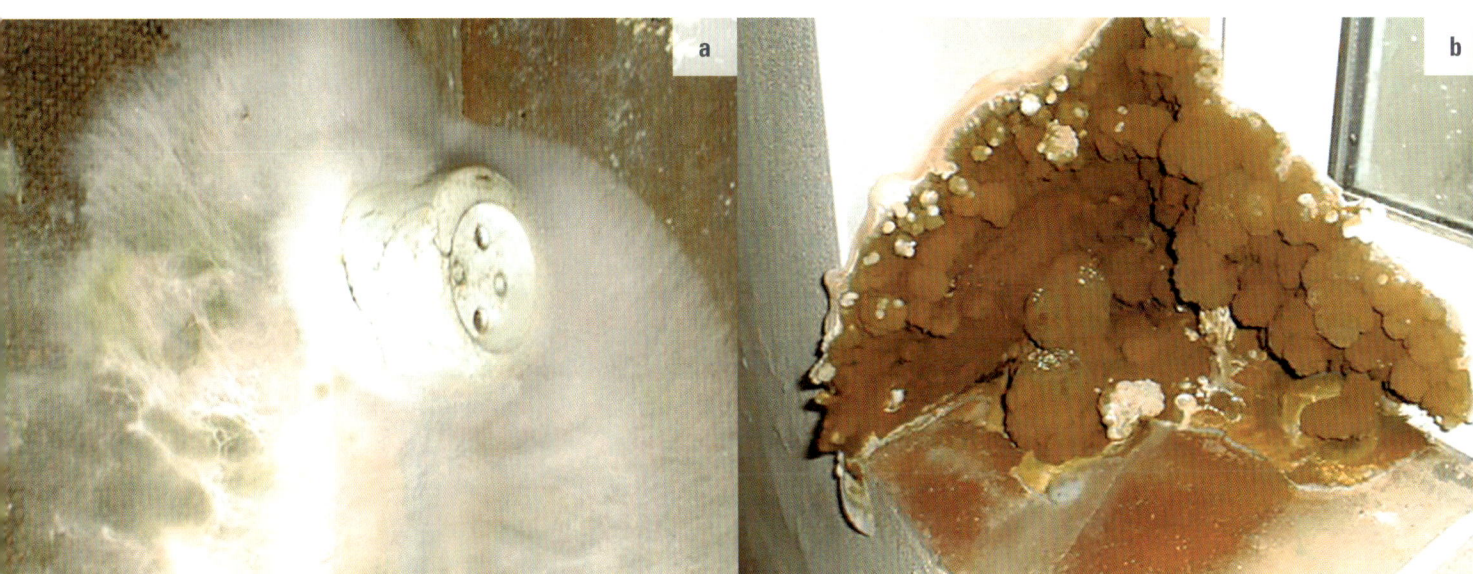

**Abb. 2.3.1 a, b: Frisches Myzel (a) und Ausbildung eines Fruchtkörpers (b) des Echten Hausschwammes (*Serpula lacrymans*) (Quelle: Blei-Institut)**

## 2.3.1 Gesundheitliche Aspekte

Grundsätzlich können holzzerstörende Pilze in drei Gefährdungskategorien für die Gesundheit der Menschen bedeutsam werden:

1. Beeinträchtigung der Baukonstruktion bis zum Einstürzen von Gebäuden
2. Auftreten von Allergien
3. Gefährdung durch sekundär auf holzzerstörenden Pilzen oder von diesen befallenen Strukturen wachsende Schimmelpilze

Gefahren durch beschädigte Baukonstruktionen für Menschen und Tiere sind offensichtlich. Es ist davon auszugehen, dass bei einem großflächig auftretenden Befall durch holzzerstörende Pilze Gesundheitsbeeinträchtigungen durch Sporen oder Hyphenbruchstücke bei Aufenthalten im Bereich des Befalls nicht auszuschließen sind. Konidien und Sporen (Echter Hausschwamm 9–12 x 4–6 μm) (Weiß et al., 2000) werden zum Teil über große Entfernungen hinweg von Luftbewegungen transportiert. Diese können über die Atemluft in den menschlichen Körper gelangen und allergische Reaktionen (mykogene Allergien) oder Erkrankungen der Atemwege verursachen. Die allergische Alveolitis wird von jeder Art biologischem Staub mit Teilchengröße < 10 μm (wie auch Sporen) ausgelöst. Im Allgemeinen sind die mittleren und oberen Atemwege sowie das Lungenparenchym betroffen. Ein Nachweis für eine Allergie gegen Hausschwammsporen ist erfolgt (Bryant und Rogers, 1991). Es wurden im Blut von Patienten auch spezifische Immunglobuline nachgewiesen (O'Brien et al., 1978).

Die Fruchtkörper holzzerstörender Pilze sind protein- und wasserreich und so ein idealer Nährboden für Schimmelpilze, die ihrerseits wieder Sporen bilden und Allergien und Mykosen hervorrufen können. Befallene Myzelien holzzerstörender Pilze riechen oft unangenehm nach Ammoniak (Rypacek,

1966). In Gebäuden, in denen holzzerstörende Pilze wachsen können, ist aufgrund der Feuchteschäden davon auszugehen, dass auch Schimmelpilzwachstum auftritt (Weiß et al., 2000). Auf alten Fruchtkörpern des Echten Hausschwammes wurden u. a. folgende Schimmelpilzgattungen nachgewiesen: *Alternaria, Aspergillus, Absidia, Botrytis, Cladosporium, Fusarium, Mucor, Penicillium, Rhizopus, Scopulariopsis und Verticillium* (Krempl-Lamprecht, 1961).

Prinzipiell ist zu sagen, dass in Gebäuden, in denen holzzerstörende Pilze wachsen, auch Schimmelpilze gute Entwicklungsbedingungen vorfinden. Allerdings ist nicht der Umkehrschluss möglich, dass überall dort, wo Schimmelpilze wachsen und sich Holzkonstruktionen befinden, auch zwingend holzzerstörende Pilze auftreten werden (Frössel, 2003).

# 2.3.2     Holzzerstörende Pilze als Materialzerstörer

Der Befall durch einen Holzzerstörer wird oft erst durch den Fruchtkörper, das Myzel und Myzelstränge oder durch die Zerstörung des Holzes deutlich, d. h. durch dessen Brüchigkeit. Sind die Holzbaustoffe versteckt und wird der Schaden erst mit sichtbarer Myzel- und Fruchtkörperbildung erkennbar, ist das Schadenausmaß oft schon sehr weit fortgeschritten. Tabelle 2.3.2.1 zeigt den bei einem Masseverlust auftretenden Festigkeitsverlust.

Um das Gefahrenpotenzial des Holzzerstörers abschätzen zu können, ist eine exakte Bestimmung der Art grundsätzlich nötig. Wesentlich schwieriger und teilweise sogar unmöglich ist die Identifizierung der Art, wenn nur Holzproben ohne sichtbares Myzel oder Fruchtkörper zur Verfügung stehen. Trotz neuester molekularbiologischer Verfahren kann manchmal nur die Hyphenmorphologie und Fäuleart die in Frage kommenden Arten einschränken (Schmidt und Moreth, 1998; Blei, 2005).

Das Gefahrenpotenzial einer Art wird im Wesentlichen von ihrem Feuchteminimum und von ihrer Fähigkeit zur Überdauerung bestimmt. Je niedriger der Feuchteanspruch und je ausgeprägter die Fähigkeit zur Überdauerung ist, desto höher liegt das Gefahrenpotenzial. Die Holzfeuchte ist das Verhältnis zwischen dem in einer Holzprobe enthaltenen Wasser und der Trockenmasse der Probe in Prozent. In der Literatur wird 20 % Holzfeuchte als allgemeines Minimum für die Besiedlung durch holzzerstörende Pilze angegeben. Für die meisten Pilze liegt es jedoch deutlich über 20 % (Weiß et al., 2000).

Die wirtschaftlich bedeutendsten und effizientesten Holzzerstörer sind die Weiß- und Braunfäulepilze. Ca. 30 Arten sind bisher in Gebäuden nachgewiesen worden. 80 % aller Schäden (Grosser, 1995) werden durch die folgenden Arten bzw. Artengruppen verursacht:

- Echter Hausschwamm (*Serpula lacrymans*)
- Wilder Hausschwamm (*Serpula himantioides*)
- Brauner Keller- oder Warzenschwamm (*Coniophora puteana*)
- Porenschwämme (z. B. *Antrodia sinuosa*)
- Eichenporling/Ausgebreiteter Hausporling (*Donkioporia expansa*)
- Blättlinge (z. B. *Gloeophyllum sepiarium*)

Bei der Braunfäule werden nur Zellulose und Zucker abgebaut. Das verbleibende Lignin führt zu einer braunen Verfärbung des Holzes. Durch den Zelluloseabbau kommt es zur Ausbildung von parallelen Rissen quer zur Faserrichtung und damit zum typischen Würfelbruch des Holzes (Schmidt, 1994; Rypacek, 1966). Weißfäulepilze sind in der Lage, Lignin abzubauen, was sich in einer deutlichen Aufhellung und der faserigen Struktur des Holzes äußert. Das Holz wird meist aufgehellt und unterscheidet sich dabei auffällig von dem durch Braunfäulepilze zerstörten Holz. Es wird weich bis bröckelig, aber das Volumen nimmt mit dem Gewichtsverlust nicht ab, weshalb das Holz auch nicht würfelig einreißt. Der wichtigste Weißfäulepilz ist *Donkioporia expansa*, der Eichenporling oder Ausgebreitete Hausporling.

| Masseverlust % Delta A | Festigkeitsverlust |
| --- | --- |
| 2,5 | 48 % |
| 3,5 | 56 % |
| 11,0 | 83 % |

Tab. 2.3.2.1: Festigkeitsverlust von Holzbaustoffen nach Masseverlust durch Pilzbefall (nach Rauch, 2002)

## Der Echte Hausschwamm
## (*Serpula lacrymans*, Braunfäule)

Der mit Abstand bedeutendste Holzzerstörer (Huckfeldt, 1999; Schmidt, 1993) ist der Echte Hausschwamm (*Serpula lacrymans*). Durch das Myzel, das sich zu Strängen verdichten kann, ist der Hausschwamm in der Lage, Wasser und Nährstoffe über längere Strecken zu transportieren und auch auf entferntes trockenes Holz überzugreifen. Dabei kann der Feuchtegehalt neuer Quellen unter dem Feuchteminimum liegen. Auf diesem Weg können auch Mauerwerk und andere anorganische Baustoffe, wie z.B. Putz, Fliesen, Metalle, Kunststoffe und Schüttungen in Deckenfeldern, überwunden werden. So kann er sich von Etage zu Etage, oft 10–15 m weit und über lange Zeit unbemerkt ausbreiten. Beobachtungen aus Gebäuden zeigen, dass sogar 3 cm dicke Eichendielen innerhalb eines Jahres völlig zerstört werden können (Wälchli, 1977).

Für das Auftreten eines Hausschwammbefalles, seine Langlebigkeit, Ausbreitung und die entstehenden Schäden sind verschiedene Bedingungen im Gebäude von Bedeutung. Sehr schnell kann die für das Wachstum von *Serpula lacrymans* notwendige Holzfeuchte (auch Zellulose aus Papier ausreichend, wie z.B. Umzugskisten) an Kondensationspunkten wie schlecht isolierten Kaltwasserleitungen, eingemauerten Balkenköpfen, feuchten Kellern sowie an Leckagen auftreten (Grosser, 1985; Müller, 1993).

Interessant und für die Sanierung wichtig ist, dass der Echte Hausschwamm auch längere Trockenphasen überdauern kann. Die optimale Wachstumstemperatur liegt bei 18 bis 22 °C. Die Spanne des Wachstums wird jedoch von - 6 bis 55 °C angegeben (Langvad und Goksøyr, 1967; Schmidt und Moreth-Kebernik, 1996; Wälchli, 1977). Akuter Befall wird aufgrund seiner zunächst nicht sichtbaren Lebensweise oft längere Zeit nicht erkannt. Der Pilz kommt vorwiegend in Altbauten, schlecht oder nicht belüfteten Zimmern, Kellern oder isolierten Dachgeschossen mit hoher Luftfeuchte und in Verbindung mit Schäden an der Bausubstanz vor. Auch in Neubauten ist in Verbindung mit Baufehlern oder in neuester

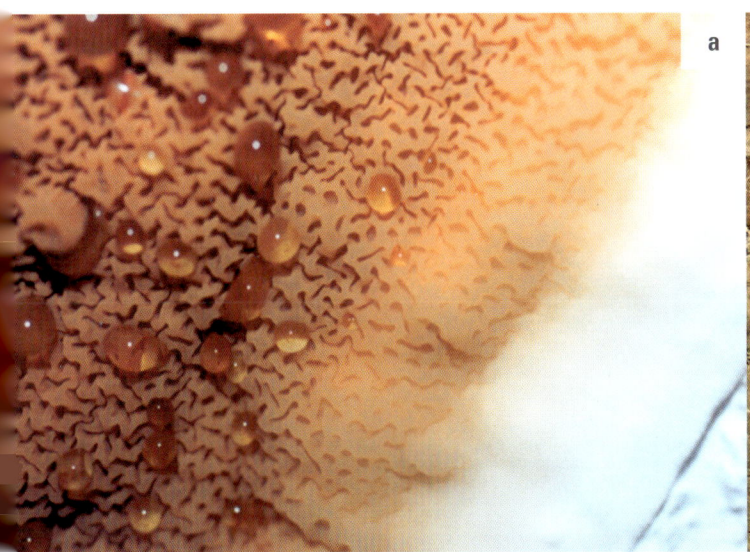
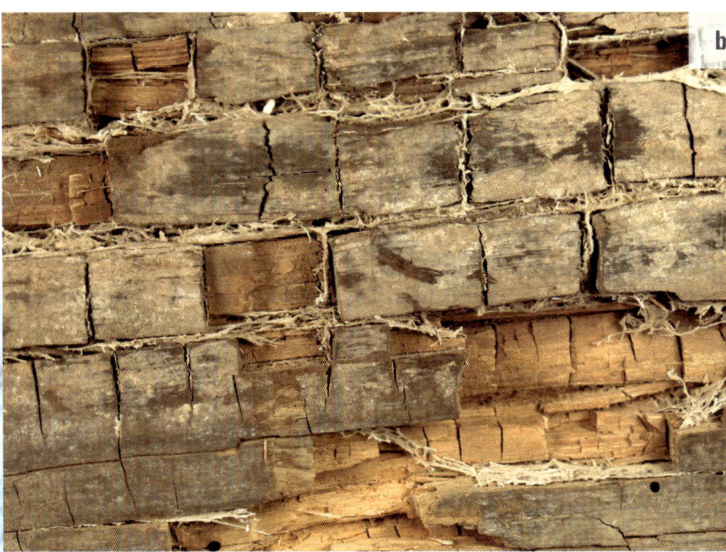

Abb. 2.3.2.1: Fruchtkörper des Echten Hausschwammes (*Serpula lacrymans*) mit Sekundärmetaboliten (a) und Würfelbruch durch Braunfäule an der Unterseite einer Diele (b), verursacht durch den Echten Hausschwamm (Quelle: Blei-Institut)

Zeit gehäuft durch nicht fachgerechte Dämmmaßnahmen ein Befall möglich. *Serpula lacrymans* ist aufgrund seines niedrigen Temperaturoptimums von 20 °C bevorzugt ein Pilz der Keller und Erdgeschosse. Fruchtkörper an Fußleisten oder Zwischendecken zeigen oft an, dass darunter liegende Bereiche befallen sind. Außer in Gebäuden findet man den Hausschwamm auch in Bergwerken.

Stickstoff stellt beim Holzabbau einen limitierenden Faktor dar. Dieser Mangel wird mit dem Wassertransport (Mauerwerk, Erdboden unter dem Haus) zur Wachstumsfront ausgeglichen (Jennings und Braverey, 1991; Schmidt, 1993; 1994). Außerdem können verschiedene Baustoffe wie Isoliermaterialien oder Mörtel, die bis zur Pulverisierung zerstört werden, als Kalziumquellen dienen (Gründlinger, 1997; Schmidt, 1993). Ebenso werden Holzwerkstoffe, Textilien und Teppiche durchwachsen und zerstört.

Untersuchungen haben ergeben, dass bei langsamem Feuchteentzug *Serpula lacrymans* in einen Zustand der Trockenstarre übergehen kann, der bei 20 °C etwa ein Jahr, bei 7,5 °C mehrere Jahre andauern kann. Nicht vollständig erkannter und demzufolge unvollständig beseitigter Befall stellt ein Gefahrenpotenzial dar. Außerdem bildet das Myzel auf austrocknendem Substrat reichlich Arthrosporen (d. h. Zerbrechen der Hyphen in überdauernde Einzelzellen), so dass der Pilz auch in trockenem Holz in Form von Sporen überleben kann (Schmidt, 1993).

# 2.4    Bakterien

Bei Bakterien handelt es sich um einzellige Mikroorganismen, die sich asexuell per Zellteilung vermehren. Sie zählen zu den Prokaryoten, d. h., sie besitzen keinen echten Zellkern bzw. die DNA ist nicht vom Zytoplasma getrennt. Sie sind selten größer als 1–5 μm und haben eine stäbchen-, spiral- oder kugelförmige Morphologie. Sie werden systematisch in mehrere Klassen, Ordnungen und Familien eingeteilt, wobei sich Letztgenanntes meist auf die Form der einzelnen Bakterien bezieht (z. B. Familie Coccaceae = Kugelbakterien).

Bakterien sind ubiquitär verbreitet, d. h., sie kommen in sämtlichen Lebensräumen der Biosphäre vor. Hauptreservoirs der Bakterien sind der Erdboden und wässrige Systeme. Gerade die Bodenbakterien spielen neben den Pilzen eine wichtige Rolle als Destruenten im Abbau organischer Substanz. Auch der Mensch selbst bietet den Bakterien geeignete Lebensräume. So besiedeln Bakterien verschiedene Habitate des menschlichen Körpers, wie z. B. die Haut, den Darmtrakt oder die Mundhöhle.

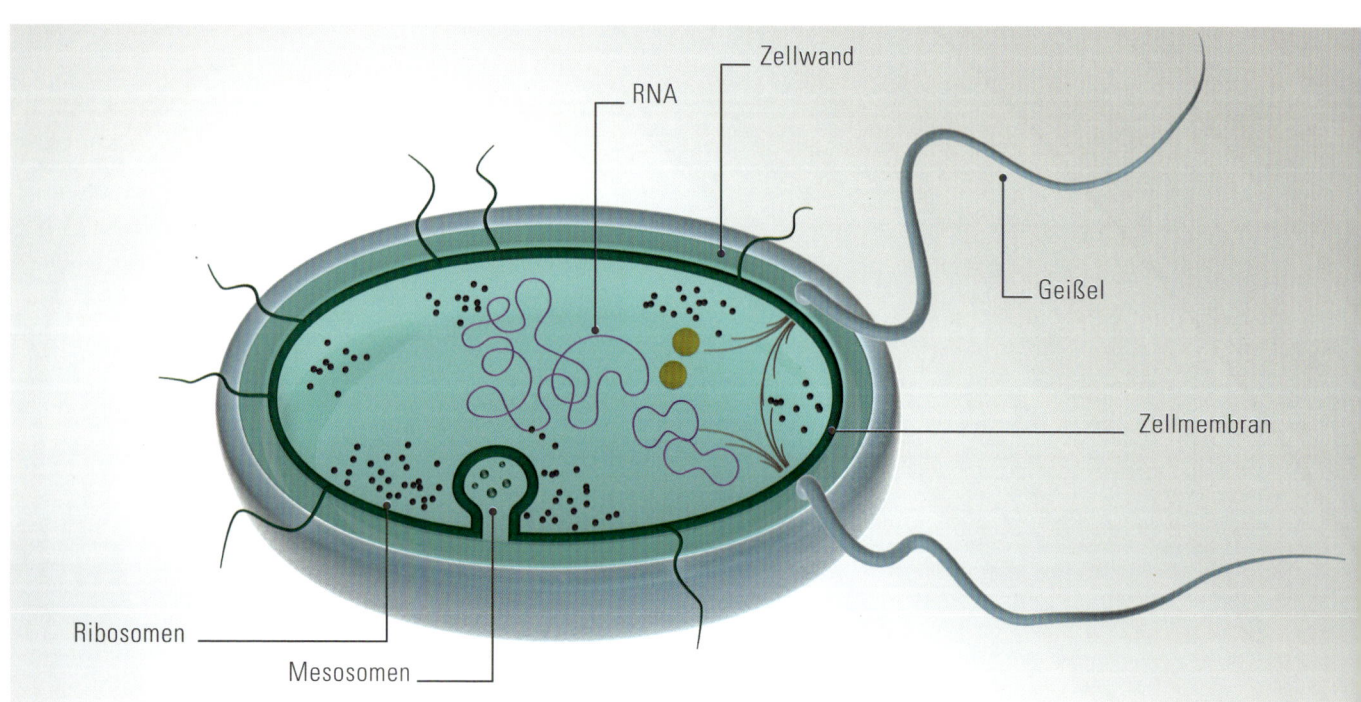

**Abb. 2.4.1: Schematischer Aufbau einer Bakterienzelle**

Einige Arten sind von der Anwesenheit von Sauerstoff abhängig (aerobe Bakterien). Andere besitzen einen sauerstoffunabhängigen Stoffwechsel (anaerobe Bakterien). Es existieren auch Bakterienarten, die unter beiden Bedingungen überleben können (fakultativ aerobe Bakterien). Zusätzlich existieren Arten, die die Fähigkeit besitzen, ihre eigenen Nährstoffe über externe Energiequellen zu synthetisieren (autotrophe Bakterien). Das prominenteste Beispiel hierfür sind die Cyanobakterien, die die Fähigkeit der Photosynthese besitzen. Sie werden auch als Vorläufer der pflanzlichen Chloroplasten diskutiert (Endosymbiontentheorie).

Einige Bakterienarten (z. B. *Bacillus subtilis*) sind in der Lage, Sporen zu bilden. Dieser Vorgang dient jedoch, im Gegensatz zu den Pilzen, nicht der Vermehrung, sondern stellt eine Überlebensstrategie dar, um bedrohliche Lebenssituationen zu überdauern. Die Sporen der Bakterien zeigen eine Resistenz gegenüber Hitze und UV-Licht. Bezüglich der Lebensdauer von Sporen gibt es unterschiedliche Aussagen. So wurden in jahrhundertealten Proben noch lebensfähige Sporen nachgewiesen (Antranikian, 2006).

# 2.4.1    Wachstum und Vermehrung

Bakterien nutzen die asexuelle Zellteilung zur Vermehrung. Das Wachstum durchläuft dabei immer mehrere Phasen, die im Folgenden erläutert werden:

können sie sich sehr schnell vermehren. So sind manche Vertreter der Bakterien in der Lage, sich alle 10 Minuten zu teilen und somit die Zellzahl zu verdoppeln (Cypionka, 2006).

## Latenzphase (Anpassungsphase)

Hier stellt sich der Stoffwechsel der Bakterien auf die gegebenen Milieubedingungen um (z. B. werden die Aufnahmewege für die gegebenen Nährstoffe angepasst). In dieser Phase findet nur ein geringes Wachstum statt.

## Stationäre Phase

In dieser Phase befinden sich Teilungsrate und Sterberate im Gleichgewicht. Dadurch kommt es nicht mehr zu einer Vergrößerung der Gesamtzellzahl. Diese Phase beginnt, wenn das Nährstoffangebot für die Bakterien zur Neige geht und sich dadurch limitierend auf das Wachstum auswirkt.

## Exponentielle Phase

Nach der Anpassung an die neuen Bedingungen findet eine exponentielle Vermehrung der Bakterien statt. Die Zellteilungsrate ist größer als die Sterberate. Unter optimalen Bedingungen (Nährstoffe, Feuchtigkeit, pH-Wert, Temperatur)

## Absterbephase

In dieser Phase sind nahezu alle Nährstoffe aufgebraucht, die Sterberate ist höher als die Zellteilungsrate. Es kommt zu einem Rückgang der Population.

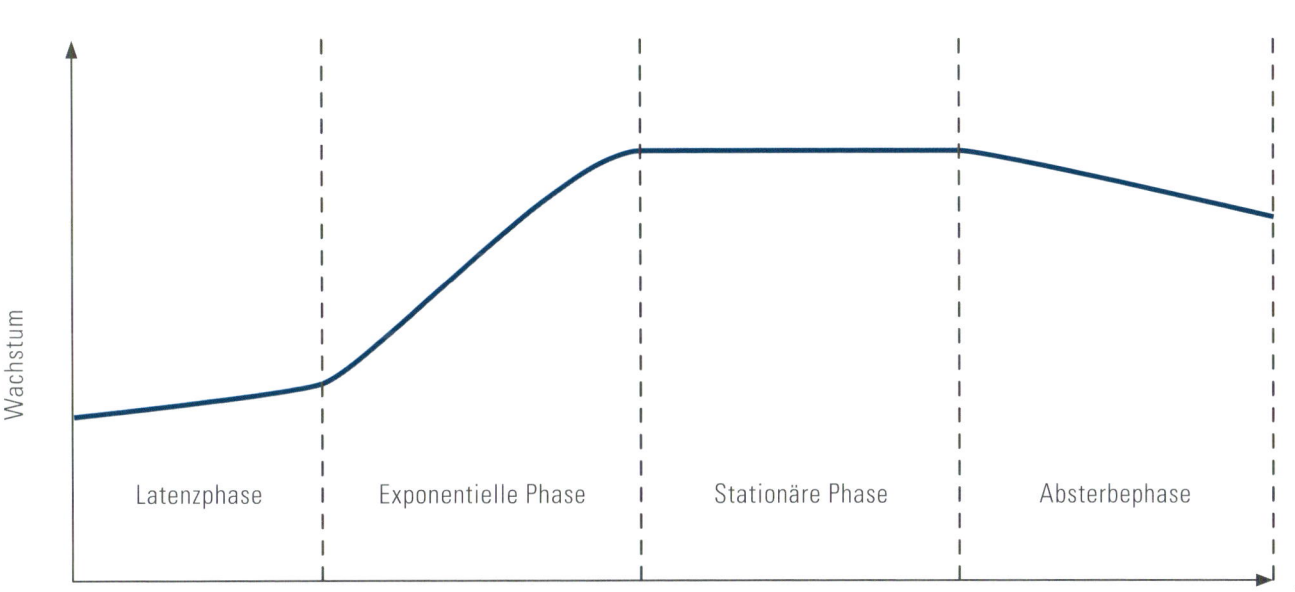

**Abb. 2.4.1.1: Grafische Darstellung der Wachstumsphasen einer Bakterienkultur**

Einige Bakterien können auch bei einer Nährstoffknappheit auf alternative Nahrungsquellen wechseln (Diauxie). In diesem Fall kann es, nach einer zwischenzeitlichen stationären Phase, zu einer neuen Latenzphase kommen, die wiederum von einer neuen exponentiellen Phase abgelöst wird. Dadurch kommt es zu einer weiteren Vergrößerung der Population (Abb. 2.4.1.2).

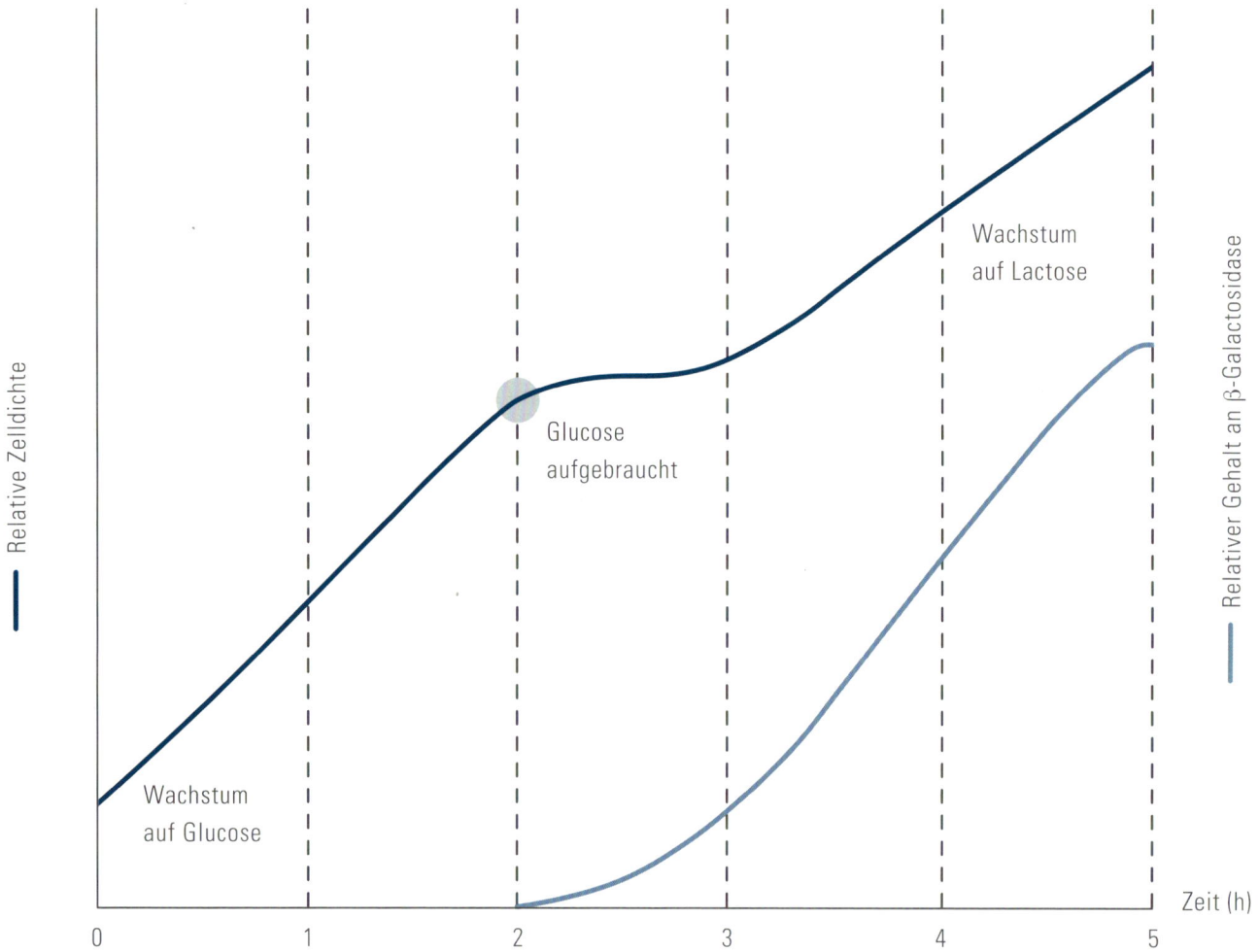

**Abb. 2.4.1.2: Grafische Darstellung des Verlaufs der Diauxie**

## 2.4.2        Vorkommen und Verbreitung

Bakterien kommen aufgrund ihrer Diversität in nahezu allen Habitaten vor. Einige Arten überleben bei Temperaturen von 70 °C oder höher (thermophile Bakterien). Andere Arten hingegen weisen Mechanismen auf, die sie im Umfeld radioaktiver Strahlung überleben lassen (radiophile Bakterien). Weitere Beispiele sind Arten, die unter hohen Salzkonzentrationen (Halophile), niedrigen oder hohen pH-Werten (Acido-/Alkaliphile) oder auch unter hohen Methankonzentrationen (Methanophile) wachsen können. Darüber hinaus gibt es auch symbiotische Bakterien. Der bekannteste Vertreter ist das Darmbakterium *Escherichia coli*, das im Darm des Menschen anzutreffen ist. Ein weiteres Beispiel sind die Rhizobien (Abb. 2.4.2.1) oder Knöllchenbakterien, die sich an den Wurzeln von Pflanzen ansiedeln und die Pflanze mit Stickstoffverbindungen versorgen. Im Gegenzug erhalten sie Grundsubstanzen für die Fixierung von elementarem Stickstoff.

Einige Bakterienarten können sich auch negativ auf die Gesundheit des Menschen auswirken bzw. Krankheiten verursachen. Unter den Bakterien befindet sich eine Vielzahl von Krankheitserregern wie z. B. *Mycobacterium tuberculosis* (Abb. 2.4.2.2) oder *Corynebacterium diphtheriae*, die Auslöser der Tuberkulose bzw. der Diphterie sind. Gerade unter

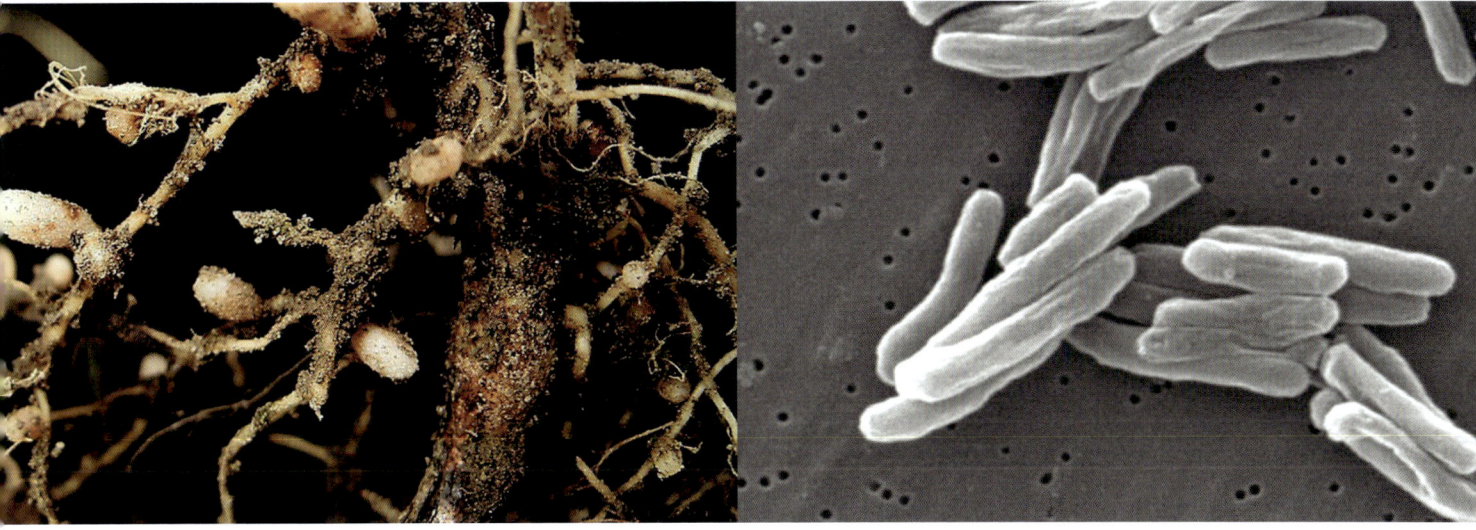

**Abb. 2.4.2.1: Rhizobien**

**Abb. 2.4.2.2: Elektronenmikroskopische Aufnahme von** *Mycobacterium tuberculosis*

unhygienischen Bedingungen können bakterielle Infektionen auftreten. Auch kontaminierte und falsch gelagerte Lebensmittel sind eine häufige Quelle für gesundheitsschädliche Bakterien. Ein prominentes Beispiel sind bestimmte *Escherichia-coli*-Stämme (z. B. EHEC). An anderer Stelle werden die gesundheitlichen Aspekte und die Rolle der Bakterien als Materialzerstörer intensiver behandelt.

Im Sanierungsbereich sind Bakterien im Zusammenhang mit Fäkalschäden anzutreffen. In diesem Fall ist ein umfassender Biozideinsatz oder Materialrückbau erforderlich. Maßnahmen zur Sanierung dieser Schäden werden in Kapitel 6 näher erläutert.

# 2.4.3    Gesundheitliche Aspekte

## Aktinobakterien

Im Gegensatz zu den Schimmelpilzen ist das Wissen über die gesundheitliche Bedeutung der Aktinobakterien noch gering. Zwar ist deren allergenes, toxisches und infektiöses Potenzial bekannt, man weiß aber wenig darüber, welches Gesundheitsrisiko beim Auftreten dieser Mikroorganismen für die Bewohner von Innenräumen besteht.

In verschiedenen wissenschaftlichen Untersuchungen wurden Aktinobakterien auf feuchten Innenraumoberflächen nachgewiesen. Sie produzieren verschiedene Metaboliten, die antibiotische, herbizide und andere pharmazeutische Wirkungen haben, aber auch toxisch (Schädigung der Mitochondrien) sind, wie z. B. das Valinomycin (Anderson et al., 1999) und das Streptomycin.

In Baumaterialien aus 16 Objekten mit Feuchteschäden wurde ein großes Spektrum unterschiedlicher Aktinobakterien nachgewiesen. Mittels eines Zytotoxizitätstests ergaben sich Hinweise, dass von einigen der untersuchten Proben

und Aktinobakterien eine zytotoxische und inflammatorische Wirkung ausgeht (UBA, 2017). Auch der unangenehme muffige Geruch in feuchten Kellern des Altbaubestandes wird häufig von Mikroorganismen der Gattung *Streptomyces* sowie anderen Aktinobakterien verursacht (UBA, 2017).

Die Infektion Aktinomykose (Strahlenpilzkrankheit) wird meist durch *Actinomyces israelii* und verwandte Arten hervorgerufen, wobei die Aktinobakterien häufig durch Verletzungen der Schleimhäute der Mundhöhle eindringen. Es können sich schwerste Krankheitsbilder in Form einer Lungen- und Darmaktinomykose entwickeln. Nach Hautverletzungen sind auch granulomatös-eitrige Infektionen der Haut und des Unterhautfettgewebes bekannt.

Auch Mykobakterien, die ebenfalls zu den Aktinobakterien gehören, wurden in durch Feuchtigkeit geschädigten Gebäuden häufig nachgewiesen. Ihre Anwesenheit steigt mit der Intensität des durch Schimmelpilzbefall verursachten Schadens. Die Zellwandkomponenten der Mykobakterien können das Immunsystem beeinflussen und entzündliche Reaktionen hervorrufen (Huttunen et al., 2001). Da die Aktinobakterien verzweigte Filamente und ein Luftmyzel bilden, gelingt die Überbrückung kleiner Distanzen und dadurch eine verbesserte Entwicklung im Porengefüge des Bodens, aber auch in Wandputzen sowie anderen Innenraummaterialien. Außerdem ist ein Wachstum zumindest über geringe Distanzen in Richtung günstigerer Lebensbedingungen möglich. Durch die Luftmyzelien können Myzelstücke bzw. Sporen von Material abgehoben und so besser an die Luft abgegeben und verbreitet werden. Das erhöht die Menge des Zellmaterials in der Atemluft, wodurch sensible Personen ggf. gesundheitliche Probleme bekommen können. Eine Abschätzung der gesundheitlichen Gefährdung durch Aktinobakterien in feuchten Innenräumen ist bisher noch nicht möglich, jedoch könnten gesundheitliche Auswirkungen in einem ähnlichen Ausmaß auftreten, wie sie für Schimmelpilze zu erwarten sind (allergene, toxische und infektiöse Wirkung). Auch hier dürfte jedoch die jeweilige immunologische Disposition der Nutzer exponierter Räume einen entscheidenden Einfluss haben. Weiterhin ist zu beachten, dass sich die gesundheitlichen Auswirkungen der Aktinobakterien auf die Bewohner im Zusammenwirken mit anderen Mikroorganismen verstärken können (Trautmann, 2010). Es besteht in dieser Beziehung aber noch ein erheblicher Forschungsbedarf.

Nach Ansicht des UBA (2017) reicht es aus, zum Erkennen von Schimmelpilzbefall nur auf Schimmelpilze als Indikatororganismen zu untersuchen. Wenn jedoch bei bestimmten Fragestellungen Aktinobakterien untersucht und in hohen Konzentrationen nachgewiesen werden, sollte man diese jedoch nicht vernachlässigen und im Vergleich zu Schimmelpilzen als harmloser einstufen.

Szewzyk (2009) weist darauf hin, dass Aktinobakterien bei einer künftigen Beurteilung gesundheitlicher Effekte durch feuchte Baumaterialien und Schimmelpilzbefall berücksichtigt werden sollten. Es ist jedoch in der Praxis weder möglich, die gesundheitliche Wirkung der Aktinobakterien im Verhältnis zu den Gefährdungen durch Schimmelpilze zu beurteilen, noch, quantitativ Risiken für Menschen abzuleiten (Wiesmüller et al., 2012).

Abschließend ist darauf hinzuweisen, dass einige Bakterien und Pilze im Innenraum auch einen positiven Einfluss auf das menschliche Mikrobiom haben können (Peccia und Kwan, 2016).

## Coliforme Bakterien

Darmbakterien (*Enterobacteriaceae*) sind gramnegative Stäbchen mit einer hohen Umweltresistenz, insbesondere im feuchten Zustand. Man rechnet sie daher zu den Nass- oder Pfützenkeimen. Von den Darmbakterien hat die Bakterienart *Escherichia coli* die größte Bedeutung. Es handelt sich hierbei um üblicherweise im Darm befindliche Bakterien, die mit den Ausscheidungen in die Umwelt gelangen. In jedem Gramm Stuhl bzw. Kot befinden sich mehrere Millionen dieser Kolibakterien. Sie sind fakultative Krankheitserreger, die außerhalb ihres natürlichen Lebensraumes im Menschen Infektionen verursachen können (z. B. Harnwegsinfektionen, Wundinfektionen).

Enterohämorrhagische *Escherichia coli* (EHEC) stellen eine Sonderform der Kolibakterien dar, die im Gegensatz zu normalen *E. coli* Giftstoffe produzieren, im Darm freisetzen und Krankheiten auslösen können. Enterotoxinbildende *E.-coli*-Stämme (ETEC) sind ein häufiger Erreger der Reisediarrhö, insbesondere in warmen Ländern. Es ist die mit Abstand häufigste Infektionskrankheit, von der Reisende betroffen sind (bis zu 50 % der nach Afrika, Asien und Südamerika Reisenden). Enteropathogene *E.-coli*-Bakterien (EPEC) sind Auslöser einer Darminfektion (Enteritis), die vor allem Frühgeborene, Neugeborene und Säuglinge betrifft.

In Innenräumen kommen Kolibakterien insbesondere in stark verunreinigten, verwahrlosten Wohnungen vor. Erhebliche Kontaminationen werden durch Rohrbrüche und Rückstauungen im Abwassersystem und Überschwemmungen verursacht. Bei Abwasserhavarien findet man auch andere Infektionserreger wie Salmonellen und Shigellen (Ruhrerreger).

Coliforme Keime können durch Kontakt- und Schmierinfektion zu Erkrankungen (Vergiftungserscheinungen/Infektionen) führen. Eine Untersuchung auf Coliforme oder andere Fäkalbakterien bei Feuchteschäden durch mit Fäkalien belastetes Wasser ist zur Feststellung einer Infektionsgefahr nicht erforderlich. Bereits zur Verhinderung einer Geruchsbildung und zur Beseitigung von Nährstoffen und Biomasse muss die betreffende Kontamination auch ohne diese Diagnostik schnell und wirksam beseitigt werden.

## Endotoxine gramnegativer Bakterien

Coliforme und andere gramnegative Bakterien enthalten Endotoxine als Bestandteil der Zellwand, die in hohen Konzentrationen verschiedene toxische Wirkungen verursachen können. Die Krankheitssymptome äußern sich in Entzündungsreaktionen vor allem auf der Bindehaut, aber auch auf der Haut sowie der Schleimhaut der Nase und der oberen

Atemwege. Selten treten auch Auswirkungen auf die tiefen Atemwege auf (UBA, 2017).

Bei Schimmelpilzbefall wird nicht routinemäßig auf Bakterien untersucht, da deren Konzentration in der Raumluft stark schwankt und durch jede Aktivität von Personen größere Mengen von Bakterien z. B. über Abschilferungen der Haut abgegeben werden können. Je mehr Menschen in einem Raum sind, desto höher ist die Bakterienkonzentration in der Raumluft. Bei überfüllten Innenräumen findet man zum Teil extrem hohe Konzentrationen an Bakterien, was allerdings nicht von gesundheitlicher Relevanz ist.

# 2.4.4    Bakterien als Materialzerstörer

Voraussetzung für Schäden an Baumaterialien ist, dass sich diese in einem feuchten Milieu befinden, das mikrobiologisches Wachstum zulässt, wie es bei Feuchtigkeitsschäden in Gebäuden der Fall ist. Grundsätzlich werden hier zwei Arten von Prozessen unterschieden:

## 1. Biofouling
Der Biokorrosion vorausgehend kommt es zunächst durch die Bildung von Biofilmen auf Materialien zu Geruchsbelästigungen und Verfärbungen von Baustoffen (Biofouling). Je dichter der Biofilm aufwächst, desto mehr Feuchtigkeit kann im Baustoff zurückgehalten werden, wodurch sich die Wachstumsvoraussetzungen für Mikroorganismen stetig verbessern. Die Schäden an den Baustoffen sind zu diesem Zeitpunkt rein ästhetischer Natur, d. h., wenn an diesem Punkt Sanierungsmaßnahmen eingeleitet werden, ist ein Rückbau von Baustoffen in der Regel nicht notwendig.

## 2. Biokorrosion
Werden oben genannte Sanierungsmaßnahmen nicht vorgenommen, können sich die Mikroorganismen ungehindert vermehren. In der Folge kann es zu Schädigungen von Baustoffen kommen, insbesondere durch Produkte des sekundären Stoffwechsels von Mikroorganismen, wie z. B. durch organische Säuren oder Enzyme. Diese greifen die Materialien direkt an, wodurch häufig der Rückbau dieser Baustoffe notwendig ist.

Grundsätzlich versteht man unter dem Begriff „Biofilme" Gemeinschaften von Mikroorganismen (z. B. Pilze oder Bakterien). Durch die Abgabe extrazellulärer polymerer Substanzen (EPS, insbesondere Polysaccharide und Proteine) durch die Mikroorganismen an das umgebende Medium (Baustoffoberfläche) bilden sich gallertartige Strukturen, in denen die Mikroorganismen eingelagert sind (Costerton et al., 1995). Diese Biofilme bieten den Mikroorganismen Vorteile, z. B. verbesserte Anheftung an Oberflächen, Schutz vor pH-Schwankungen, Schutz vor osmotischem oder hydraulischem Stress und erhöhtes Wasserrückhaltevermögen. Zudem sind die im Biofilm eingebetteten Mikroorganismen sehr effektiv vor der Anwendung von Desinfektionsmitteln geschützt. Werkstoffe, die dauerhaft einer Besiedlung durch Mikroorganismen widerstehen können, sind nicht bekannt (Characklis et al., 1990; Kerr et al., 1997).

# 2.5    Milben, holzzerstörende Insekten und andere Schädlinge

## Milben
Beim Auftreten von Allergien im Zusammenhang mit Feuchtigkeit und Schimmelpilzbefall ist immer daran zu denken, dass Milben ursächlich für diese Erkrankungen sein können. Eine große Anzahl von sogenannten Hausstauballergien geht auf Hausstaubmilben zurück. Die beiden häufigsten Vertreter sind *Dermatophagoides pteronyssinus* und *Dermatophagoides farinae*. Diese beiden Hausstaubmilbenarten findet man am häufigsten in Matratzen, Bettzeug, Teppichböden und Polstermöbeln. Sie lieben eine hohe relative Luftfeuchte (rF) über 75 %. Milben können auch bei einer relativen Feuchte von 45 % überleben, vermehren sich jedoch

erst bei 60 bis 65 % rF. Die optimale Temperatur für Hausstaubmilben beträgt 25 bis 28 °C.

Die ca. 0,1 bis 0,5 mm großen Spinnentiere ernähren sich vor allem von abgefallenen menschlichen Hautschuppen. Die Allergien gehen von den im Milbenkot enthaltenen Allergenen aus. Wenn der Kot austrocknet, zerfällt er in sehr kleine Teile und verbindet sich mit dem normalen Hausstaub (Hausstauballergie). Symptome, die auf eine Milbenallergie hinweisen, reichen von allergischem Schnupfen, Niesreiz, juckenden oder tränenden Augen über Hautirritationen bis zu Husten und Atemnot. Besonders stark treten die allergischen Reaktionen mit Beginn der Heizperiode auf, wenn durch die aufsteigende warme Zimmerluft die Allergene sich mit dem Hausstaub im Raum verteilen und zudem bei geschlossenen Fenstern stärker angereichert werden und damit in größeren Konzentrationen die Atemwege erreichen.

Schimmelpilze leben in einer Art Symbiose mit den Hausstaubmilben. Die Schimmelpilze verdauen das Eiweiß von Hautschuppen. Das versetzt die Milben erst in die Lage, die Schuppen zu fressen. Der Mensch verliert täglich 1 bis 2 g abgestorbene Hautzellen. Davon können sich bis zu zwei Millionen Milben ernähren. Zudem steigt die Anzahl der Milben mit der Anzahl der Personen und Tiere in der Wohnung an.

Zur Reduzierung der Milbenpopulation in Wohnungen ist die Raumluftfeuchte zu begrenzen und Teppichböden sind regelmäßig zu reinigen. Allergiker sollten spezielle, für Milbenkot undurchlässige Kissen- und Bettbezüge (Encasings) verwenden, die gleichzeitig die Milben auch von ihren Nahrungsquellen, wie z. B. Hautschuppen, trennen. Stofftiere kann man zum Abtöten der Milben bei mindestens 60 °C waschen oder auch für zwei bis drei Tage in die Gefriertruhe legen.

Zentralheizung eingebaut, sinkt die relative Raumluftfeuchtigkeit und damit auch die Feuchtigkeit des verbauten Holzes auf ca. 10 bis 8 %. Bei diesen Holzfeuchten stellen die Larven des Käfers weitgehend ihre Fressaktivität ein. Einen aktiven Befall durch den Gewöhnlichen Nagekäfer erkennt man an kleinen Häufchen frischen Fraßmehls.

Zu den relevantesten holzzerstörenden Insekten gehört der Hausbock (*Hylotrupes bajulus*), der vorwiegend Splintholz zerstört. Ein aktiver Befall kann ganze Dachstühle zerstören, wenn nicht rechtzeitig Gegenmaßnahmen ergriffen werden. Grundsätzlich sollten so wenig Holzschutzmittel wie möglich zum Einsatz kommen. Können Holzkonstruktionen allseitig kontrolliert werden bzw. sind sie durch Abdeckung vor Insekten geschützt und keiner Feuchtigkeitsbeanspruchung ausgesetzt, ist ein chemischer Holzschutz nicht erforderlich. Die einzelnen Holzsorten haben eine unterschiedliche Widerstandsfähigkeit gegenüber Insektenbefall. So zeigen Robinien und Eichen eine hohe, Fichten, Tannen sowie Buchen aber eine niedrige Resistenz. Sind tragende Konstruktionen betroffen, sollte jeder einzelne Deckenbalken auf seine Funktionsfähigkeit geprüft werden. Für den Befall des Holzes spielen Feuchtigkeit, Salze und Eiweiße eine Rolle, die z. B. in den Splintholzanteilen in größerer Menge vorhanden sind als im Kernholz. Im Laufe der Jahre nimmt die Wahrscheinlichkeit eines Neubefalls ab, da sich der Anteil dieser wichtigen Nährstoffe verringert. Verbaute Hölzer, die älter als 60 Jahre sind, enthalten nur noch sehr wenig Nährstoffe, so dass diese Hölzer kaum noch vom Hausbock befallen werden (Rauch, 2003). So kann nach dieser Zeit auf chemischen Holzschutz verzichtet werden.

Holzschutzmittel enthalten viele Biozide, durch die, insbesondere bei nicht sachgerechtem Umgang, gesundheitliche und umweltbezogene Gefährdungen entstehen.

## Holzzerstörende Insekten

Die Larven der holzzerstörenden Insekten ernähren sich von der im Holz eingelagerten Stärke, dem Eiweiß und Zucker. Die einzelnen Insekten benötigen zu ihrer Entwicklung unterschiedliche Holzfeuchte. Der Trotzkopf (*Anobium pertinax*) und der Bunte Nagekäfer (*Xestobium rufovillosum*) kommen in der Regel im pilzbefallenen Holz vor. Die Larven des Gewöhnlichen Nagekäfers (*Anobium punctatum*), der umgangssprachlich auch als „Holzwurm" bekannt ist, entwickeln sich gut bei einer Holzfeuchtigkeit zwischen 11 und 14 %, wie sie im Altbau mit Ofenheizung oder schlecht entlüfteten Wohnräumen üblich ist. Wird eine moderne

## Andere Schädlinge

Taubenzecken (*Argas reflexus*) sind Parasiten verwilderter Haustauben. Der Zeckenbefall entsteht bei längerer Anwesenheit der Tauben und kann unter Umständen noch mehrere (bis zu acht) Jahre ohne den Wirt fortbestehen. Taubenzecken halten sich vorwiegend in Fugen, Mauerritzen und Schüttungen auf. Taubenzecken können allergische Reaktionen, auch schwere Verläufe bis hin zum anaphylaktischen Schock, bei Menschen hervorrufen.

Der Gemeine Speckkäfer (*Dermestes lardarius*), der Messingkäfer (*Niptus hololeucus*) und der Mehlkäfer (*Tenebrio molitor*) treten vor allem in älteren Gebäuden auf, in denen sie bisher kaum bemerkt wurden. Durch eingetragene Baufeuchte und die Zentralheizung wurden die Lebensbedingungen der Käfer wesentlich verbessert und es kann lokal zum lästigen Massenauftreten mit gelegentlicher Schädigung von Holz und Textilien kommen. Vielfach wird ein Befall dann festgestellt, wenn eine Umnutzung von Räumen, wie z. B. alten Speichern, Lagerräumen und Scheunen, zu Wohnräumen erfolgt. Bei massenhaftem Vorkommen ist ein Schädlingsbekämpfer heranzuziehen.

In einigen Fällen kam es in Wohnhäusern zu einem vermehrten Auftreten von Kleidermotten durch Wärmedämmung aus Schafwolle. Eine sinnvolle Sanierungslösung wäre hier der Rückbau (Rauch, 2003). Dieses Beispiel zeigt, dass Naturprodukte (ökologische Baustoffe) nicht in jedem Fall bedenkenlos zum Einsatz kommen können. Vielfach ist bei diesen Produkten eine Behandlung mit Insektiziden erforderlich, was wiederum die spätere Entsorgung erschwert.

Auch Staubläuse (*Psocoptera*) treten insbesondere in feuchten Gebäuden, aber auch in Bibliotheken und Kellerräumen sowie in Vorratskammern auf. Sie gelangen durch Fenster oder über die menschliche Kleidung in die Wohnungen. Wenn Staubläuse in Neubauten auftreten, liegt die Ursache meist in einer ungenügenden bzw. noch nicht abgeschlossenen Bauaustrocknung. Typische Befallssituationen sind frisch tapezierte Wände und zu feucht gelagerte Bücher. Staubläuse können lange ohne Nahrung auskommen. Sie ernähren sich insbesondere von Schimmelpilzen, Vorrats- und Getreideprodukten, Teigwaren, Insektenresten sowie anderen pflanzlichen oder tierischen Stoffen und von Papiermaterial. Durch Kot und abgestorbene Tiere können Lebensmittel verunreinigt werden. Die optimalen Bedingungen für die Entwicklung von Staubläusen liegen bei einer Luftfeuchtigkeit von 75 bis 80 % und Temperaturen von 25 °C.

Bei Allergikern werden immer wieder auch Antikörper gegen Antigene von Staubläusen gefunden. Die wichtigste Bekämpfungsmaßnahme ist das Trockenhalten von Räumen. In Ausnahmefällen wird auch ein Schädlingsbekämpfer benötigt.

Aus gesundheitlicher Sicht ist bei allen Insekten, die in Gebäuden auftreten können, die Möglichkeit der Entwicklung von Allergien gegen Bestandteile dieser Organismen in Betracht zu ziehen. Weiterhin können sie Materialien zerstören und Lebensmittel verunreinigen. Bei vielen Menschen ruft ihr Vorkommen in Wohngebäuden auch unangenehme Gefühle hervor, die sich bis zu Ekelgefühlen steigern können. Dadurch kann es sekundär vegetativ zu Gesundheitsstörungen bei den Bewohnern kommen.

# 2.6     Gesundheitlich besonders gefährdete Bevölkerungsgruppen

Für die Häufigkeit, Schwere und Dauer des Auftretens von Schadwirkungen durch Mikroorganismen sind verschiedene Faktoren entscheidend:

- Eigenschaften der Mikroorganismen (z. B. die Pathogenität) und deren Widerstandsfähigkeit gegen Umwelteinflüsse (z. B. gegen Austrocknung und Belichtung)

- Infektionsdosis, d. h. die Menge der aufgenommenen Erreger, Sporen, Fragmente bzw. die Stärke der Exposition gegenüber den Stoffwechselprodukten der Schimmelpilze und Bakterien
- Empfänglichkeit, Disposition des exponierten Menschen

## 2.6.1     Kinder

Das ungeborene Kind erhält noch im Mutterleib über die Plazenta (Mutterkuchen) Antikörper von der Mutter, die es vor dem ersten Angriff der Erreger schützen. Aber auch über die Muttermilch werden Antikörper aufgenommen. So ist das Neugeborene in den ersten zweieinhalb bis drei Monaten durch mütterliche Antikörper geschützt.

Da Säuglinge und Kleinkinder häufig auf dem Fußboden und dem Erdboden spielen und gern alles in den Mund stecken, besteht eine intensive Aufnahme von Mikroorganismen. So haben Kleinkinder oft Schnupfen und bis zu sieben Erkältungskrankheiten im Jahr. Sie haben auch einen relativ größeren Sauerstoffbedarf, bezogen auf ihr Körpergewicht, im Vergleich zu Erwachsenen. Zusätzliche körperliche Anstrengungen wie Schreien, Strampeln und Krabbeln können das Atemminutenvolumen und damit die aufgenommene Menge von Schadstoffen und Mikroorganismen oder deren Stoffwechselprodukten (z. B. MVOC) noch erhöhen.

Mit dem Eintritt in das Schulalter ist das Immunsystem weitgehend stabil. IgA-Antikörper steigen jedoch erst bis zum 18. Lebensjahr bis auf das Erwachsenenniveau an (Bufe und Peters, 2013).

## 2.6.2    Kranke und alte Menschen

Personen mit Erkrankungen der verschiedensten Art, die die körpereigene Abwehr beanspruchen, haben eine herabgesetzte Abwehrlage gegenüber Infektionen. Das gilt insbesondere für folgende Gruppen bzw. Maßnahmen:

- Patienten mit Resistenz- und Immunschwächen (z. B. Krebs- und Aids-Patienten sowie solche mit schweren chronischen sowie langandauernden fieberhaften Erkrankungen), Personen mit Funktionsstörungen im Bereich des Atemtraktes (z. B. bei chronischer Bronchitis und Bronchialasthma)
- Bei Durchführung therapeutischer Maßnahmen, die die Abwehrkraft reduzieren (z. B. Strahlentherapie, Einsatz von Kortikoiden/Immunsuppressiva)
- Ältere Patienten mit Mehrfacherkrankungen (da die Zahl der über 70-Jährigen erheblich zunehmen wird, ist schon aus diesem Grund ein Ansteigen von Infektionen zu erwarten)
- Polytraumatisierte Patienten (z. B. nach Unfällen)
- Häufige, schwierige, umfangreiche und zeitaufwändige Operationen (z. B. Transplantationen, Gelenkoperationen, verstärkter Einsatz komplizierter operativer und invasiver Medizintechnik, z. B. Beatmungstherapie, Hämodialyse)

Alte Menschen sind häufiger und leichter von Erkrankungen wie Erkältungsinfekten, Grippe oder Bronchitis betroffen. Allerdings kann bei Allergikern die nachlassende Immunabwehr auch eine positive Seite haben, da die Überreaktionen des Immunsystems gedämpft werden. Das hat zur Folge, dass allergische Beschwerden in ihrer Häufigkeit und/oder Intensität nachlassen und sogar verschwinden können.

## 2.6.3    Atopiker

Ein Atopiker ist ein Mensch, der eine ungewöhnliche Bereitschaft zeigt, auf ansonsten harmlose natürliche und künstliche Umwelteinflüsse allergisch, d. h. mit Überempfindlichkeitsreaktionen vom Typ I (Soforttyp), zu reagieren. Hierbei kommt es zu einer krankhaft erhöhten Bildung von Immunglobulin-E-Antikörpern (IgE). Vor allem sind hier als Erkrankungen Heuschnupfen, allergische Konjunktivitis, Rhinitis, Bronchialasthma, Urtikaria oder Neurodermatitis zu nennen.

Mehr als 20 % der Kinder und mehr als 30 % der Erwachsenen entwickeln im Laufe ihres Lebens mindestens eine Allergie. Bei den Kindern sind Jungen häufiger betroffen als Mädchen, wobei sich im Erwachsenenalter das Verhältnis mit 35 zu 24 % umkehrt (Robert Koch-Institut, 2018).

Seit den 1970er Jahren hat die Häufigkeit allergischer Erkrankungen in Ländern mit westlichem Lebensstil stark zugenommen. Häufig reagieren Kinder allergischer Eltern auch selbst in dieser Weise.

# 2.6.4    Zusammenfassende Risikoanalyse

Bei einer Risikoanalyse hinsichtlich der Auswirkung von Schimmelpilzbefall auf die Gesundheit von Personen in Innenräumen sind deren gesundheitliche Situation (Prädisposition) sowie die Größe, Art und Intensität der von Schimmel befallenen Flächen zu berücksichtigen.

Eine Vielzahl lebender oder abgestorbener Schimmelpilze bzw. deren Bestandteile können gesundheitliche Wirkungen in Form von Allergien und Reizungen auslösen. Infektionen werden jedoch nur durch lebende Vertreter weniger Schimmelpilzarten verursacht.

Atopiker/Allergiker sind durch den Aufenthalt in feuchten und/oder schimmelbelasteten Innenräumen generell besonders gefährdet. Das gilt auch für immunschwache Personen und solche mit Erkrankungen oder Therapien, die die Leistungsfähigkeit des Immunsystems herabsetzen. Einen weiteren gefährdeten Personenkreis stellen Kinder und Personen im höheren Lebensalter, insbesondere bei reduzierten Körperfunktionen und mit chronischen Lungenerkrankungen, dar. Aber auch primär gesunde Personen können Gesundheitsstörungen entwickeln, z. B. über Reaktionen auf Mykotoxine oder MVOC (siehe Kapitel 2.2.3.3 und 2.2.3.5).

Eine eindeutige Bewertung von gesundheitlichen Wirkungen durch Schimmelpilzexpositionen in Innenräumen ist vor allem wegen der gleichzeitig vorhandenen erhöhten Konzentrationen anderer Komponenten des Bioaerosols sowie des Fehlens hinreichend aussagekräftiger Expositionsdaten zurzeit nicht zuverlässig möglich.

Beschwerden nach Schimmelpilzbefall in feuchten Räumen können auf Schimmelpilze und deren Stoffwechselprodukte, Milben, Bakterien, gasförmige Substanzen aus sich zersetzenden Materialien und/oder auf Abkühlung des menschlichen Körpers bei ungenügend isolierten oder durch Feuchte in der Isolationsfähigkeit verminderten Wänden in der kalten Jahreszeit zurückgeführt werden. Nach dem Vorsorgeprinzip ist diese Belastung für alle Personen schnellstmöglich zu beenden. Ein besonderes Risiko einer Erkrankung infolge Schimmelpilzexposition besteht jedoch in Objekten (Wohnungen und Einrichtungen), in denen sich folgende Personen befinden:

- Allergiker/Atopiker
- Personen mit schweren und konsumierenden Erkrankungen

- Personen mit immunsuppressiver Therapie
- Kinder, insbesondere Säuglinge und Kleinkinder
- Personen im höheren Lebensalter, insbesondere bei stärker reduzierten Körperfunktionen und mit chronischen Lungenerkrankungen

In feuchten und schimmelpilzbefallenen Wohnungen ist zu prüfen, ob sich solche Personen darin aufhalten. Bei einer Exposition von Gruppen durch relevanten Schimmelpilzbefall (z. B. in Gemeinschaftseinrichtungen wie Kindergärten, Schulen, Alten- und Pflegeheimen) muss immer mit der Anwesenheit besonders empfindlicher Personen gerechnet werden. Die gebäudebezogene Expositionsvermeidung bedeutet: Herausnahme der Exponierten aus den kontaminierten Räumen nach ärztlicher Entscheidung bis zur nachweislich vollständigen (mikrobiologisch überprüften) Sanierung des Objektes. Da in Objekten mit Personengruppen eine medizinische Einzelfallentscheidung nicht praktikabel ist, muss sofort gehandelt werden. Bis zur Sanierung kann auch eine sofortige vorübergehende luftdichte Abschottung befallener Räume und anschließende sorgfältige und vollständige Entfernung von Schimmelpilzen, Schimmelpilzbestandteilen einschließlich Sporen aus den von den ehemals exponierten noch zu nutzenden Räumen erfolgen (Erfolgskontrolle erforderlich!).

Entscheidend für die Wirkung der inhalativ aufgenommenen Schimmelpilze, Sporen und Pilzfragmente sowie von Toxinen, Allergenen, 1,3-β-D-Glucan, sonstigen Stoffwechselprodukten und von flüchtigen organischen Verbindungen (MVOC) einschließlich anderer mit Feuchtigkeit assoziierter Mikroorganismen auf die Gesundheit sind:

- Alter, Konstitution, Vorerkrankungen und allergische Disposition der Exponierten
- Die Gesamtanzahl (Intensität) der einwirkenden Schimmelpilze, Schimmelpilzbestandteile, Sporen und Stoffwechselprodukte
- Die allergene Potenz der Schimmelpilze
- Die Pathogenität der Schimmelpilze einschließlich ihrer Toxine
- Die Häufigkeit und Dauer der Exposition

Die AWMF-Schimmelpilz-Leitlinie (2016) nennt als besonders zu schützende Risikogruppen Personen unter Immunsuppression, mit Mukoviszidose (zystischer Fibrose) und mit Asthma bronchiale.

Die Kommission für Krankenhaushygiene und Infektionsprävention beim Robert Koch-Institut (2010) unterscheidet nach dem Schweregrad drei Risikogruppen immunsupprimierter Patienten:

- **Risikogruppe 1**
  (mittelschwere Immunsuppression/-defizienz)
- **Risikogruppe 2**
  (schwere Immunsuppression/-defizienz)
- **Risikogruppe 3**
  (sehr schwere Immunsuppression/-defizienz)

Die Zuordnung der Patienten zu diesen Gruppen erfolgt nach fachärztlicher Entscheidung in der Zusammenschau aller Befunde zum Teil auch interdisziplinär.

Die Dringlichkeit der Sanierung eines Schimmelpilzbefalls richtet sich u. a. nach der Schadengröße, der Art der Raumnutzung und dem Gesundheitszustand der Nutzer/Bewohner. Nach UBA (2017) sollten in der Regel Sanierungsmaßnahmen eingeleitet werden, wenn es sich nach visueller Begutachtung um einen geringen bis mittleren Schimmelpilzbefall handelt (Kategorie 2). Diese Kategorie ist definiert als eine oberflächliche Ausdehnung des Befalls von ≤ 20 cm² bis < 0,5 m² pro Raumbereich (z. B. Schlafzimmer), wobei tiefere Schichten nicht oder nur lokal begrenzt betroffen sind und eine mittlere mikrobiologische Biomasse entwickelt ist. Mehrere befallene Einzelflächen müssen hierbei zusammengezählt werden. Obwohl es kein proportionales Verhältnis zwischen der Größe der von Schimmel befallenen Fläche und der Konzentration von Schimmelpilzsporen in der Luft gibt, ist anzunehmen, dass eine größere befallene Fläche auch eine höhere Zahl von Schimmelpilzsporen in der Luft verursacht.

Die Empfehlungen des Schimmelpilzleitfadens für Maßnahmen im Schadenfall (UBA, 2017) gelten generell für die Nutzungsklasse II. Das ist die Raumklasse für regelmäßig genutzte Räume, z. B. in Wohnungen. Für Räume mit speziellen hygienischen Anforderungen, insbesondere in denen sich immunsupprimierte Patienten aufhalten, sind besondere Maßnahmen einzuleiten, da für diese bereits ein Schimmelpilzbefall der Kategorie 1 (< 20 cm²) gefährlich werden kann. Die Dringlichkeit der Maßnahmen bei Schimmelpilzbefall in Gebäuden aus gesundheitlicher Sicht ist den Tabellen 1–5 im Anhang 2 zu entnehmen.

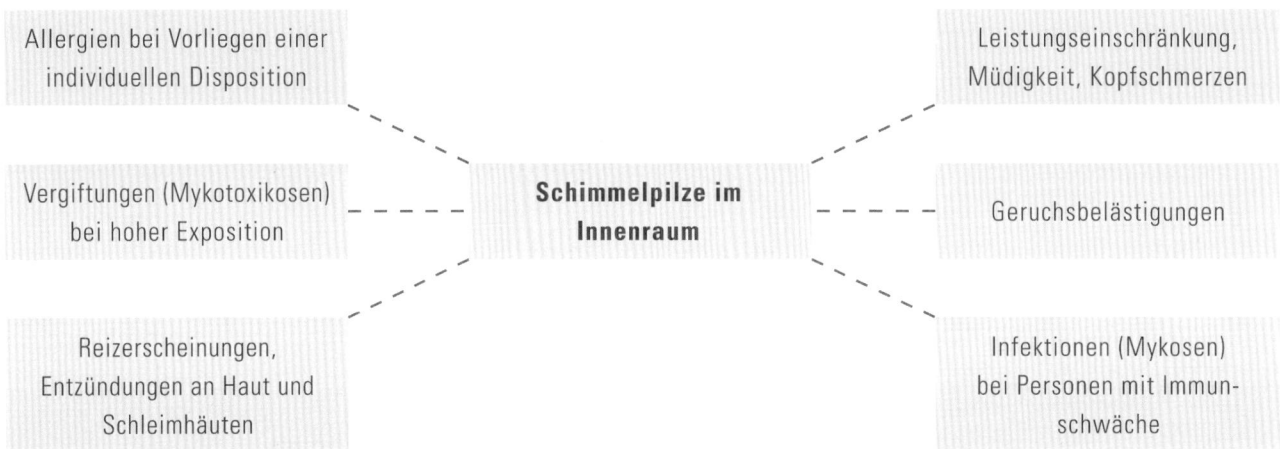

**Abb. 2.6.4.1: Mögliche Gesundheitsgefährdungen durch Schimmelpilze im Innenraum**

## Gesundheitliche Gefährdung und Sanierungsmaßnahmen

In feuchten und/oder von Schimmelpilzwachstum betroffenen Innenräumen besteht eine besondere Gesundheitsgefährdung für Allergiker/Atopiker und Personen mit krankheits- oder therapiebedingter Immunsuppression. Darüber hinaus können aber auch alle anderen Personengruppen gesundheitlich gefährdet sein. Für ein Sanierungserfordernis ist es unwichtig, welche Schimmelpilzspezies vorliegt, da jeder expositionsrelevante Feuchteschaden/Schimmelpilzbefall in bewohnten Innenräumen nicht geduldet werden kann und daher saniert werden muss.

# 3 Gründe für die Entstehung von mikrobiellen Schäden

## 3.1 Bauphysikalische Grundlagen

Wie in Kapitel 2 beschrieben hängt das Wachstum von Mikroorganismen vom pH-Wert, von der Temperatur, dem Nährstoffangebot und von der vorherrschenden Feuchtigkeit ab. Der letztgenannte Faktor ist oftmals limitierend.

Jedoch können verschiedene Umstände zu einer Erhöhung der Feuchtigkeit führen, was ein mikrobielles Wachstum zur Folge hat. Diese werden in den folgenden Abschnitten erläutert.

## 3.1.1 Feuchtetransportmechanismen

### 3.1.1.1 Sorption

Unter Sorption versteht man Vorgänge, die zu einer Anreicherung von Stoffen innerhalb einer Phase oder auf einer Grenzfläche zwischen zwei Phasen führen. Erfolgt die Bindung (Anreicherung) eines gasförmigen oder flüssigen Stoffes lediglich an der Oberfläche eines Feststoffes, so spricht man von Adsorption. Da die meisten Baustoffe hygroskopisch (wasseranziehend) sind, nehmen sie Luftfeuchtigkeit auf (Ad-

sorption) und geben sie auch wieder ab (Desorption). Dieser Vorgang ist abhängig vom Material und vom Gehalt an Wasserdampf in der Umgebung und entspricht dem Bestreben, einen Gleichgewichtszustand herzustellen. Zudem ist das Adsorptions- und Desorptionsverhalten eines Baustoffes nicht immer gleich (Hysterese). D. h. ein solches Material nimmt Feuchtigkeit aus der Umgebung in einem anderen

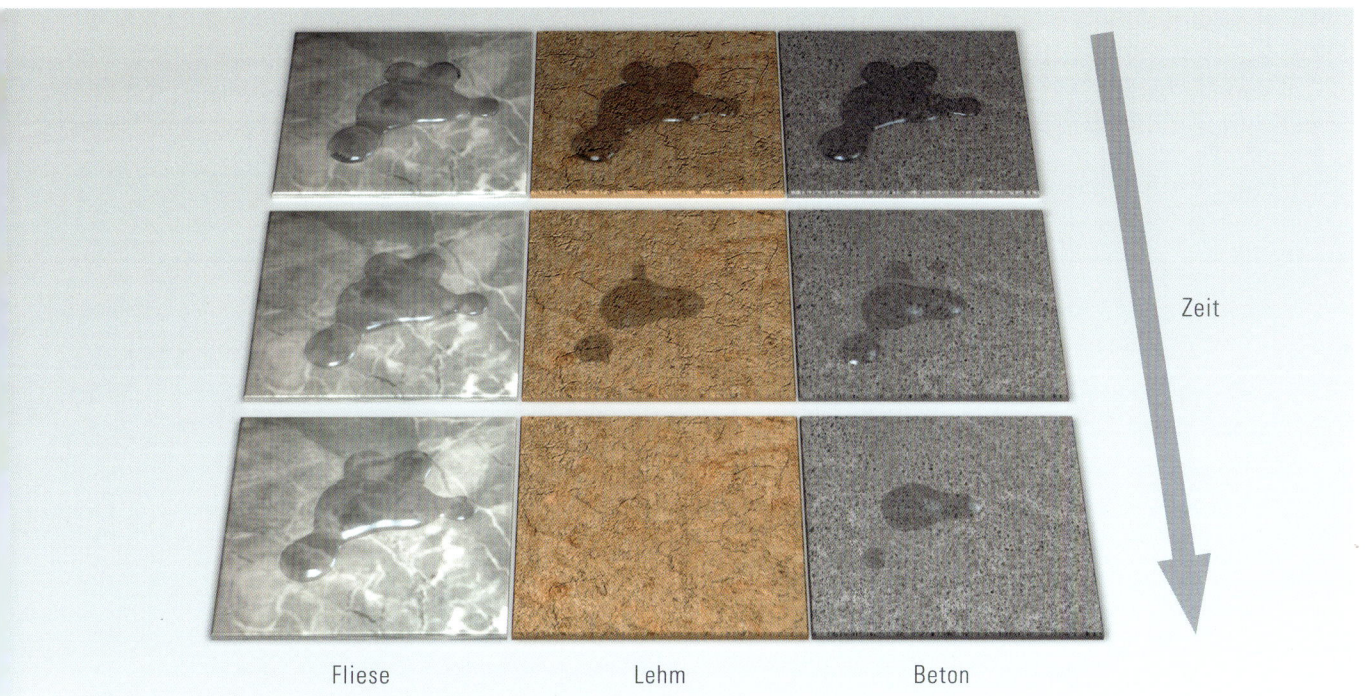

Fliese · Lehm · Beton · Zeit

**Abb. 3.1.1.1.1: Sorption unterschiedlicher Baumaterialien**

Umfang auf, als es diese Feuchtigkeit wieder an die Umgebung abgibt. Die Adsorptions- und Desorptionsisothermen sind bei derartigen Materialien unterschiedlich.

Verschiedene Materialien haben unterschiedliche Fähigkeiten der Feuchtigkeitsaufnahme. Handelt es sich hierbei um kapillarporöse Stoffe, erfolgt die Feuchtigkeitsregulierung auch an der inneren Oberfläche. Die Wasseraufnahme von Baustoffen hängt direkt mit der Porosität, dem Porenvolumen, der Zahl der Poren, der Porengrößenverteilung sowie dem Öffnungscharakter (offenporig oder geschlossenporig) zusammen. Stoffe mit hoher Sorptionsfähigkeit sind z. B. Holz und Naturfasern. Dagegen haben Metalle, Glas, Schaumkunststoffe und andere anorganische Stoffe so gut wie keine Sorptionsfähigkeit. Die Feuchtigkeitsaufnahme hängt dabei von der relativen Feuchte der Umgebungsluft ab (siehe Kapitel 3.1.2).

Sorptionsfähige Materialien können auch Geruchsstoffe aufnehmen. So werden in einem mit unversiegelten Holzflächen getäfelten Raum z. B. Geruchsstoffe aus dem Tabakrauch aufgenommen und langsam, über Wochen, wieder an die Raumluft abgegeben. Bei natürlichen organischen Materialien wie Lehm, Holz, Wolle, Textilien und Papier bewirken die absorbierten Wasserdampfmoleküle sichtbare Formänderungen, indem sie die Zellwände auffüllen und versteifen, die Materialien beginnen zu quellen, bis bei 100% relativer Luftfeuchte der Umgebung die Grenze zur Wassersättigung erreicht ist. Andererseits beginnen bei der Desorption die Zellwände des Materials wieder zu schrumpfen, das Material „schwindet". Hierbei ist zu beachten, dass diese Formänderungen meist nur bei sehr kleinen Intensitäten reversibel sind. Werden (materialabhängige) Grenzen überschritten, sind diese Formänderungen irreversibel und es treten Schäden am Material auf (z. B. Rissbildungen).

## 3.1.1.2   Feuchtetransport durch Diffusion und Kapillaren

### 3.1.1.2.1 Diffusion

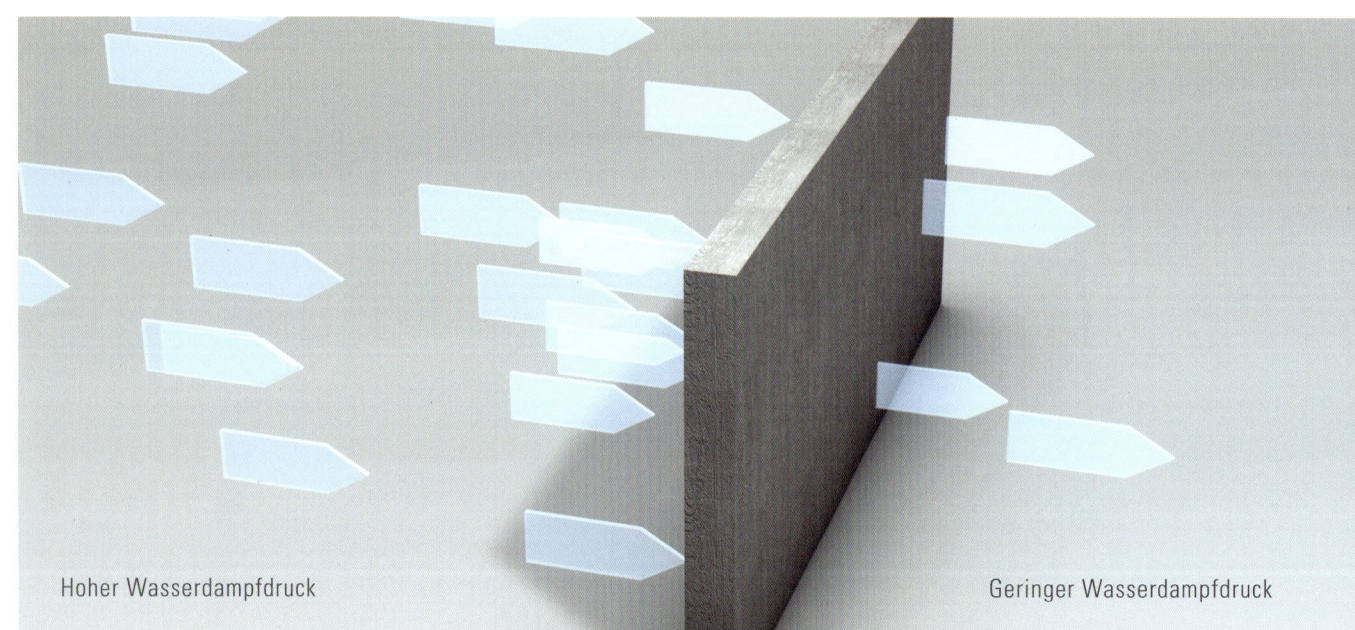

Hoher Wasserdampfdruck                                    Geringer Wasserdampfdruck

**Abb. 3.1.1.2.1.1: Dampfdruckgefälle**

Unter Diffusion wird ein physikalischer Prozess verstanden, der zu einer gleichmäßigen Verteilung von Teilchen (gelöste Stoffe und Gase) führt, da diese Stoffe das Bestreben haben, ein Konzentrationsgleichgewicht herzustellen. Diffusion beruht auf der thermischen Eigenbewegung (brownsche Molekularbewegung) dieser Teilchen.

Wasserdampfdiffusion ist die Bewegung von Wasserdampf aufgrund von Konzentrations- bzw. Dampfdruckgefällen (in Richtung des Gefälles). Der Wasserdampfgehalt und die Temperatur der Luft bewirken einen bestimmten Dampfdruck. Da der Dampfdruck im Freien und im Gebäudeinneren meist unterschiedlich groß ist, hat er das Bestreben, sich zwischen außen und innen auszugleichen. Der Wasserdampf diffundiert durch das Bauteil hindurch, wobei das Material des Bauteils hier als Widerstand wirkt.

So wird beispielsweise im Winter der Wasserdampf durch eine Außenwand von innen nach außen diffundieren, weil der Dampfdruck in der kalten Jahreszeit normalerweise innen höher ist als außen. Dieser Diffusionsvorgang darf jedoch nicht mit einer Undichtigkeit des Bauteils verwechselt werden, wie sie z. B. durch Fugen entsteht. Von der Größenordnung her kann z. B. bei einem Bauteil ein Eintrag von Feuchte von täglich ca. 1 g Wasser pro Quadratmeter Bauteilfläche vorkommen. Im Vergleich dazu kann aber der Feuchteeintrag durch eine Fuge oder andere Undichtigkeit bei täglich 300 g Wasser pro Meter Fuge liegen. Diffusionsoffenes Bauen ist bauphysikalisch zu empfehlen, undichtes Bauen kann aber zu Bau- oder mikrobiellen Schäden führen.

Da jeder Baustoff dem Wasserdampf einen unterschiedlichen Widerstand entgegensetzt, muss dies in der Betrachtung des Raumklimas berücksichtigt werden. Hierzu wird die Wasserdampfdiffusionsäquivalente Luftschichtdicke ($s_d$) von verschiedenen Baustoffen nach DIN EN ISO 12572 gemessen.

Die Wasserdampfdiffusionswiderstandszahl µ (Dampfsperrwert) ist eine dimensionslose Zahl, die anzeigt, wie stark ein Baustoff die Diffusion (Ausbreitung) von Wasserdampf verhindert. Das Produkt aus der Schichtdicke eines Materials/einer Bauteilschicht und µ ergibt die Wasserdampfdurchlässigkeit bzw. den Wasserdampfdiffusionswiderstand ($s_d$-Wert) der Bauteilschicht. Bei Bauteilen aus mehrere unterschiedlichen Materialschichten ergibt sich der Gesamtwiderstand aus der Summer der $s_d$-Werte der Einzelschichten.

Stoffe mit einem hohen Dampfdiffusionswiderstand führen zu einem langsameren Konzentrationsausgleich (Feuchteausgleich) und haben daher schlechtere Trocknungseigenschaften. Anstrichmaterialien haben oft hohe Dampfsperrwerte. Da aber die Schichtdicken mit wenigen Zehntelmillimetern nur sehr gering sind, beeinträchtigen sie die Diffusionsfähigkeit der Wand meist nur gering. Jedoch wird die Sorptionsfähigkeit (Wasserdampfaufnahme) negativ beeinflusst, die gerade für Innenräume zum Abbau von Feuchtespitzen wichtig ist.

Fehlende Dampfsperren oder Dampfbremsen sind eine wichtige Ursache für Feuchtigkeitskondensation. Sie sollen zum einen das Diffundieren von Wasserdampf in die Wärmedämmung eines Gebäudes verhindern oder einschränken , zum anderen vor allem den Zutritt von feuchtwarmer Luft in die Konstruktion hinein verhindern (s. Kapitel 3.1.1.3).

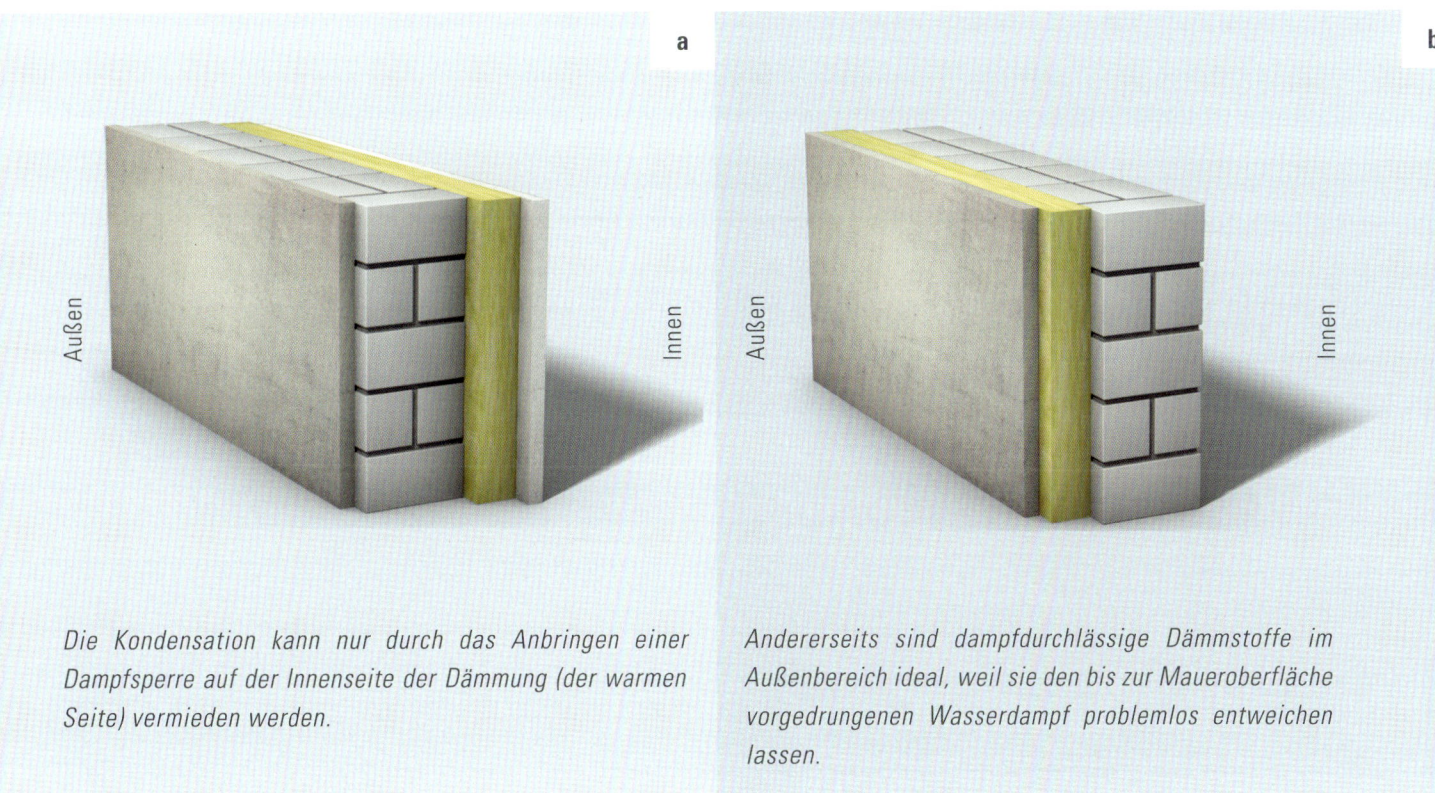

*Die Kondensation kann nur durch das Anbringen einer Dampfsperre auf der Innenseite der Dämmung (der warmen Seite) vermieden werden.*

*Andererseits sind dampfdurchlässige Dämmstoffe im Außenbereich ideal, weil sie den bis zur Maueroberfläche vorgedrungenen Wasserdampf problemlos entweichen lassen.*

**Abb. 3.1.1.2.2 a, b: Aufbau von Innen- und Außenwanddämmungen**

## 3.1.1.2.2 Kapillaren

Über die Kapillaren findet Feuchte als Flüssigkeit (Wasser) ihren Weg in den Baustoff. Kapillaren sind kleine, teilweise langgestreckte Hohlräume, die u. a. bei der Herstellung von Baumaterialien aufgrund unzureichender Verdichtung entstehen können. Wenn flüssiges Wasser mit Baustoffen in Kontakt kommt, wird die Wand der Kapillaren von Wasser benetzt und dieses über Adhäsionskräfte in den Baustoff aufgenommen. Je geringer der Durchmesser der Kapillaren ist, umso höher kann das Wasser in diese aufsteigen.

Somit hängt die Wasseraufnahme von Baustoffen direkt mit der Porosität, dem Porenvolumen, der Zahl der Poren, der Porengrößenverteilung sowie dem Öffnungscharakter (offenporig oder geschlossenporig) zusammen (Abb. 3.1.1.2.2.1).

■ Feinporen (Mikroporen, Kapillarporen): Durchmesser von 0,1 µm bis 0,1 mm transportieren das flüssige Wasser.
■ Feinstporen (Ultramikroporen): Durchmesser < 0,1 µm verursachen den Gleichgewichtsfeuchtegehalt und wirken beim langsamen und langanhaltenden Wassertransport mit.

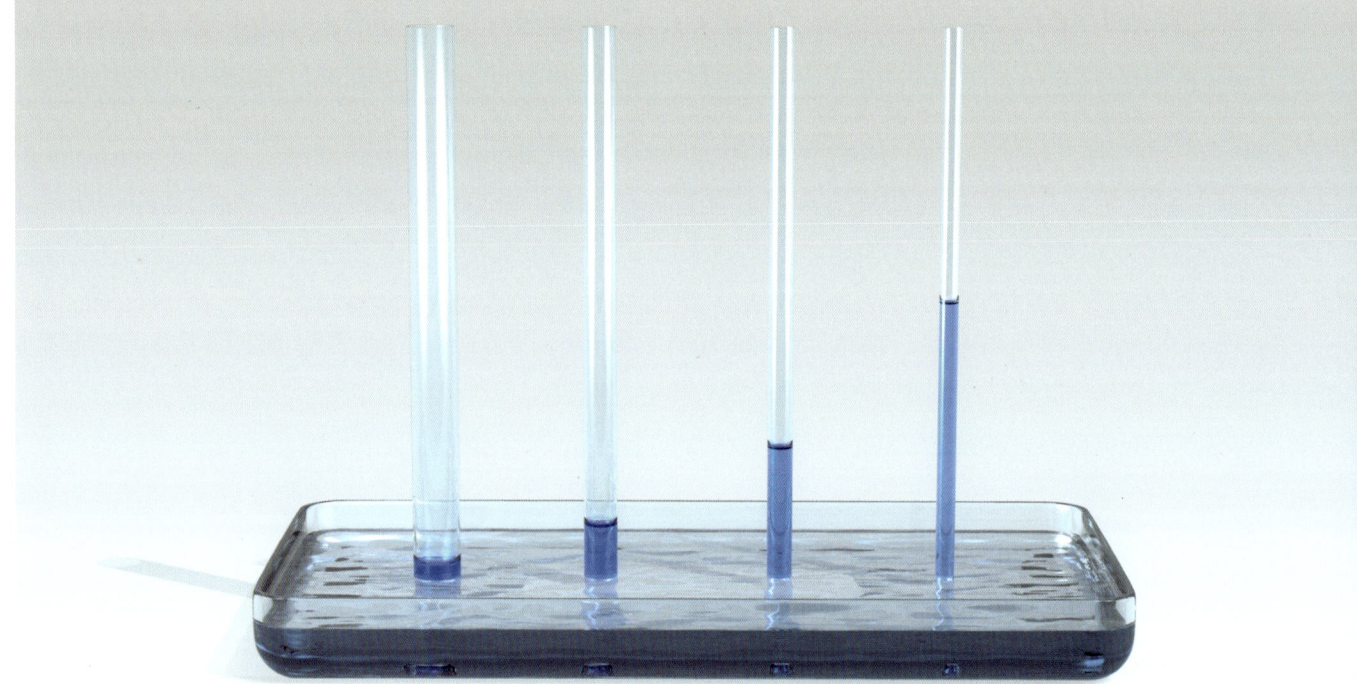

**Abb. 3.1.1.2.2.1: Schematische Darstellung der Kapillarwirkung: In den Röhrchen steigt Flüssigkeit aus der Schale auf.**

## 3.1.1.3    Feuchtekonvektion

Als letzter Feuchtetransportmechanismus ist die Feuchtekonvektion zu nennen. Wenn sich Luft in Form einer Strömung bewegt, wird dies im Allgemeinen als Konvektion bezeichnet. Die Feuchtekonvektion kann erfolgen, wenn Temperatur- und Druckunterschiede zwischen Innen- und Außenluft vorhanden sind und Undichtigkeiten in der Baukonstruktion/ Hohlräumen vorliegen.

Feuchtekonvektion ist ein Vorgang, bei dem warme, feuchte Raumluft über Undichtigkeiten auf der Innenseite der Wärmedämmschicht an die kalte Außenwand strömen kann, was ggf. zu Tauwasserausfall führt. Diese über Konvektion in das Bauteil eindringende Feuchtemenge übersteigt den Feuchtestrom infolge von Wasserdampfdiffusion um ein Vielfaches (mehrere 10er-Potenzen). Dementsprechend hoch ist auch das Gefährdungspotenzial der durch Feuchtekonvektion provozierten Tauwasserbildung im Bauteilinneren.

Um eine Tauwasserbildung in Außenwänden zu vermeiden, darf von der warmen Seite (meist innen) nicht mehr Wasserdampf in das Bauteil eindringen, als auf der kalten Seite wieder zur Außenluft entweichen kann. Insgesamt sollten die Schichten so angeordnet werden, dass die Wasserdampfdurchlasswiderstände abnehmen. Eine weitere Möglichkeit der Verhinderung einer Kondensatbildung ist das Anbringen einer Feuchtigkeitssperre, durch die eine Diffusion von Feuchtigkeit in den Baukörper verhindert wird.

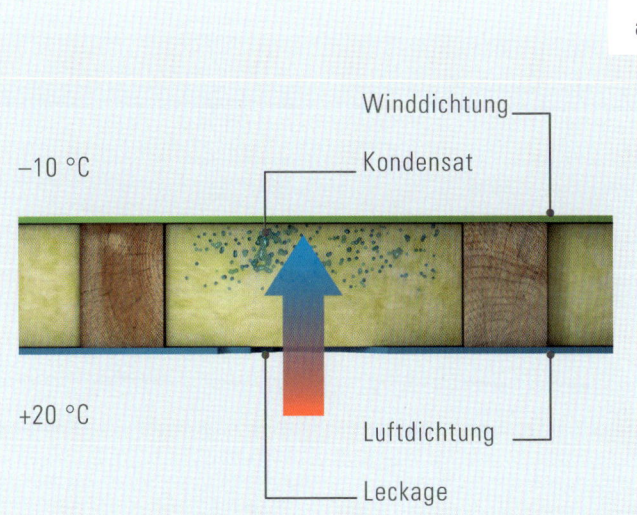

*Warme, feuchte Raumluft kann über Undichtigkeiten in die Dämmung strömen, wenn die Luftdichtung vor der Wärmedämmung nicht fachgerecht verklebt wurde oder ein Riss vorhanden ist. Mit zunehmender Abkühlung der Luft kann der in ihr enthaltene Wasserdampf im Bauteil als Tauwasser anfallen.*

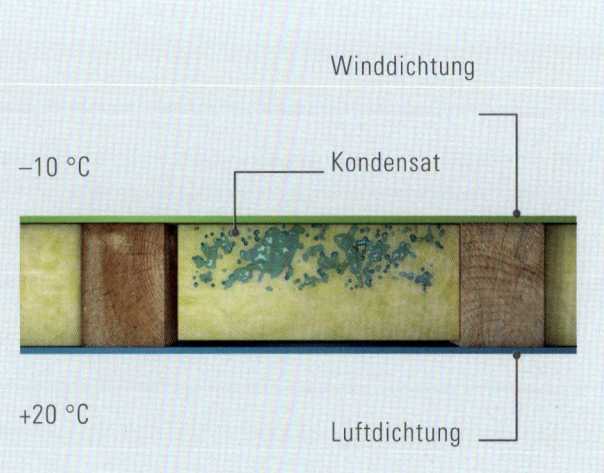

*Selbst bei sorgfältig verklebter Luft- und Winddichtung kann es zu Tauwasser infolge von Wasserdampfkonvektionen kommen. Liegt der Dämmstoff nicht lückenlos an den umgebenden Bauteilen an, bilden sich aufgrund der thermischen Unterschiede Luftströmungen, sogenannte konvektive Wärmebrücken. An der kalten Unterseite der Winddichtung kann es zu Tauwasserbildung kommen.*

**Abb. 3.1.1.3.1 a, b: Ausfall von Tauwasser infolge fehlerhafter Bauteilkonstruktion**

# 3.1.2 Luftfeuchtigkeit und Mollier-Diagramm

## 3.1.2.1 Relative und absolute Luftfeuchtigkeit

In der Luft ist Wasser in unterschiedlicher Konzentration als Wasserdampf vorhanden. Der Wasserdampf wird als absolute Luftfeuchtigkeit in der Einheit g/kg oder g/m³ angegeben. Zu beachten ist, dass das Aufnahmevermögen der Luft für Wasserdampf sehr stark von der Temperatur abhängig ist. Der Luftfeuchtegehalt wird dabei als relative Luftfeuchtigkeit bezeichnet. Sie wird als Prozentwert der jeweils temperaturbezogenen Feuchtigkeitssättigung ausgedrückt (Abb. 3.1.2.2.1).

Die relative Luftfeuchte in Prozent ist der Quotient aus der tatsächlich vorhandenen Wasserdampfmenge in Gramm (absolute Luftfeuchtigkeit) und der maximal aufnehmbaren Wasserdampfmenge in Gramm bei einer gegebenen Temperatur multipliziert mit 100:

**relative Feuchtigkeit [%] = absolute Feuchtigkeit/ maximale Feuchtigkeit × 100**

Die aufnehmbare Wasserdampfmenge steigt mit der Temperatur der Luft sehr stark an. Wenn die Luft abkühlt, sinkt ihr Aufnahmevermögen für Wasserdampf, und zwar so weit, bis bei ihrer völligen Sättigung flüssiges Wasser frei wird. Bei 20 °C Raumlufttemperatur liegt die maximale Aufnahme von Wasserdampf bei 17,29 g/m³ (entsprechend 100 % relative Luftfeuchte). Damit ist der sogenannte Taupunkt bei dieser Temperatur erreicht. Die Lufttemperatur wird bei vollständiger Wasserdampfsättigung auch als Taupunkttemperatur bezeichnet.

## 3.1.2.2   Mollier-Diagramm

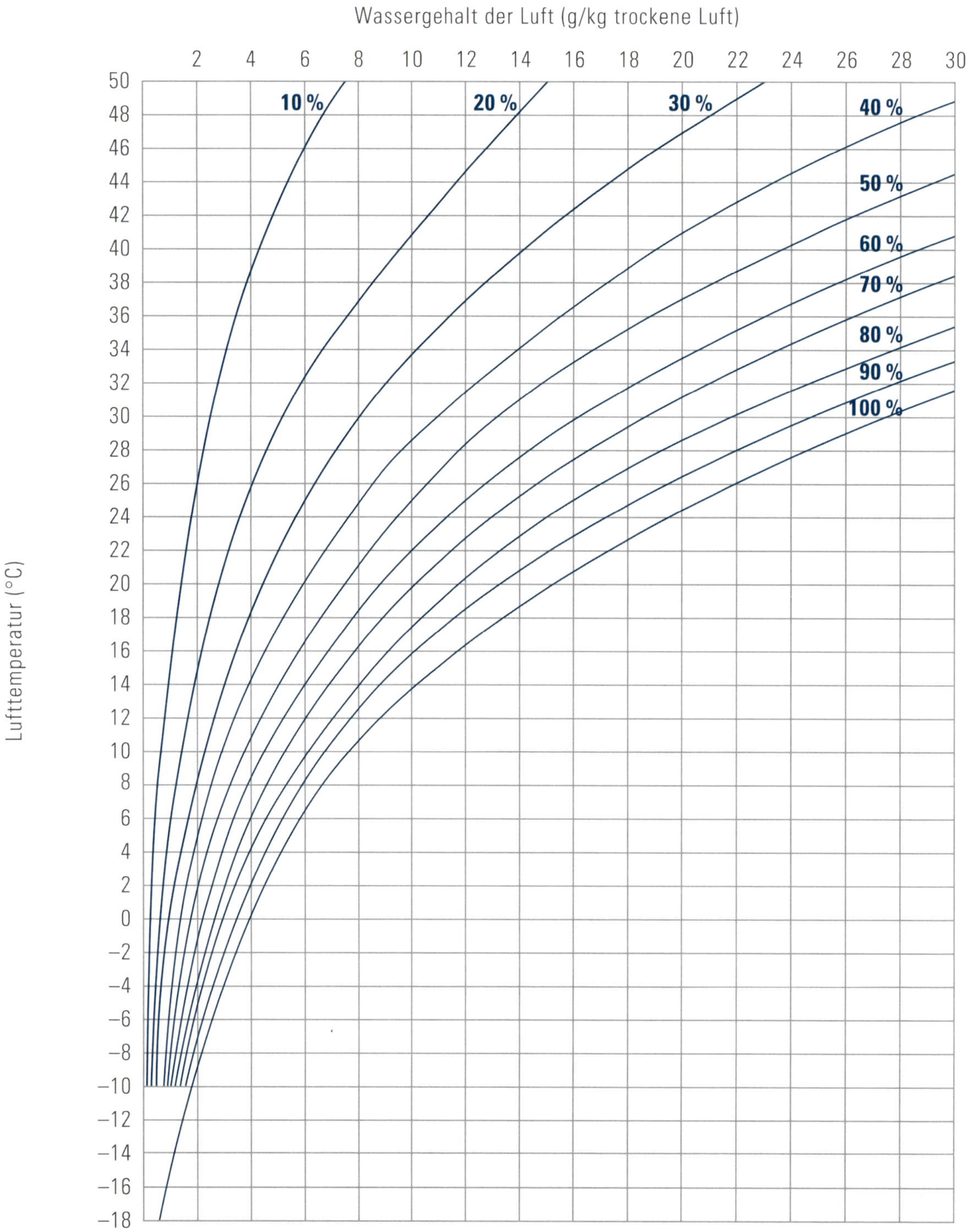

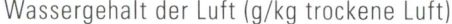

Abb. 3.1.2.2.1: Zusammenhang zwischen der relativen Luftfeuchte in % und der Lufttemperatur in °C (Quelle: nach Bobran, 2010)

Unter der Voraussetzung eines konstanten Luftdruckes stellte Richard Mollier die Zustände der Luft in einem Diagramm dar, das nach ihm als Mollier-Diagramm oder auch h-x-Diagramm bezeichnet wird. Es dient in der praktischen Anwendung als Instrument zur Darstellung und Bestimmung verschiedener Luftbefeuchtungs- und Luftentfeuchtungsvorgänge und u. a. zur Ermittlung des Taupunktes der Luft. Die in Abbildung 3.1.2.2.1 aufgeführten Temperaturangaben stellen bei einer Luftfeuchtigkeit von 100 % den Taupunkt dar, also die Temperatur, bei der in der Luft oder an Raumoberflächen erstmals Kondensationswasser auftritt. Wenn man z. B. die Raumluft bei gegebenen Werten von 20 °C und 60 % relativer Luftfeuchte auf 12 °C abkühlt, so tritt Feuchtigkeitsniederschlag auf. In der Praxis auf Gebäude übertragen bedeutet dies, dass kalte Bauteiloberflächen bzw. Wärmebrücken anfällig für Feuchtig-keitsniederschlag und somit Schimmelpilzbildung sind. Die Abszisse (horizontale x-Achse) des Diagramms (oberer Zahlenstrang) bildet den jeweiligen Wassergehalt der Luft in g/kg oder g/m³ ab (Abb. 3.1.2.2.1).

In diesem Zusammenhang ist zu erwähnen, dass die relative Luftfeuchtigkeit neben Temperatur, Luftbewegung etc. auch ein wesentlicher Faktor der Behaglichkeit – das subjektive Wohlbefinden des Menschen in einem Raum – ist. Die relative Luftfeuchtigkeit von bewohnten Innenräumen sollte je nach Nutzungsraum zwischen 35 und 65 % liegen (Verweis siehe DIN EN ISO 7730). Unterhalb von 35 % relativer Luftfeuchtigkeit können Reizungen der Schleimhäute auftreten und oberhalb von 70 % relativer Luftfeuchtigkeit besteht die Gefahr von mikrobiellem Wachstum.

# 3.1.3 Feuchtigkeit in Baustoffen

## 3.1.3.1 Oberflächenfeuchte

Mit Oberflächenfeuchte bezeichnet man die relative Luftfeuchte unmittelbar an der Oberfläche eines Materials, z. B. eines Baustoffes. Ist der Baustoff kälter als die Raumluft, kommt es unmittelbar an seiner Oberfläche zu einer Abkühlung der Luft, wodurch die Oberflächenfeuchte höher werden kann als die Raumluftfeuchte. Steigt die Oberflä-chenfeuchte für einen längeren Zeitraum auf einen Wert oberhalb von 70 % relativer Luftfeuchte an, so kann sich unter bestimmten Bedingungen mikrobieller Befall einstellen.

## 3.1.3.2 Feuchtegehalt von Baustoffen

Ein hygroskopisches Material (Hygroskopie ist die Eigenschaft, Feuchtigkeit aus der Umgebung aufzunehmen) ist stets bestrebt, mit der umgebenden Luft ein Feuchtegleichgewicht einzustellen (auch als praktischer Feuchtegehalt oder Gleichgewichtsfeuchte bezeichnet). Jeder Baustoff hat eine ihm eigene Ausgleichsfeuchte, die in Gewichtsprozent oder Volumenprozent angegeben wird. Das Vorhandensein von Wasser im Material bewirkt einen Wasserdampfdruck auf der Materialoberfläche. Wenn dieser Wasserdampfdruck dem Dampfdruck der umgebenden Luft entspricht, steht das Material im Feuchtegleichgewicht mit seiner Umgebung. Jeder Unterschied im Wasserdampfdruck zwischen Material und umgebender Luft bewirkt einen Austausch von Wassermolekülen und damit eine Ände-rung des Wassergehalts des betreffenden Materials, bis das Feuchtegleichgewicht wieder erreicht ist. Diese Ausgleichsfeuchte erreicht der Baustoff bei gleichbleibenden klimatischen Bedingungen über eine längere Zeitspanne.

Ein Hilfsmittel zur Bestimmung der Ausgleichsfeuchte des Baustoffes sind die Sorptionsisothermen. In einer Sorptionsisotherme sind die jeweiligen Werte der Ausgleichsfeuchte eines bestimmten Baustoffes in Abhängigkeit von der relativen Luftfeuchte grafisch dargestellt. Das sorptive Gleichgewicht (Ausgleichsfeuchte) zwischen dem Baustoff und seiner Umgebung stellt sich mit der Zeit auf natürliche Weise ein.

Wasser hat in jedem Baustoff eine andere Wirkung. Deshalb ist jeder Baustoff und jedes Bauteil des Bauwerks gesondert zu betrachten. Jedes der miteinander kombinierten Materialien im Bauteil reagiert unterschiedlich auf Feuchtigkeit. Einige Baustoffe nehmen eindringendes Wasser sehr gut auf, andere haben eine sperrende Wirkung.

Gleichzeitig verlieren einige Baustoffe ihre ursprünglichen Eigenschaften, wie z. B. Tragfähigkeit, Wärmedämmung und Schallschutz. Sofern die Baustoffe z. B. wegen eines Wasserschadens eine erhöhte Feuchtigkeit aufweisen, ist eine rasche und durchgängige Trocknung aller betroffenen Bauteile dringend erforderlich.

# 3.1.3.3    Hygroskopische Feuchte

Hygroskopie beschreibt die Eigenschaft eines Stoffes, Feuchtigkeit aus der Umgebung aufzunehmen. Viele aufnehmende Stoffe – soweit es sich um feste Stoffe handelt – zerfließen oder verklumpen durch die Wasseraufnahme. Davon ausgenommen sind poröse Materialien, die das Wasser in ihren Hohlräumen binden.

Hygroskopische Feuchtigkeit tritt bei Wohngebäuden häufig punktuell im Sockel- und Fassadenbereich auf und ist an Verfärbungen und feuchten Flecken erkennbar. Neben Feuchtigkeitsflecken und Verfärbungen ist das Schadenbild durch Putzabplatzungen und Rissbildungen im Putz (Ausblühungen, umgangssprachlich „Salpeter") gekennzeichnet.

Hygroskopische Feuchte entsteht durch wasseranziehende Salzeinlagerungen in Wandbereichen.

Prinzipiell gibt es kein altes Mauerwerk ohne eingelagerte Salze. Die hygroskopische Aktivität der verschiedenen Salze (Nitrate, Chloride, Sulfate) ist unterschiedlich und wird hauptsächlich von der Temperatur und der Luftfeuchte bestimmt. Das bei hoher Luftfeuchte aufgenommene Wasser reichert sich in der Wand immer mehr an, wenn es nicht wieder ausreichend verdunsten kann. Abhilfe ist nur möglich durch einen sehr aufwändigen Austausch der Baumaterialien (nur bei extremer Versalzung zu empfehlen, siehe Abbildung 3.1.3.3.1) oder andere Mittel wie Entsalzungskompressen.

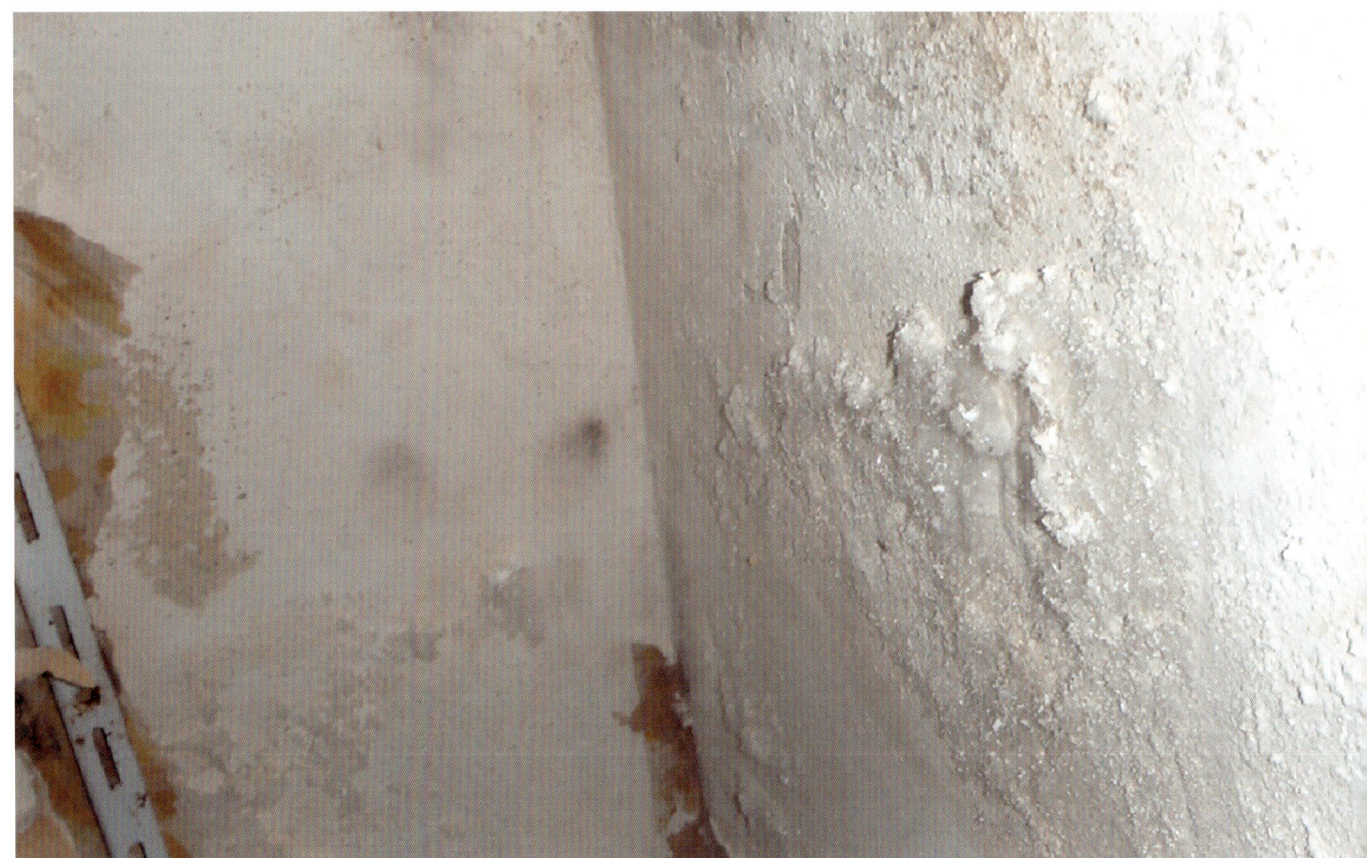

**Abb. 3.1.3.3.1: Salzablagerungen („Salzausblühung") auf Putz (Sprint-Datenbank, 2010)**

# 3.1.4 Ursachen für feuchtigkeitsbedingte mikrobielle Schäden

Grundsätzlich kann mikrobielles Wachstum im Innenraum nur dann entstehen, wenn die im vorhergehenden Kapitel aufgeführten Lebens- und Wachstumsansprüche erfüllt sind. Allgemein werden die Ursachen für einen Schimmelpilzbefall im Innenraum in nutzungsbedingte und bauliche bzw. gebäudebedingte Gegebenheiten unterschieden. Das nachfolgende Schaubild (Abb. 3.1.4.1) gewährt einen Überblick über die verschiedenen möglichen Gründe für die Entstehung von Schimmelpilzen.

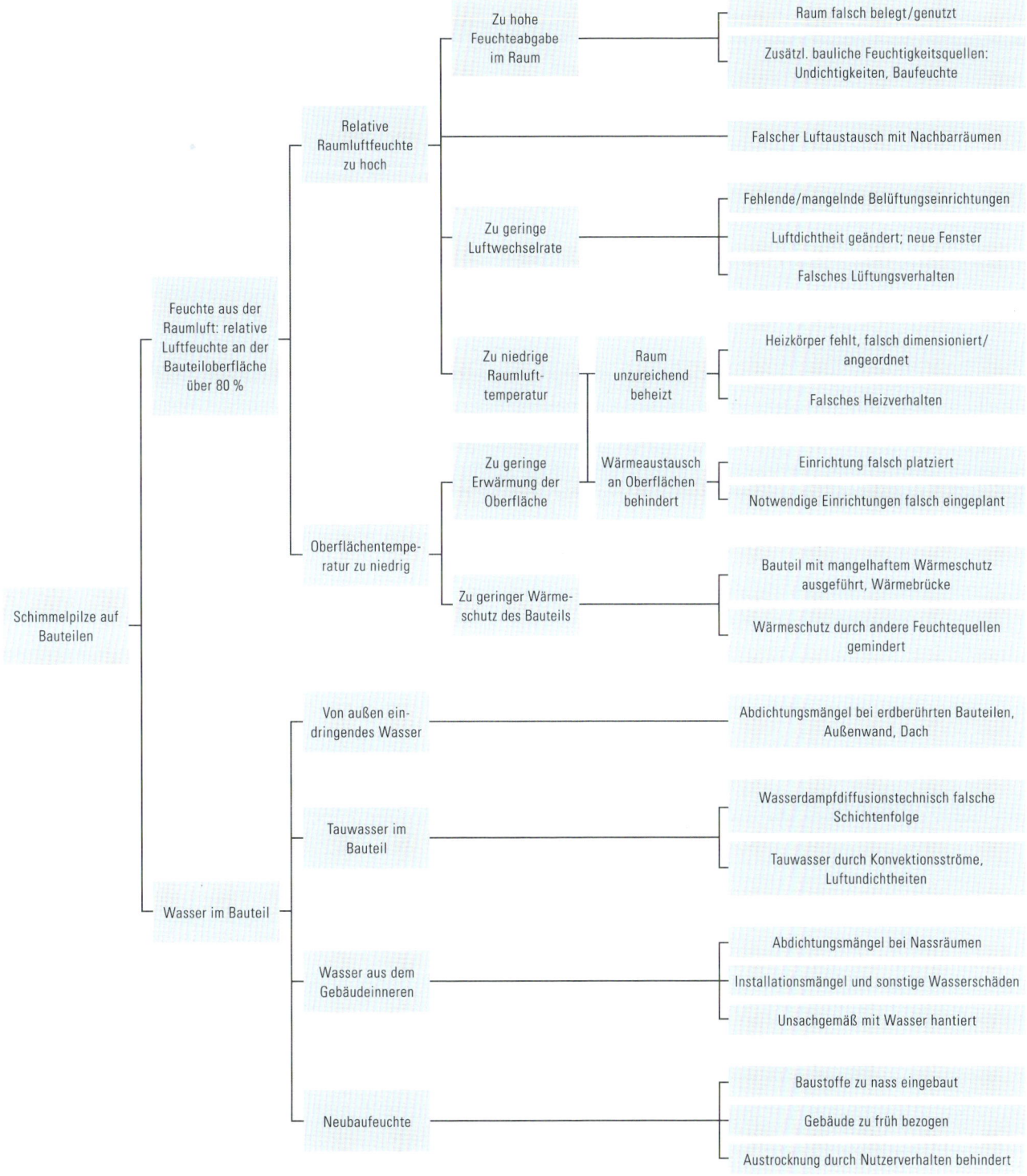

**Abb. 3.1.4.1: Ursachenbaum für das Schadenbild Schimmelpilze auf Bauteilen (nach Oswald, 2003)**

# 3.2    Baubedingte Ursachen für feuchtigkeitsbedingte mikrobielle Schäden

## 3.2.1    Taupunktunterschreitung

Kondensation bzw. Tauwasserausfall kann in verschiedenen Formen auftreten:

■ Kondensation in der Hinterlüftungsebene:
Dabei schlägt sich feuchte, warme Luft als Kondensat an der kalten Außenfläche der Konstruktion nieder.
■ Oberflächenkondensation:
Hier wird die kritische Oberflächentemperatur (Taupunkt) an der Innenseite des Außenbauteils unterschritten, so dass dort Kondensat anfällt.
■ Kondensation im Inneren einer Konstruktion:
Im Inneren einer Konstruktion fällt Kondenswasser aufgrund der fehlerhaften Schichtenfolge (z. B. Wärmedämmung zur Rauminnenseite) aus.

Transmissionswärmeverluste bei Gebäuden sind die Wärmemengen, die ein Gebäude durch seine wärmeübertragende Umfassungsfläche (Gebäudehülle) bei einer Temperaturdifferenz zwischen innen und außen an seine Umgebung abgibt, wenn jedes Flächenteil der Gebäudehülle luftdicht ist. Undichtigkeiten der Umfassungsfläche verursachen zusätzliche Lüftungswärmeverluste. Der Temperaturunterschied ist die Antriebskraft des Wärmeaustausches. Die zum Ausgleich der Wärmeverluste erforderliche Heizleistung wird als Heizlast bezeichnet und ist proportional zur Temperaturdifferenz zwischen innen und außen.

Von der Wärmeleitfähigkeit der an den Außenwänden verbauten Materialien hängt wesentlich eine mögliche Taupunktunterschreitung mit Kondenswasserbildung ab. Je höher diese Leitfähigkeit ist, umso größer ist die Gefahr einer Taupunktunterschreitung in der kalten Jahreszeit. So haben Metalle eine extrem hohe Wärmeleitfähigkeit. In

abnehmender Reihenfolge folgen dann Natursteine (Marmor, Granit, Basalt, Sandstein), Beton (Stahlbeton, Normalbeton, Leichtbeton), Glas, Ziegel (Vollziegel, Lochziegel oder Leichthochlochziegel), Porenbeton sowie alle anderen extraleichten Mauerwerkstoffe sowie Holz. Die geringsten Wärmeleitfähigkeiten haben die verschiedenen Wärmedämmstoffe wie Zellulosedämmstoffe, Holzwolle-Leichtbauplatten, Kerndämmstoffe, Mineralfaserdämmstoffe oder Schaumkunststoffe.

Außerdem hat auch die Dicke des Mauerwerks bzw. des gesamten Wandaufbaus (Innenputz, Ziegelmauerwerk, Wärmedämmstoff, Außenputz) einen wesentlichen Einfluss auf den Wärmeverlust. Je nach Dicke und Art des verwendeten Materials hat jedes Bauteil einen bestimmten Wert des Wärmedurchgangs, der Wärmedurchgangskoeffizient oder Wärmedämmwert (U-Wert, früher k-Wert) genannt wird und mit Watt pro Quadratmeter und Kelvin ($W/m^2 K$) definiert wird. Der U-Wert ist ein Maß für den Wärmestromdurchgang durch eine ein- oder mehrlagige Materialschicht, wenn auf beiden Seiten verschiedene Temperaturen anliegen. Er gibt die Leistung, d. h. die Energiemenge pro Zeiteinheit, an, die durch eine Fläche von 1 m² fließt, wenn sich die beidseitig anliegenden Lufttemperaturen um 1 K (Kelvin) unterscheiden. Der Bezug zwischen U-Wert und Tauwasserbildung lässt sich so herstellen, dass die Oberflächentemperatur auf der Raumseite wegen des Wärmedurchgangs in der kalten Jahreszeit umso niedrigere Werte annimmt, je schlechter, d. h. höher, der U-Wert ist. Bei mehrschichtigen Bauteilen soll zur Vermeidung einer Wasserdampfkondensation der Wärmedurchlasswiderstand von innen nach außen zunehmen (Wärmedämmschicht außen) und sollen die Dampfdurchlasswiderstände abnehmen.

## 3.2.2    Wärmebrücken

Eine Wärmebrücke (umgangssprachlich auch „Kältebrücke" genannt) ist eine örtlich begrenzte wärmetechnische Schwachstelle in der wärmegedämmten Außenhülle eines

Gebäudes. Sie liegt z. B. vor, wenn in einer Außenwand teilweise Materialien mit höherer Wärmeleitfähigkeit verwendet werden, die nicht zusätzlich wärmegedämmt sind.

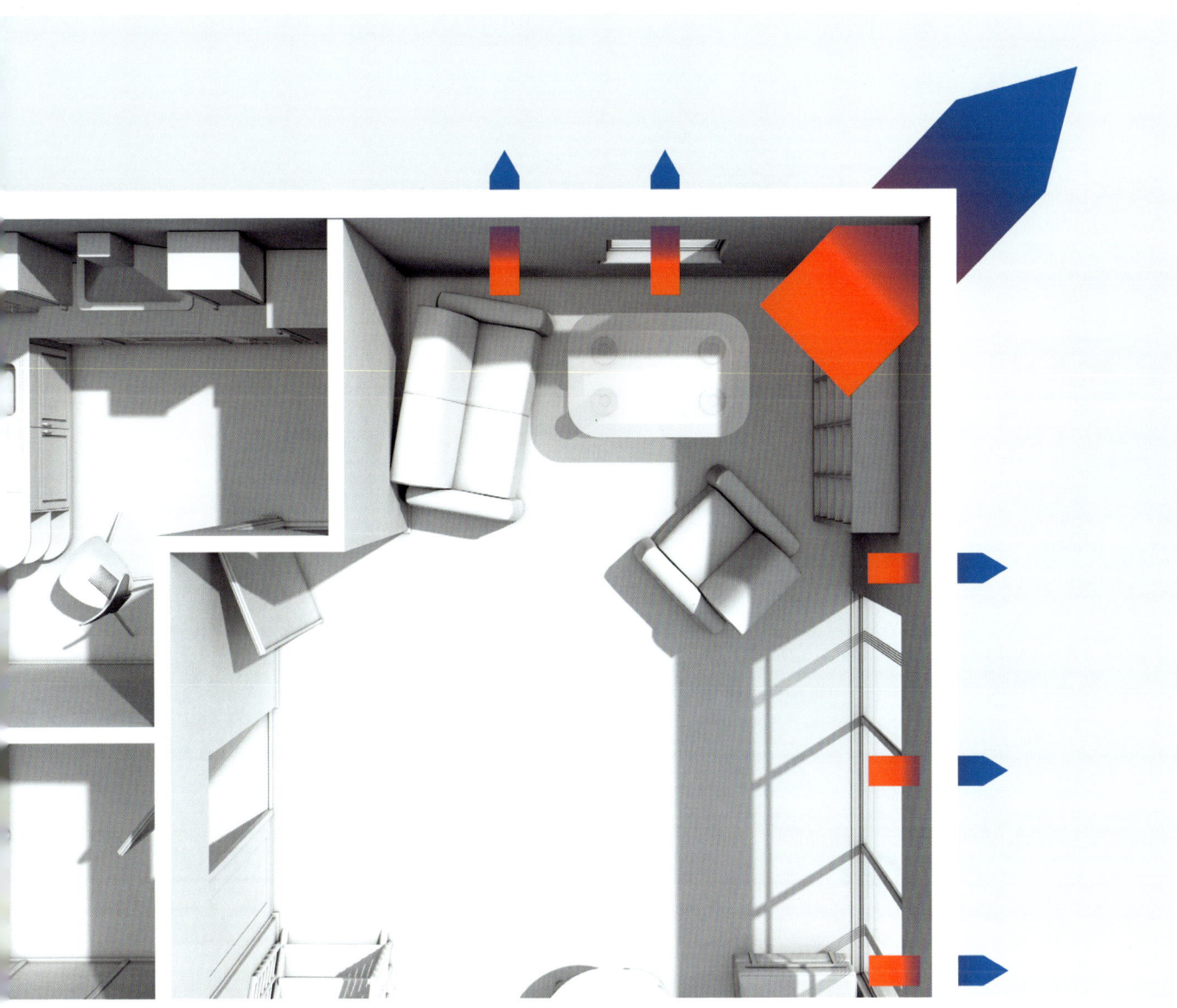

**Abb. 3.2.2.1: Wärmeabfluss von einer Außenwandecke (geometrische Wärmebrücke) (Quelle: nach Fiedler, 2011)**

Hier wird in der kalten Jahreszeit die Wärme schneller abfließen als an der übrigen Wand. An dieser Stelle kann dann durch die tiefere Temperatur der betreffenden Wandteile die Feuchtigkeit der Luft kondensieren und Schimmelpilzbefall entstehen.

## Material- bzw. stofflich bedingte Wärmebrücken

Diese werden dadurch verursacht, dass an manchen Stellen der Wärmedämmung der Außenhülle aus konstruktiven Gründen gut wärmeleitende Materialien eingesetzt werden oder die Dicke der Wärmedämmung verringert wird. Ein typisches Beispiel hierfür ist die Stahlbetondecke, die die

Außenwand durchdringt und in die Balkonplatte übergeht. Diese Wärmebrücken entstehen auch häufig bei das Außenmauerwerk unterbrechenden Stahlbetonstützen oder Ringankern. Auch Fensterrahmen (insbesondere solche aus Metall) bzw. deren Randanschlüsse, ungenügend gedämmte Fensterstürze und Rollladenkästen sind immer wieder Schwachstellen in dieser Beziehung. Bei Fenstern mit Einfachverglasung, die noch in Altbauten zu finden sind, weist diese den höchsten U-Wert (5,8 W/m² K) und eine raumseitige Oberflächentemperatur von –2,6 °C auf, wenn eine Außentemperatur von –10 °C vorliegt. Das hat zur Folge, dass sich auch bei einer Raumluftfeuchte im Normbereich schon erhebliche Tauwassermengen bilden, die früher über eine Ablaufrinne zu einem Wasserbehälter unter dem Fensterbrett geleitet wurden. Da dieses Fenster die kälteste Stelle im Raum war, an der sich die Raumluftfeuchte niederschlagen konnte, kam es an den übrigen Wandstellen (aus heutiger Sicht meist völlig ungenügende Wärmedämmwerte) zu keinem Schimmelpilzbefall.

## Geometrische Wärmebrücken

Geometrische Wärmebrücken entstehen dort, wo aufgrund der Geometrie eines Bauteils oder Bauteilanschlusses einer bestimmten Innenoberfläche eine größere wärmeabgebende Außenoberfläche gegenübersteht. Die Außenwandecke ist ein typisches Beispiel hierfür. Dort findet man deutlich niedrigere Wandtemperaturen als in den umgebenden Bereichen. Bei gemäß heutigem Standard gut gedämmten Fenstern kann in einer solchen Ecke bereits die Raumluftfeuchte kondensieren, noch bevor dies an der Fensterscheibe eintritt. Eine solche Tauwasserbildung auf Wandoberflächen ist aber immer problematischer als auf verglasten Flächen, wo die kondensierende Feuchtigkeit einfacher für den Laien zu identifizieren und zu entfernen ist. Da sich bei der Massivbauweise älterer Gebäude die Außenwände bei Wärmezufuhr nur relativ langsam erwärmen, wird der oben genannte Effekt verstärkt. Geometrische Wärmebrücken können nicht vollständig vermieden werden, eine gute Wärmedämmung der Außenwand reduziert jedoch deren Auswirkungen.

## Umgebungsbedingte Wärmebrücken

Diese entstehen durch Elemente mit unterschiedlichen thermischen Eigenschaften, die in der Nähe von Außenbauteilen angeordnet sind. Ein Beispiel hierfür sind an der Wand angebrachte Heizkörper, die zu einer Erhöhung der Innenoberflächentemperatur führen und einen größeren Wärmeabfluss durch die Wand induzieren. Hierzu gehören auch abgehängte Decken sowie Möbel und Gardinen, die Außenteile abdecken und damit ein Absinken der Temperatur an der Wandoberfläche in der kalten Jahreszeit mit möglicher Feuchtigkeitskondensation und Schimmelbildung verursachen können.

## Massenstrombedingte Wärmebrücken

Diese Wärmebrücken treten dort auf, wo eine erhöhte Wärmeabfuhr über ein strömendes Medium erfolgt. Ein Beispiel hierfür ist eine in der Außenwand verlegte Wasserleitung. Weiter zählen zu dieser Kategorie die Luftströmung in einem Abwasserfallrohr mit Dachentlüftung, andere ungedämmte Mauerdurchbrüche, z. B. für Entlüftungen, sowie die Zufuhr kalter Außenluft durch Leckagen in der luftdichten Gebäudehülle.

# 3.2.3    Dichtigkeit von Gebäuden

Eine zu dichte Gebäudehülle kann dazu führen, dass die Feuchtigkeit nicht mehr abgeführt wird. Die Bewegungsrichtung der Raumluftfeuchtigkeit verläuft während der kalten Jahreszeit von innen nach außen, von der feuchteren (weil wärmeren) zur trockeneren (weil kälteren) Seite. Hierbei ist zu beachten, dass die verschiedenen Baumaterialien sehr unterschiedliche Dampfdiffusionswiderstände haben. Es gilt der Grundsatz, dass bei jedem Wandaufbau die Diffusionswiderstände der verwendeten Materialien von innen nach außen abnehmen sollen. Wird auf eine Fassade entgegen diesem Prinzip ein dampfdichter Anstrich aufgebracht, kann die Diffusion behindert werden und sich Kondensationswasser an bzw. in der Wand bilden. Je mehr eine Wand durchfeuchtet wird, umso stärker sinkt auch der U-Wert, d. h., die Innenwand kühlt in der kalten Jahreszeit weiter ab, was Feuchtigkeit und Schimmelbildung verursachen kann.

Ungenügende Dichtigkeit der Gebäudehülle kann dazu führen, dass an nicht vorgesehenen Stellen feuchte Luft eindringt und in den Wandstrukturen kondensiert. Ein Tauwasseranfall im Inneren des Wandaufbaus ist immer problematisch, weil er oft zunächst nicht sichtbar wird. Eine ständige Durchfeuchtung kann zur Fäulnisbildung im Holz und zu Schimmelbildung im Dämmstoff und an anderen Strukturen führen. Oft wird ein solcher Befall erst erkannt, wenn unangenehme muffige Gerüche in den angrenzenden Räumen wahrzunehmen sind. Eine Sanierung ist in diesen Fällen oft aufwändig. Durch Luftströmungen kann je nach Luftdruckunterschied zwischen innen und außen 2- bis 30-mal mehr Wärme verloren gehen (Lüftungswärmeverluste) als durch eine Transmission über die gesamte Gebäudehülle.

# 3.2.4    Eindringen von Feuchtigkeit in das Gebäude

Die Quellen für in das Gebäude eindringende Feuchtigkeit sind vielfältig. Insbesondere müssen plötzlich eintretende Wasserschadenereignisse beachtet werden. Diese werden als Havarien bezeichnet und können unmittelbar das Leben der Gebäudenutzer bedrohen, die Grundversorgung gefährden, zur Beschädigung von Wohnungen oder Gebäuden sowie zur Entwicklung von holzzerstörenden Pilzen und Schimmelpilzen führen. In allen diesen Fällen sind die Ursachen so schnell wie möglich zu beseitigen.

Folgende Ursachen aus dieser Auflistung können zu einem Eindringen von Feuchtigkeit in Gebäude führen:

- Direkte Überschwemmungen durch ein naheliegendes Gewässer oder Überflutungen durch ein Starkregenereignis
- Verschiedene defekte Abdichtungen/Fassaden oder Dächer des Gebäudes. Grund- oder Oberflächenwasser gelangt bei fehlender, ungenügend konstruierter oder beschädigter wasserabhaltender vertikaler oder horizontaler Abdichtung in das Mauerwerk.
- Eindringende Niederschläge in Form von Wasser/ Schnee durch undichte Fenster und Türen, undichtes Dach, defekte oder verstopfte Regenrinnen und/oder Regenfallrohre, defekte Anschlüsse der Dachhaut, wie z. B. an Schornsteinen, undichte Mauerdurchbrüche (Lüftungsöffnungen, Rohre, Leitungen etc.), fehlerhafte Verputzung, Mauerrisse, fehlenden Spritzwasserschutz
- Anstieg des Grundwassers. Ein Grundwasseranstieg kann erfolgen, wenn sich beispielsweise in einer bestimmten kurzen Periode sehr hohe Niederschlagsmengen ergeben. Ebenso kann das Grundwasser ansteigen, wenn Gewässer wie Flüsse in der Umgebung des Gebäudes Hochwasser führen. Durch das ansteigende Grundwasser und eine fehlende oder nicht mehr funktionierende oder für diese Belastung nicht konzipierte Abdichtung können Feuchteschäden entstehen.
- Siphon-, Fallstrangverstopfungen und Verstopfungen an Grundleitungen mit Wassereintritt in Gebäude
- Wasseraustritt an Heizungen, Boilern, Heizleitungen, Heizkörpern und anderen technischen Anlagen
- Defekte Haustechnik: wasserführende Maschinen (Spül- oder Waschmaschine etc.) oder defekte Armaturen
- Löschwasser: Durch einen Gebäudebrand können infolge von Löschwasser erhebliche Feuchteschäden entstehen.
- Durch Undichtigkeiten von wasser- oder abwasserführenden Leitungen kann Feuchtigkeit in das Gebäude gelangen.

- Menschliches Fehlverhalten, z. B. übergelaufene Badewanne
- Unsachgemäße energetische Sanierung: Feuchteschäden aufgrund zu dichter Gebäudehülle (siehe vorheriges Kapitel)

## Einbau feuchter Baumaterialien

Die Einbaufeuchte ist die Materialfeuchte von Baumaterialien, mit der diese zum Zeitpunkt der Montage eingebracht werden (z. B. feuchtes Holz), oder die Feuchte, die beim Bau entsteht, z. B. durch die Wasserzugabe bei Mörtel, Beton, Estrich, Putz.

Im Neubau kann aber allein durch das Einbringen zusätzlichen Wassers beim Verputzen oder bei Estricharbeiten die relative Luftfeuchte deutlich auf über 70 % angehoben werden, was Schimmelbildung induziert. Das durch die Feuchtigkeit des Neubaus in größeren Mengen im Gebäude befindliche Wasser verdunstet erst in einem Zeitraum von bis zu drei Jahren und stellt in dieser Zeit eine permanente zusätzliche Feuchtigkeitsbelastung dar. So dauert die Feuchtigkeitsbelastung durch Ziegel etwa ein Jahr, durch Porenbeton, Beton und Kalksandstein ca. drei Jahre (Verbraucherzentrale, 1995). Eine schnellere Abtrocknung ist durch ausgiebiges Lüften, ggf. unterstützt durch Erhöhung der Raumtemperatur, zu erreichen. Ebenfalls führt eine technische Neubautrocknung zu einer schnelleren Abtrocknung der eingebrachten Materialien. Es ist jedoch zu beachten, dass diese Trocknung behutsam erfolgen muss, damit es nicht zu Rissbildung, beispielsweise bei Zementestrichen, infolge zu niedriger Luftfeuchte kommt.

# 3.3    Nutzungsbedingte Ursachen für die Entstehung von mikrobiellen Schäden

## 3.3.1    Lüftung

Eine ausreichende Zufuhr von Frischluft dient der Verhinderung

- zu hoher Konzentrationen chemischer Schadstoffe im Raum
- zu hoher Konzentrationen des radioaktiven Gases Radon
- von Geruchsbelästigungen
- ungünstiger Raumlufttemperaturen
- zu hoher Feuchtigkeitswerte
- von großen Mengen verbrauchter Luft (hoher $CO_2$-Gehalt)

Eine ausreichende Lüftung ist auch für den Erhalt der Bausubstanz unerlässlich. Neben der Vielzahl chemischer Innenraumemissionen aus Baumaterialien und Raumausstattungsgegenständen, insbesondere VOC (flüchtige organische Verbindungen), sind Menschen und Tiere eine nicht unerhebliche Quelle von Emissionen durch die Abgabe von Kohlendioxid, Feuchtigkeit, Geruchsstoffen, Hautpartikeln und Mikroorganismen. Hinzu kommen organische und anorganische Stäube, wie Textilfasern, Pollen, Schimmelpilzsporen und Allergene.

In der DIN 1946-6 werden vier Lüftungsstufen unterschiedlicher Intensität festgelegt:

- Lüftung zum Feuchteschutz: nutzerunabhängige Lüftung (Minimalbetrieb), die abhängig vom Wärmeschutzniveau des Gebäudes unter den üblichen Nutzungsbedingungen (Feuchtelasten, Raumtemperaturen) ständig zur Vermeidung von Schimmel- und Feuchteschäden im Gebäude erforderlich ist (z. B. auch bei zeitweiliger Abwesenheit der Nutzer)
- Reduzierte Lüftung: zusätzlich notwendige Lüftung zur Sicherung des hygienischen Mindeststandards (Schadstoffbelastung) und Bautenschutzes bei zeitweiliger Abwesenheit des Nutzers. Auch diese Stufe muss weitestgehend nutzerunabhängig sichergestellt sein.
- Nennlüftung: beschreibt die erforderliche Lüftung zur Gewährleistung der hygienischen und gesundheitlichen Erfordernisse einschließlich des Bautenschutzes bei normaler Nutzung der Wohnung. Der Nutzer kann hier teilweise zu aktiver Fensterlüftung herangezogen werden.
- Intensivlüftung: dient dem Abbau von Lastspitzen (z. B. durch Waschen und Kochen), auch hier kann der Nutzer teilweise zu aktiver Fensterlüftung herangezogen werden.

Die DIN 1946-6 verlangt die Erstellung eines Lüftungskonzeptes für Neubauten und Renovierungen. Für Letztere wird ein Lüftungskonzept erforderlich, wenn im Einfamilienhaus oder Mehrfamilienhaus mehr als ein Drittel der vorhandenen Fenster ausgetauscht werden bzw. im Einfamilienhaus mehr als ein Drittel der Dachfläche abgedichtet wird. Das Lüftungskonzept kann von jedem Fachmann erstellt werden, der in der Planung, Ausführung oder Instandhaltung von lüftungstechnischen Maßnahmen oder in der Planung und Modernisierung von Gebäuden tätig ist.

Die erforderliche Lüftung ist abhängig von

- der Raumgröße
- der Zahl der Personen bzw. Tiere im Raum und deren Aktivitäten
- den Feuchtigkeitsquellen im Raum (z. B. Pflanzen, Aquarien)
- den Innenraumemissionen
- der Innen- und Außenlufttemperatur: Warme Luft nimmt mehr Feuchte auf als kalte. Deshalb kann man, wenn es draußen kälter ist als in der Wohnung, durch Lüften die Raumluft gut trocknen. Andererseits kann es überall in Wohnungen, wo niedrige Temperaturen auftreten, kritisch feucht werden. Zum Beispiel, wenn man im Schlafzimmer nicht heizt, weil man kühl schlafen will, und vor dem Zubettgehen die Tür zum warmen Wohnzimmer öffnet.

Die nicht ausreichende Lüftung kann neben einer Anreicherung von Luftschadstoffen auch zu Bauschäden durch Feuchtigkeit und zur Entwicklung von Schimmelpilzen führen. In einem Drei-Personen-Haushalt summieren sich z. B. alle Feuchtigkeitsquellen auf mindestens 6 bis 8 l täglich. Da die Menschen im Gegensatz zu ihrem Temperaturempfinden kein Gefühl für Feuchte haben, empfiehlt es sich, den Effekt der Lüftung durch Messgeräte (Hygrometer) zu überprüfen. Lediglich extreme Situationen können vom Menschen registriert werden, z. B. eine hohe Luftfeuchte und gleichzeitig hohe Lufttemperatur (Schwüle) sowie stark trockene Luft (Kratzen im Hals durch Austrocknen der Schleimhäute, z. B. bei Kaminfeuer).

# 3.3.2 Luftwechselzahl

Das Maß für die Erneuerung der Luft in einem Raum ist die Luftwechselzahl oder der Luftwechselkoeffizient n. Das ist der Quotient aus dem ausgetauschten Zuluftvolumenstrom (in m³/h) in einem Raum und dem Raumvolumen (in m³). Eine Luftwechselzahl von 1 h⁻¹ bedeutet, dass rein rechnerisch das gesamte Raumluftvolumen eines Raumes innerhalb von einer Stunde vollständig ausgetauscht wird. Hierbei wird zwischen dem natürlichen Luftwechsel, der durch Winddruckdifferenz und thermischen Auftrieb entsteht, und dem mechanischen Luftwechsel mittels Lüftungsgeräten unterschieden.

DIN 1946-6 sowie DIN 4108-2 fordern aus Gründen der Hygiene und der Begrenzung der Raumluftfeuchte zur Vermeidung von bauphysikalischen Schäden wie Schimmelpilzbefall generell einen etwa 0,5-fachen Luftwechsel je Stunde, bei dem das Luftvolumen aller Räume innerhalb von zwei Stunden einmal komplett ausgetauscht wird. Je nach Nutzungsart und Nutzobjekt kann dieser Wert jedoch variieren. Durch einen Blower-Door-Test werden die Anforderungen an die Luftwechselzahl überprüft.

# 3.3.3 Luftströmung in Gebäuden

Der Luftaustausch in Gebäuden wird entscheidend durch den an der Gebäudehülle aufgeprägten Druck beeinflusst. Die treibenden Kräfte sind Windangriff, thermischer Auftrieb und ggf. mechanische Lüftungsanlagen. Deren Einfluss auf die Außenluftvolumenströme hängt vom Standort des Gebäudes (z. B. Klima, Windexponiertheit), von den Gebäudeeigenschaften (z. B. Dichtheit, Geometrie) sowie der Anlagentechnik (z. B. Art der Lüftungsanlage) ab. Der Winddruck an der Außenseite eines Gebäudes führt zu Druckunterschieden, die über Undichtigkeiten der Gebäudehülle (z. B. Tür- und Fensterfugen) einen Luftaustausch bewirken. Die auftreffenden Luftmassen erzeugen einen Überdruck und damit einen Differenzdruck zwischen der äußeren und inneren Wandoberfläche, der Ausgleichsströmungen durch Leckagen der Gebäudehülle veranlasst. Weiterhin ist bei hohen Gebäuden der Winddruck an derselben Gebäudeseite oben größer als unten.

Mit zunehmender Dichtheit der Gebäude (nicht nur bedingt durch Fenster) kam es zu einem neuen, früher nicht bekannten Effekt: Trotz sorgfältiger Abdichtungsmaßnahmen an Fenster- und Gebäudefugen findet ein Ausgleich zwischen dem Luftdruck außen und innen statt. Die Folge ist, dass sich etwa in Fenstermitte jedes Stockwerks eine „neutrale Fläche" mit gleichem Außen- wie Innendruck bildet. Unterhalb dieser Fläche ist in beheizten Räumen der Außendruck größer als der Innendruck, mit einer Strömungstendenz von außen nach innen. Oberhalb dieser Fläche läuft die Strömungsrichtung umgekehrt, von innen nach außen. Bei dichten Gebäuden bleibt im Wesentlichen nur die Fugendurch-

lässigkeit der Fenster mit der geschilderten Luftströmung für diesen Druckausgleich. Dadurch kann bei der Luftströmung von innen nach außen bei winterlichen Temperaturen Tauwasser und ggf. Schimmelbildung im Fensterfalz auftreten. Früher trat dieser Vorgang weniger auf, weil die Gebäudeundichtigkeiten insgesamt größer waren (Künzel, 2006).

Auch Temperaturdifferenzen führen zu Druckdifferenzen und veranlassen damit Ausgleichsströmungen. Je größer diese Differenzen sind, umso größer ist auch der mögliche Luftaustausch. In einem üblichen Gebäude, in dem die Undichtigkeiten über die Oberfläche ungefähr gleichmäßig verteilt sind, strömt Luft, wenn es innen wärmer als außen ist, von unten in das Gebäude ein, durchströmt es über die Treppenhäuser von unten nach oben und verlässt es oben wieder. Wenn die Feuchtigkeitsquellen im Gebäude gleichmäßig verteilt sind, findet man aus diesen Gründen die schlechteste Luftqualität, auch die höchste Luftfeuchtigkeit, im oberen Teil des Gebäudes. Bei einer Temperaturdifferenz von 30 °C zwischen Innen- und Außenluft reicht die Druckdifferenz im Winter in der Regel aus, um selbst bei nur geringer Öffnung der Fenster wirksam zu lüften (UBA, 2017). Wenn die Außen- und Innentemperaturen gleich sind, ist ein Luftaustausch durch Temperaturunterschiede nicht mehr möglich.

Die Luft darf nur über die vorgesehenen Lüftungsmöglichkeiten den Innenraum verlassen. Strömt Raumluft, die immer feucht ist, durch baubedingte Mängel (Fugen, Ritzen,

Schlitze) ins Freie, so entstehen in vielen Fällen Bauschäden mit Schimmelbildung. Strömt z. B. feuchte Raumluft durch eine Mineralwolle- oder andere Dämmschicht, dann wird sie auf der raumabgewandten Außenseite der Dämmschicht an der Innenseite der Außenwand im Winter abkühlen. Damit wird der Taupunkt unterschritten und Tauwasseranfall könnte die Folge sein. Die einzige Möglichkeit, dies zu verhindern, ist eine sorgfältige luftdichte Ausführung der Konstruktion auf der Innenseite ("Dampfbremse"). Luftdichtheit ist jedoch nicht mit Dampfdiffusionsdichtheit zu verwechseln. So ist ein normaler Innenputz auf einem Mauerwerk ausreichend luftdicht, aber dampfdiffusionsoffen.

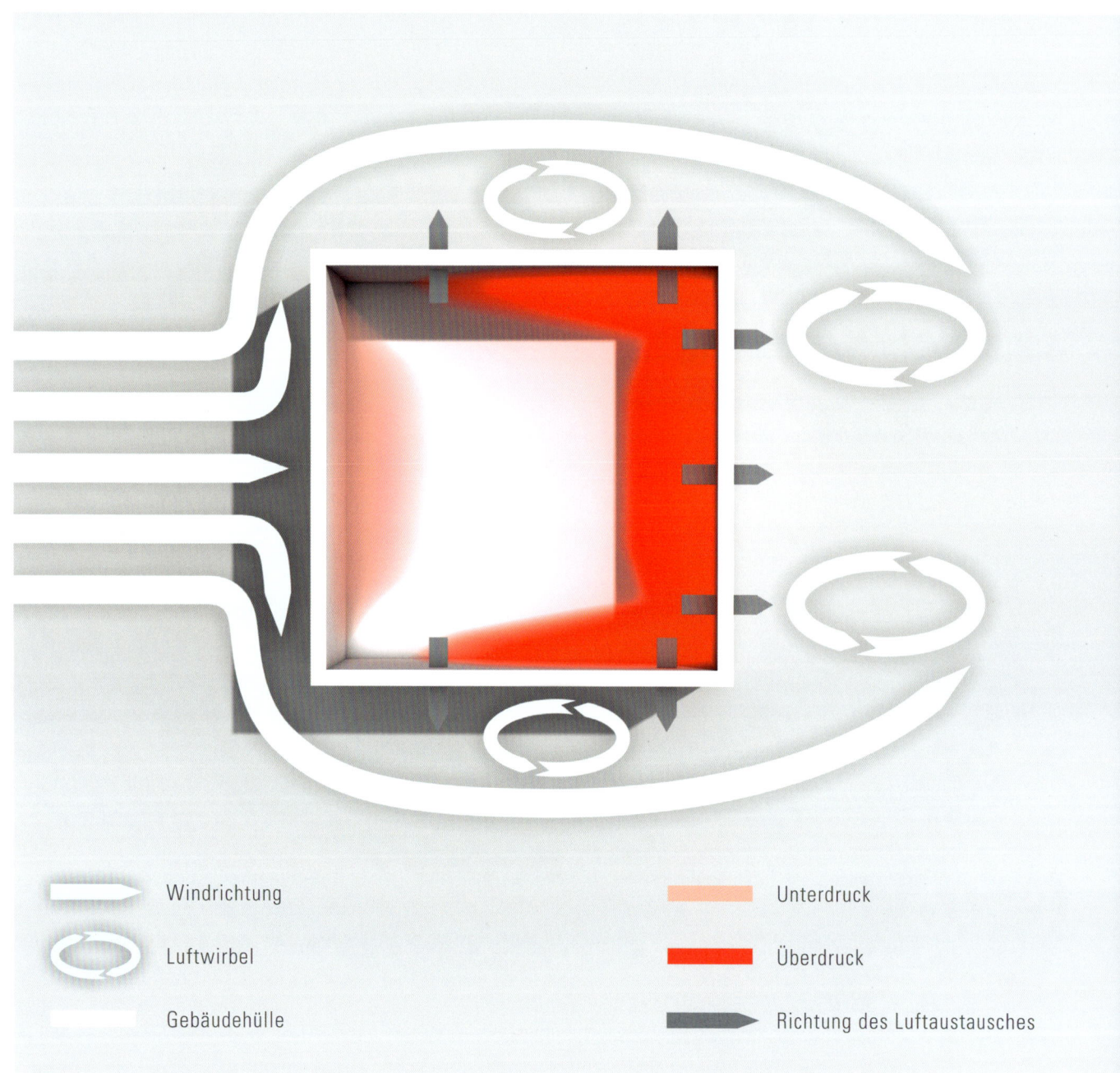

| | | | |
|---|---|---|---|
| Windrichtung | | Unterdruck | |
| Luftwirbel | | Überdruck | |
| Gebäudehülle | | Richtung des Luftaustausches | |

**Abb. 3.3.3.1: Natürlicher Luftwechsel in Gebäuden durch Winddruck (nach Münzenberg et al., 2003)**

## Technische Lüftung

Reicht die Luftzufuhr über Fenster nicht aus, um die Lüftung zum Feuchteschutz sicherzustellen, muss der Fachplaner lüftungstechnische Maßnahmen vorsehen. Hierbei kann die zusätzliche Lüftung über Schächte oder in die Außenhülle eingelassene Ventile, die sogenannten Außenwandluftdurchlässe (ALD), oder über die ventilatorgestützte Lüftung mit technischen Wohnungslüftungsanlagen (Lüftungsanlagen, raumlufttechnische Anlagen) erfolgen.

Die Lüftung zum Feuchteschutz muss hierbei nutzerunabhängig funktionieren. Lüftungsanlagen dienen der Aufrechterhaltung des behaglichen thermischen Raumklimas sowie der Herabsetzung des Gehaltes an Mikroorganismen, Staub, Schadgasen, Geruchsstoffen etc. in der Raumluft.

Eine Lüftung besteht aus Luftzuführung und Luftfiltrierung. Bei der Teilklimatisierung kommen noch Luftheizung, Luftkühlung und Luftbefeuchtung, bei der Vollklimatisierung noch Luftbefeuchtung und Luftabführung hinzu. Wohnungslüftungsanlagen müssen den Anforderungen der DIN 1946-6 entsprechen.

# 3.3.4　Lüftungsverhalten

Das Lüftungsverhalten der Nutzer ist von einer Vielzahl von Einflussgrößen wie Wetter, Lebensgewohnheiten, örtlichen Gegebenheiten, aber auch von sozioökonomischen Hintergründen abhängig. Eine Vielzahl von Einflüssen führt zu vielfältigen individuellen Verhaltensmustern.

Durch die gute Luftdurchlässigkeit der Fenster im alten Gebäudebestand bleiben Defizite in der Lüftungsfrequenz der Bewohner weitgehend folgenlos. Der Einbau dichter Fenster und die immer besser werdende Dämmung der Gebäudehülle aus energieökonomischen Gründen lassen dem richtigen Lüftungsverhalten deshalb eine immer größere Bedeutung zukommen. Um die Luftfeuchtigkeit aus dem Innenraum zu entfernen, muss die Luft in Räumen laufend ausgetauscht werden.

Sind die Lüftungszeiten zu kurz, so erfolgt der Luftaustausch nicht vollständig und die Feuchtigkeitsaufnahme der sich wieder erwärmenden Raumluft ist nicht optimal. Eine Dauerkippstellung eines oder mehrerer Fenster wäre jedoch nur eine Alternative, wenn die Heizleistung ausreichend ist, um ein Abkühlen der Wandoberflächen zu verhindern. Nach Richter (2001) sind die Angaben zum Mindestluftwechsel nach Gebäudetyp, -zustand und Raumnutzung zu differenzieren. Danach beträgt der schimmelpilzbedingte Mindestluftwechsel für ein Einfamilienhaus bei Sanierung 0,3 h$^{-1}$ und bei Neubau 0,15 h$^{-1}$ und für ein Mehrfamilienhaus bei einem Neubau 0,2 h$^{-1}$ bzw. bei Sanierung 0,4 h$^{-1}$. Ein starkes Schimmelpilzwachstum tritt nach seinen Untersuchungen auf, wenn an Bauteiloberflächen eine relative Luftfeuchte von 80 % an mindestens fünf aufeinanderfolgenden Tagen täglich mehr als fünf Stunden überschritten wird. Nach Münzenberg et al. (2003) sind die Voraussetzungen für das Wachstum von Schimmelpilzen gegeben, wenn für zwölf Stunden am Tag eine Wasseraktivität (a$_w$-Wert) der Wandoberfläche von 0,8 erreicht wird. Nach einer Analyse der veröffentlichten Daten über Laborexperimente empfahlen Rowan et al. (1999), dass die relative Luftfeuchtigkeit unter 75 % zu halten ist, um Schimmelpilzbefall in Gebäuden zu verhindern. Johansson et al. (2005) beschrieben nach einem Literaturstudium die materialspezifischen kritischen Bedingungen für mikrobielles Wachstum: Die langfristige relative Luftfeuchtigkeit, bei der noch kein Schimmelpilzwachstum auftritt, beträgt 75 bis 90 % für saubere Materialien und 75 bis 80 % für kontaminierte bzw. verunreinigte Materialien. Bei Holz und Holzmaterialien beginnt die kritische relative Luftfeuchtigkeit bereits bei 75 %, bei Beton bei 90 %.

Das Problem wird besonders deutlich, wenn man weiß, dass Bestandsgebäude bis zum Baujahr 1970 bereits bei geringer bis mittlerer Windgeschwindigkeit eine durchschnittliche nutzerunabhängige Luftwechselrate von 8 bis 10 h$^{-1}$ haben. Aus diesem Grund ist ein Umdenken bei den Nutzern oft schwierig. Durch die Anhebung der thermischen Qualität der Außenbauteile auf den heutigen hochwertigen Stand werden die raumseitigen Oberflächentemperaturen zwar drastisch erhöht, an vorhandenen Wärmebrücken können dennoch Probleme auftreten, da sich hier die niedrigsten Oberflächentemperaturen auswirken. Es ist sinnvoll, bei der Lüftung zwischen bauphysikalischer Notwendigkeit (Vermeidung von Taupunktunterschreitung und Schimmelpilzbefall) sowie raumlufthygienischen Ansprüchen zu unterscheiden (z. B. Einhaltung der CO$_2$-Grenze, unterschiedliche individuelle Behaglichkeitsbereiche). Krus et al. (2005) untersuchten mit Hilfe eines Raumklimamodells die erforderliche Mindestlüftung zur Vermeidung von Schimmelpilzwachstum in Ecken (geometrische Wärmebrücken) und kamen zu folgenden Ergebnissen:

- Je niedriger der Wärmestandard ist, desto höher muss bei gleicher Feuchtelast die durch Dauerlüftung erzielte Luftwechselrate sein.
- Bei einem Altbau mit Mindestwärmeschutz sind eine morgendliche Stoßlüftung sowie ein dauernder Luftwechsel von 0,5 h$^{-1}$ ausreichend, um Schimmelpilzbildung zu vermeiden.

- Werden in einem Altbau ohne zusätzliche Dämmmaßnahmen dichte Fenster mit der Folge einer Absenkung des Luftwechsels auf 0,1 h$^{-1}$ eingesetzt, müssen mindestens dreimal täglich die Fenster mehr als eine Stunde lang geöffnet werden oder es ist über zusätzliche Öffnungen wieder eine mittlere Luftwechselrate von 0,5 h$^{-1}$ herzustellen, d. h., die Fenster sind wieder undichter zu machen. Im Falle der Wäschetrocknung in der Wohnung ist eine Schimmelpilzvermeidung durch Stoßlüftung kaum mehr praktikabel.

- Eine Stoßlüftung, die in keinem zeitlichen Zusammenhang mit der Feuchteproduktion steht, ist ungünstig, weil die bereits in den Wandmaterialien sorbierte Feuchte durch eine langandauernde Lüftung entfernt werden muss. Da die Umschließungsflächen des Raumes und Einrichtungsgegenstände Feuchtigkeit aufnehmen, muss nach dem erstmaligen Lüften die Raumluft wieder erwärmt werden, damit die erhöhte Materialfeuchtigkeit an die Luft zurückgegeben wird. Dann ist nach einer gewissen Zeit noch einmal eine Lüftung erforderlich, um normale Feuchtigkeitswerte im Raum zu erreichen.

Münzenberg et al. (2003) untersuchten die Lüftungserfordernisse zur Vermeidung von Schimmelpilzbefall für ein Schlafzimmer in einem Mehrfamilienhaus mit unzureichender Wärmedämmung und einem natürlichen Luftwechsel von 0,3 h$^{-1}$. Sie berechneten, dass bei −5 °C Außentemperatur und Windstille eine Stoßlüftung (vollständiges Öffnen der Fenster) von fünf Minuten (Luftwechselzahl 8,8) zehnmal am Tag erforderlich ist, um den erforderlichen Luftwechsel von 0,61 h$^{-1}$ zu erreichen. Hieraus folgt, dass der Luftwechsel zur Vermeidung von Schimmelpilzbefall in Häusern mit unzureichender Wärmedämmung mit 0,61 h$^{-1}$ noch höher sein muss, als es die aus hygienischen Gründen zur Abfuhr von Luftschadstoffen erforderliche Luftwechselzahl von 0,5 h$^{-1}$ vorgibt. Hierbei sind mehr als übliche Feuchtigkeitsentwicklungen in Wohnungen sowie extreme Wettersituationen noch nicht berücksichtigt.

Für Schulräume wird ein Luftaustausch von 25 bis 30 m³ pro Person gefordert (UBA, 2008). Das ist auch die Menge, die aus hygienischer Sicht in Wohnräumen zugeführt werden sollte, um den Richtwert der Innenraumluft von 1.000 ppm Kohlendioxid nicht zu überschreiten. Dieser Luftaustausch ist durch eine ausreichend große Luftwechselzahl zu sichern. Am günstigsten für den Luftaustausch in Räumen wirkt sich eine kurze Querlüftung aus. Bei einseitiger Lüftung erfolgt in dem vom Fenster abgewandten Teil eines tiefen Raumes und unter ungünstigen Bedingungen oft nur ein unzureichender Luftwechsel.

## Lüftungsverhalten zur Vermeidung von Schimmelbildung

Eine Luftwechselzahl von 0,5 h$^{-1}$ ist in Wohngebäuden ausreichend – in Altbauten mit sanierten, dicht schließenden Fenstern ohne ausreichende sonstige Wärmedämmung muss diese Zahl noch um mindestens 0,1 h$^{-1}$ erhöht werden.

## Mangelnde Luftzirkulation hinter Einrichtungsgegenständen

Schimmelpilze finden häufig gute Wachstumsbedingungen durch Kondensationsfeuchtigkeit hinter Möbelstücken an Außenwänden, insbesondere solchen mit ungenügender Wärmedämmung, da hier die Luftzirkulation unterbunden wird. Deshalb sollten keine Möbelstücke (Schränke, Polstermöbel, Regale), Bilder oder Ähnliches dicht an diese Wände gestellt bzw. daran befestigt werden. Auch dichte Gardinen und Vorhänge könnten in derselben Weise negativ wirken. Als Empfehlung ist hier ein Mindestabstand von ca. 5 bis 10 cm zu nennen.

Von besonderem Nachteil sind Einbauschränke bzw. Schrankwände mit geschlossenem Sockel an Außenwänden. Wenn man nicht genügend Platz hat, die Möbel von der Wand abzurücken, sollte man notfalls Lüftungsöffnungen in den Sockelleisten anbringen oder die Sockelleisten entfernen.

# 3.3.5    Feuchteproduktion

In Wohn- und Arbeitsräumen wird von den jeweiligen Personen ständig Feuchtigkeit an die Luft über die Atmung, aber auch durch Transpiration abgegeben. Weitere Feuchtigkeit fällt durch Verdunstung beim Kochen, Baden, Wäschetrocknen und Blumengießen, durch Zimmerpflanzen, Aquarien etc. an.

In einem Drei-Personen-Haushalt werden durch die Wasserabgabe der Personen täglich etwa 6 bis 12 kg Wasser freigesetzt (UBA, 2017). Um 10 kg Wasser aus Innenräumen zu entfernen, müssen ca. 3.000 kg Luft bewegt werden. Um diese Feuchtigkeit abzutransportieren, müsste der Luftinhalt der Innenräume im Mittel ca. siebenmal täglich ausgetauscht werden. Zu starke Feuchtigkeitsentwicklung in Wohnungen ist eine der Ursachen von Schimmelpilzbefall. In der folgenden Tabelle sind verschiedene wichtige Feuchtigkeitsquellen in Wohnungen angeführt.

In stark überbelegten Wohnungen wird oftmals so viel Feuchtigkeit freigesetzt, dass sie mit normalen Lüftungsgewohnheiten nicht mehr zu entfernen ist. Der maximal mögliche Wassergehalt der Luft nimmt mit der Temperatur stark zu. Bei der gleichen relativen Feuchte enthält warme Luft viel mehr Wasser als kalte. Auch wenn die relative Feuchte hoch ist, enthält kalte Außenluft im Winter wenig Wasser, so dass Feuchtigkeit durch Lüften im Winter besonders gut abzuführen ist.

| Topfpflanzen | Efeu | 5–7 g/Stunde |
|---|---|---|
| | Mittelgroßer Gummibaum | 10–20 g/Stunde |
| Trocknende Wäsche (4,5-kg-Trommel) | Geschleudert | 50–200 g/Stunde |
| | Tropfnass | 100–500 g/Stunde |
| Bad | Wannenbad | 1.100 g/Stunde |
| | Duschbad | 1.700 g/Stunde |
| Küche | Kurzzeitgericht | 400–500 g/Stunde Kochzeit |
| | Langzeitgericht | 450–900 g/Stunde Kochzeit |
| | Braten | Ca. 600 g/Stunde Garzeit |
| Waschen | Geschirrspülmaschine | Ca. 200 g/Spülgang |
| | Waschmaschine | 200–350 g/Waschgang |
| Mensch | Schlafen | 40–50 g/Stunde |
| | Haushaltsarbeit | Ca. 90 g/Stunde |
| | Anstrengende Tätigkeit | Ca. 175 g/Stunde |

Tab. 3.3.5.1: Feuchtigkeitsabgabe von Innenraumquellen in Wohnungen (nach Köneke, 2002)

# 3.3.6    Heizverhalten

Die Gebäudehülle soll alle Voraussetzungen bieten, damit unter den klimatischen Bedingungen einer Region mit Hilfe von Wärmedämmung, Heizungsanlagen und Lüftungsvorrichtungen für die Nutzer ein befriedigendes Raumklima geschaffen werden kann. Außer bei automatischen Lüftungs- und Heizungsanlagen ist jedoch das Verhalten des Nutzers der Räume weitgehend entscheidend dafür, wie das Raumklima gestaltet wird. Sein Mitwirken trägt wesentlich dazu bei, ob Feuchtigkeit und Schimmelpilzbefall in Räumen auftreten. Der Energiebedarf eines Gebäudes hängt von folgenden Faktoren ab:

- Lage und Orientierung des Gebäudes
- Wärmedämmung der einzelnen Bauteile
- Größe, Ausführung (insbesondere Dichtheit) und Ausrichtung der Fenster
- Art des Heizsystems
- Verhalten des Nutzers

Je besser ein Gebäude in energieökonomischer Hinsicht gebaut wurde, desto stärker kann im Allgemeinen der Energieverbrauch vom Nutzer beeinflusst werden. Die zunehmenden Kosten für die Heizung des Hauses haben jedoch dazu geführt, dass der Nutzer geneigt ist, mehr an Energie zu sparen, als es für die Gesundheit der Bewohner und den Zustand der Gebäudehülle nützlich ist.

Da Heizenergie in der Vergangenheit günstiger gewesen ist und die Heizungen nicht intelligent gesteuert werden konnten, wurden Heizungen grundlegend dauerhaft betrieben. Dadurch glich man erhebliche Lüftungsverluste auch bei geschlossenen, aber undichten Fenstern aus.

Im Zuge der höheren Anforderungen im GEG (Gebäudeenergiegesetz) und der Erhöhung der Energiepreise wurden die Fenster besser abgedichtet. Gleichzeitig waren die Bewohner bestrebt, die Heizung möglichst auf den unteren Behaglichkeitsbereich einzustellen. Das führte dazu, dass zunehmend Schimmelpilzbefall in früher unbetroffenen Räumen auftrat. Die Ursache lag in der zunächst meist noch ungenügenden Wärmedämmung der Fassaden in Kombination mit der verminderten Abfuhr von Luftfeuchtigkeit aus dem Gebäude, was zu einer Taupunktunterschreitung und damit Feuchteanreicherung an Bauteiloberflächen führte.

Weiterhin ist zu beobachten, dass oftmals bei berufstätigen Bewohnern die Heizungen tagsüber abgestellt werden, um Energie zu sparen. Das hat zur Folge, dass Außenwände an Temperatur verlieren. Hierdurch kann es zur Feuchtigkeitskondensation kommen. Außerdem bedarf es eines höheren Heizaufwandes, um die Innenräume samt Außenwänden wieder auf die gewünschte Temperatur zu erwärmen. Das Aufheizen feuchter Luft ist erheblich energieaufwändiger als das Beheizen der Luft mit normaler Luftfeuchtigkeit. Eine bessere Lösung wäre, in Zeiten, in denen die Räume nicht benutzt werden, die Temperatur um maximal 3 °C abzusenken. Das lässt sich heutzutage sehr einfach mit programmierbaren Thermostatventilen oder mittels einer Smart-Home-Technik erreichen.

Wichtige Prinzipien zum energiesparenden und hygienischen Heizen:

- Es sollten generell alle Räume geheizt werden. Ebenfalls sollten Räume geringfügig geheizt werden, die nicht durchgehend genutzt werden, um gravierende Temperaturunterschiede zu vermeiden.
- Die Innentemperatur von Außenwänden sollte 12,6 °C (DIN 4108-2) möglichst nicht unterschreiten (bei einer Lufttemperatur von 18 °C und einer relativen Luftfeuchtigkeit von 60 % als Behaglichkeitsgrenze beträgt der Taupunkt 10,14 °C, Schimmelpilzbefall kann bei bestimmten Bedingungen jedoch bereits bei einer relativen Luftfeuchte von 70 % auftreten).
- Die Türen von weniger beheizten Räumen sollten gegenüber mehr geheizten Zimmern geschlossen gehalten werden, damit die feuchte Luft nicht in den weniger beheizten Räumen an den kalten Außenwänden kondensiert (siehe oben).
- Die Wärmeabgabe der Heizkörper an die Raumluft darf nicht durch Heizkörperverkleidungen, Fensterbänke, Möbel oder dichte Vorhänge behindert werden.
- Heizkörperoberflächen (Radiatoren, Konvektoren) sollten wöchentlich feucht gereinigt werden, um Staub zu entfernen, der bei einer Heiztemperatur oberhalb 70 °C verschwelt, den Eindruck trockener Luft hervorruft und die Atmungsorgane reizen kann.
- Heizkörper mit konventionellen Ventilen sind während des Lüftens geschlossen zu halten. Automatische Ventile ohne Lüftungserkennung können während des Lüftens auch mit einem Tuch über dem Fühler abgedeckt werden.

# 4 Gefährdungsbeurteilung und Arbeitsschutzmaßnahmen

Schimmelpilze können die Gesundheit beeinträchtigen. Aus diesem Grund existieren besondere Anforderungen an den Arbeitsschutz der Mitarbeiter eines Sanierungsfachunternehmens. Grundlage für Maßnahmen bei der Sanierung zum Schutz der Mitarbeiter sowie vor einer eventuellen Gefährdung Dritter durch z. B. Verschleppung von Schimmelpilzsporen sind die Biostoffverordnung (BioStoffV) und die dazugehörigen Technischen Regeln. Konkretisiert wird diese durch die DGUV-Information 201-028, welche die Grundlage für dieses Kapitel darstellt.

## 4.1 Vorgaben der Biostoffverordnung

Biostoffe sind nach Definition in der Biostoffverordnung alle Mikroorganismen, Zellkulturen oder Endoparasiten und mit transmissibler spongiformer Enzephalopathie (TSE) assoziierte Agenzien, die den Menschen durch Infektionen, übertragbare Krankheiten, Toxinbildung, sensibilisierende oder sonstige die Gesundheit schädigende Wirkungen gefährden können (Biostoffverordnung 2013). Mit diesen kommen Mitarbeiter von Unternehmen vorrangig in Laboratorien oder medizinischen Einrichtungen in Kontakt. Ein ebenfalls großer Kontaktbereich sind Reinigungs- und Sanierungsarbeiten, die in dieser Richtlinie behandelt werden. In der Biostoffverordnung werden die Biostoffe in Risikogruppen eingeteilt:

■ **Risikogruppe 1:**
Biostoffe, bei denen es unwahrscheinlich ist, dass sie beim Menschen eine Krankheit hervorrufen

■ **Risikogruppe 2:**
Biostoffe, die eine Krankheit beim Menschen hervorrufen können und eine Gefahr für Beschäftigte darstellen könnten; eine Verbreitung in der Bevölkerung ist unwahrscheinlich; eine wirksame Vorbeugung oder Behandlung ist normalerweise möglich

■ **Risikogruppe 3:**
Biostoffe, die eine schwere Krankheit beim Menschen hervorrufen und eine ernste Gefahr für Beschäftigte darstellen können; die Gefahr einer Verbreitung in der Bevölkerung kann bestehen, doch ist normalerweise eine wirksame Vorbeugung oder Behandlung möglich

■ **Risikogruppe 4:**
Biostoffe, die eine schwere Krankheit beim Menschen hervorrufen und eine ernste Gefahr für Beschäftigte darstellen; die Gefahr einer Verbreitung in der Bevölkerung ist unter Umständen groß; normalerweise ist eine wirksame Vorbeugung oder Behandlung nicht möglich

Schimmelpilze werden dabei maximal der Risikogruppe 2 zugeordnet.

In der Biostoffverordnung wird zwischen gezielten und ungezielten Tätigkeiten unterschieden. Gezielte Tätigkeiten sind Aktionen, die auf einen oder mehrere Biostoffe ausgerichtet sind, bei denen die Spezies bekannt und die Exposition der Beschäftigten im Normalbetrieb bekannt oder abschätzbar ist. Ist eine dieser Voraussetzungen nicht gegeben, wird von einer nicht gezielten Tätigkeit gesprochen. Sanierungsarbeiten zählen zu den nicht gezielten Tätigkeiten.

Bei der Schimmelpilzsanierung geht eine gesundheitliche Gefährdung der Beschäftigten von der sensibilisierenden, toxischen Wirkung des Biostoffes aus.

Schimmelpilze und bestimmte Bakterien haben eine sensibilisierende Wirkung und Mykotoxine (Stoffwechselprodukte von Schimmelpilzen) und Endotoxine (Bakterien) können eine toxische Wirkung auf den Mitarbeiter haben (siehe Kapitel 2). Bei einer Schimmelpilzsanierung liegt keine erhöhte Infektionsgefährdung vor. Aus diesem Grund ist bei der Schimmelpilzsanierung keine Schutzstufenzuordnung erforderlich.

# 4.2    Gefährdungsbeurteilung bei Tätigkeiten in Bereichen mit mikrobiellen Kontaminationen

Vor Aufnahme der Arbeiten hat der Unternehmer des ausführenden Unternehmens oder eine von ihm beauftragte Führungskraft eine Gefährdungsbeurteilung durchzuführen. In dieser Beurteilung muss das Risiko festgestellt und es müssen geeignete Schutzmaßnahmen getroffen werden. Bei sich verändernden Arbeitsorganisationen oder Arbeitsbedingungen ist die Gefährdungsbeurteilung entsprechend fortzuschreiben. Spätestens nach zwei Jahren ist die Aktualität der Beurteilung zu prüfen und ggf. anzupassen.

Die fachgerechte Durchführung der Gefährdungsbeurteilung ist eine Unternehmerpflicht. Für die Durchführung stehen ihm z. B. die Fachkraft für Arbeitssicherheit, die Betriebsärztin bzw. der Betriebsarzt oder fachkundige Personen zur Verfügung. In der TRBA 200 sind die Anforderungen an die Fachkunde nach der Biostoffverordnung konkretisiert worden. Hierzu zählen u. a.

■ Personen, die eine geeignete Berufsausbildung (branchentypische Ausbildung) oder einschlägige Berufserfahrung (mindestens zweijährige berufliche Erfahrung in der Planung und/oder Ausführung von Schimmelpilzsanierungsmaßnahmen) nachweisen können.

■ Personen mit Kompetenz im Arbeitsschutz, die über Kenntnisse und Fähigkeiten verfügen, Gefährdungen in Abhängigkeit von den durchzuführenden Tätigkeiten und vorhandenen Biostoffen zu beurteilen sowie alle erforderlichen Schutzmaßnahmen festzulegen und sachgerecht und regelkonform anzuwenden. Diese Kompetenz kann u. a. durch die erfolgreiche Teilnahme an Seminaren nachgewiesen werden.

Die Informationsbeschaffung ist eine weitere elementare Grundlage für die Durchführung der Gefährdungsbeurteilung. Inhalte dieser Informationen sind:

■ Effekte auf die Gesundheit, den Aufnahmepfad des im Arbeitsbereich vorhandenen Biostoffes
■ Ursache und Ausmaß des Schadens
■ Auszuführende Tätigkeiten unter Bezugnahme auf die eingesetzten Arbeitsverfahren und Arbeitsmittel
■ Expositionen durch voraussichtliche Sporen- und Staubfreisetzung
■ Voraussichtliche Dauer der Tätigkeiten
■ Substitution der Arbeitsverfahren

# 4.2.1    Ermittlung der Stoffe im Sanierungsbereich

In der Umwelt existiert ein natürliches Vorkommen von Schimmelpilzen, d. h., sie sind in allen Wohnräumen nachweisbar. Feuchtigkeit ist grundsätzlich die Voraussetzung für ein aktives Wachstum der Schimmelpilze.

Bei der Informationsermittlung sollte der Fokus nicht nur auf die biologische Belastung, sondern auch auf vorhandene Gebäudeschadstoffe gelegt werden. Baujahr, Bau- oder Nutzungsgeschichte können hier Aufschluss auf eventuelle Schadstoffe, wie z. B. Asbest, alte Mineralwolle oder teerhaltige Materialien, geben.

Um die aus der Gefährdungsbeurteilung ermittelten Gefahren und deren Risiken auf ein „akzeptables Risiko" zu reduzieren, müssen geeignete Schutzmaßnahmen ergriffen werden. Das „STOP-Prinzip" (Substitution, technische,

organisatorische und persönliche Maßnahmen) ist eine allgemein anerkannte Rangfolge der Maßnahmen. Das Substitutionsverfahren ist eine Prüfung, ob durch Ersatz von Arbeitsverfahren oder Arbeitsmitteln die Gefährdung für den Mitarbeiter reduziert werden kann. Grundsätzlich sind staubarme Verfahren zu wählen, um ein Freisetzen der Biostoffe zu minimieren. Sind die technischen Maßnahmen nicht ausreichend, sind organisatorische und persönliche Schutzmaßnahmen zu treffen. Wird von der Maßnahmenhierarchie (STOP) abgewichen, ist dies in der Gefährdungsbeurteilung zu dokumentieren. Eine Mindestanforderung der Schutzmaßnahmen ist in der TRBA 500 beschrieben. Die Schutzmaßnahmen richten sich dabei auch nach dem Grad der zu erwartenden Exposition gegenüber Biostoffen (siehe Kapitel 4.2.2).

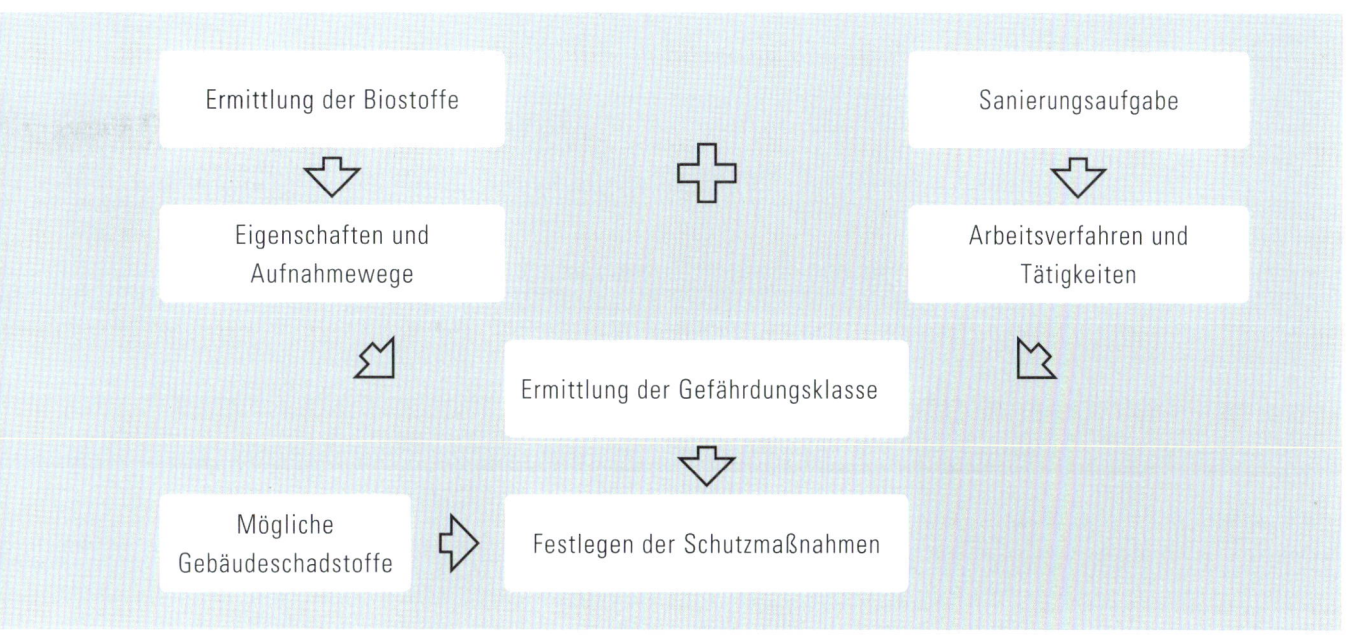

**Abb. 4.2.1.1: Schematische Darstellung der Ermittlung der notwendigen Schutzmaßnahmen bei einer Schimmelpilzsanierung (modifiziert nach DGUV-Information 201-028)**

# 4.2.2    Ermittlung von Gefährdungsklassen

Um die Festlegung von Schutzmaßnahmen zu vereinfachen, teilt die DGUV-Information 201-028 die Arbeiten bei der Schimmelpilzsanierung in mehrere Gefährdungsklassen ein. Die Einteilung orientiert sich an der Höhe der Exposition und deren Dauer. Bei unterschiedlichen Tätigkeiten kommt es zu einer erhöhten Staubentwicklung (z. B. Abschlagen von Putz etc.) und dadurch auch zu einer erhöhten Exposition. Aus der Zusammenstellung der Tätigkeiten und der Dauer der Arbeiten ergibt sich eine Gefährdungsklasse, aus der die Schutzmaßnahmen abgeleitet werden (siehe Kapitel 4.3).

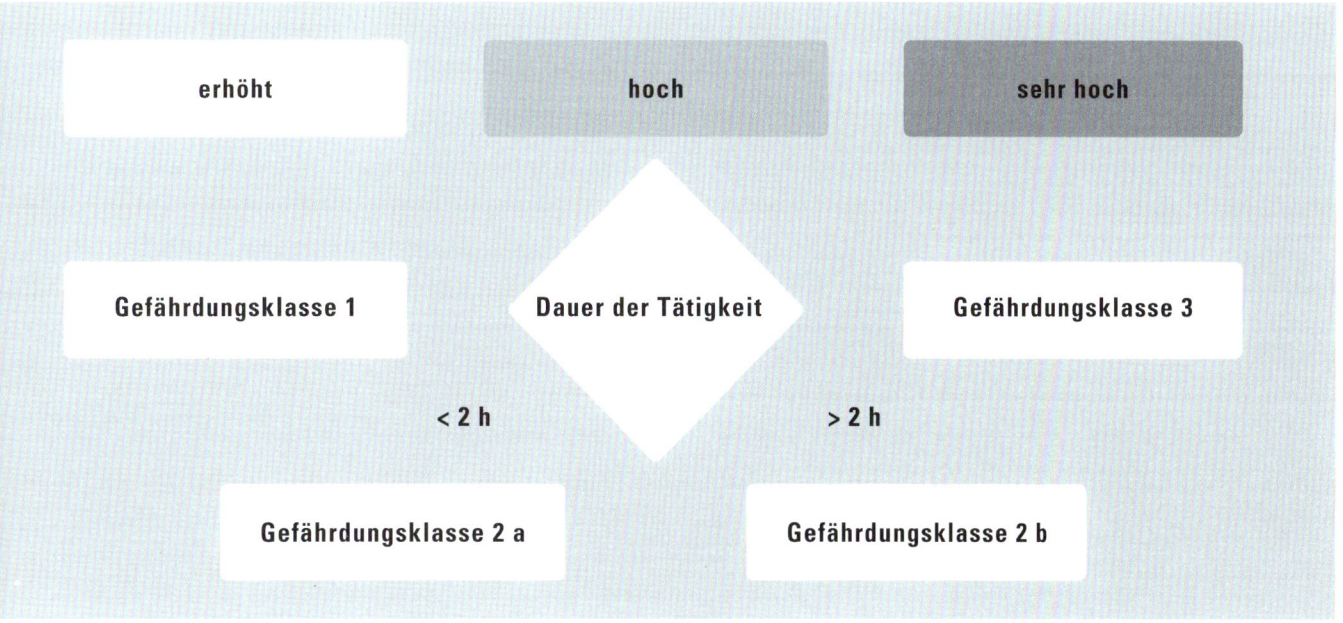

**Abb. 4.2.2.1: Schutzklassen in Abhängigkeit von Exposition und Dauer der durchgeführten Sanierung (nach DGUV-Information 201-028)**

■ **Gefährdungsklasse 1:**

Dieser Gefährdungsklasse werden Arbeiten bei erhöhter Exposition, die jedoch unabhängig von der Dauer der Arbeiten ist, zugeordnet (z. B. Bohrungen mit gleichzeitiger Absaugung).

■ **Gefährdungsklasse 2a:**

Hier werden Tätigkeiten mit einer hohen Exposition eingeteilt, die jedoch auf zwei Stunden begrenzt sind (z. B. Entfernung von nicht verklebten Bodenbelägen, Schleifarbeiten mit Absaugung). In dieser Zeit müssen auch die Reinigungsarbeiten abgeschlossen sein. Der Sanierungsbereich wird dabei nicht verlassen. Andernfalls erfolgt eine Aufstufung in Gefährdungsklasse 2b.

■ **Gefährdungsklasse 2b:**

In diese Gefährdungsklasse werden Tätigkeiten eingeteilt, die über die Zeit von zwei Stunden bei hoher Exposition hinausgehen.

■ **Gefährdungsklasse 3:**

In diese Gefährdungsklasse werden sämtliche Tätigkeiten bei hoher Exposition eingeteilt. Dies ist unabhängig von der Dauer der Arbeiten (z. B. trockenes Entfernen von Tapeten, Entfernung von befallenen Dämmungen oder Entfernung von verklebten Bodenbelägen).

In Kapitel 4.4 werden die notwendigen Schutzmaßnahmen in den unterschiedlichen Gefährdungsklassen detailliert beschrieben.

# 4.3      Arbeitsschutzmaßnahmen

## 4.3.1      Technische Schutzmaßnahmen

Bei diesen Maßnahmen werden technische Mittel eingesetzt, um die Gefährdung der Mitarbeiter und Dritter zu minimieren.

## 4.3.1.1      Einsatz von staubarmen Verfahren

Um die Sporenkonzentration in der Luft gering zu halten, sollte die Staub- und Aerosolbildung möglichst vermieden werden. Es können mehrere Maßnahmen ergriffen werden, um dies zu erreichen:

■ Wenn Materialien entfernt werden müssen, sollten deren Oberflächen mit einem Industriestaubsauger der Staubklasse H abgesaugt oder feucht gewischt werden.

■ Bei hohen Beaufschlagungen können sporenbindende Mittel angewendet werden (z. B. Tiefengrund, Kleister oder Wasserglas).

■ Teppichböden, die stark beaufschlagt sind, sollten vor dem Entfernen gereinigt werden (z. B. Sprühextraktionsverfahren).

Da generell staubarme Verfahren einzusetzen sind, sollten die Arbeitsgeräte mit einer Absaugung ausgestattet sein. Hierbei sind Geräte, die mindestens die Staubklasse M erfüllen, zu verwenden. Bei sehr hohen Belastungen sollte ein Vorabscheider eingesetzt werden, der zwischen das stauberzeugende Gerät und den Entstauber geschaltet wird.

Da eine vollständige Verhinderung der Staubbildung, trotz der eingesetzten technischen Maßnahmen, nicht vollständig verhindert werden kann, ist der Einsatz von mobilen Luftreinigern empfehlenswert. Diese sollten möglichst nah an der Entstehungsquelle platziert werden.

Die Arbeitsplätze sollten staubarm gereinigt werden. Hierzu eignen sich Industriesauger oder Entstauber der Staubklasse H oder auch eine Feuchtreinigung. Besteht die Möglichkeit, die gereinigte Luft in den Außenbereich zu leiten, ist der Einsatz von Geräten der Staubklasse M ausreichend.

## 4.3.1.2 Technische Lüftungsmaßnahmen

Ziel dieser Maßnahmen sind die Minimierung der Staub- und Sporenbelastung in der Luft des Arbeitsbereiches und die Verhinderung der Ausbreitung in unbelastete Bereiche. Hierbei kommen Luftreiniger und ggf. Unterdruckhaltegeräte zum Einsatz.

Luftreiniger können direkt am Entstehungsort eingesetzt oder zur Reinigung der Raumluft verwendet werden. Die Luftreiniger müssen über ein zweistufiges Partikelfiltersystem verfügen (Vor- und Hauptfilter). Wenn die gereinigte Luft in den Sanierungsbereich geführt wird, müssen Hauptfilter der Staubklasse H eingesetzt werden. Bei einer Ausleitung der gereinigten Luft in den Außenbereich sind Staubfilter der Klasse M als ausreichend zu betrachten.

Es ist ein ausreichender Luftwechsel zu gewährleisten, damit ein Anreichern der Sporen in der Luft verhindert wird. Ein 15-facher Luftwechsel ist mindestens zu erreichen. Um diesen gewährleisten zu können, kann eine Zuluftöffnung eingerichtet werden. Diese sollte möglichst diagonal zur Ablufterfassung installiert werden. Zusätzlich sollte eine Rückschlagklappe installiert werden, die den Zugang und bei einem Ausfall der Absaugung die Öffnung verschließt.

Bei hohen Belastungen im Sanierungsbereich kann eine Unterdruckhaltung eingesetzt werden, um eine Ausbreitung der Sporen in unbelastete Bereiche zu verhindern. Hierzu sollte ein Unterdruck von 15–25 Pascal (Pa) angelegt werden.

## 4.3.2 Reinigungsmaßnahmen im Sanierungsbereich

Vor dem Aufheben der Schutzmaßnahmen ist eine Feinreinigung des Sanierungsbereiches durchzuführen (siehe Kapitel 6.1.8.2). Hierbei werden sämtliche Oberflächen final gereinigt. Auch hier sind Industriesauger der Klasse H zu verwenden. Sauger der Klasse M sind nur zulässig, wenn die Abluft in den Außenbereich abgeführt werden kann. Damit schwer zugängliche Bereiche durch die Arbeiten nicht zusätzlich beaufschlagt werden, sollten diese vor den Arbeiten abgeklebt werden. Bei glatten, nicht saugfähigen Oberflächen wird eine Feuchtreinigung empfohlen. Die Feinreinigungsmaßnahmen können durch den Betrieb von Luftreinigungsgeräten unterstützt werden.

Sämtliche Geräte, die bei der Sanierung zum Einsatz kommen bzw. sich im Sanierungsbereich befinden, müssen anschließend gereinigt werden, bevor sie aus dem Bereich entfernt werden. Die Gehäuse sollten mindestens feucht gewischt oder abgesaugt werden. Ungereinigte Geräte müssen andernfalls staubdicht verpackt werden, um eine Kontamination der umliegenden Bereiche zu verhindern.

Abfälle müssen ebenfalls staubdicht verpackt werden (Kunststoffsäcke oder Big Bags), um eine Kontamination der umliegenden Bereiche beim Abtransport zu unterbinden. Die Gebinde müssen ebenfalls vor dem Abtransport gereinigt werden.

# 4.3.3      Organisatorische Maßnahmen

Durch die Umsetzung von organisatorischen Maßnahmen soll eine Ausbreitung von Schimmelpilzsporen und Stäuben in unbelastete Bereiche vermieden werden. Je nach Schadensituation können folgende organisatorische Maßnahmen helfen, dies umzusetzen:

Durch das Räumen des Sanierungsbereiches und die Reinigung nach den Arbeiten kann eine Ausbreitung vermieden werden. Können einzelne Gegenstände nicht aus dem Raum entfernt werden, sollten diese staubdicht abgedeckt werden. Dies empfiehlt sich auch für Wände oder Böden. Insbesondere bei Teppichböden sollten diese Maßnahmen

ergriffen werden. Je nach Höhe der Belastung sollte eine Personenschleuse eingerichtet werden. In jedem Fall sollte der Sanierungsbereich staubdicht von den unbelasteten Bereichen getrennt werden.

Wenn es die Situation zulässt, sollten die verwendeten Geräte, wie z. B. Staubsauger, außerhalb des Sanierungsbereiches aufgestellt werden, um den Aufwand für spätere Reinigungsarbeiten zu minimieren.

## Schwarz-Weiß-Trennung

Der Sanierungsbereich wird auch als sogenannter Schwarzbereich bezeichnet. Er steht dem unbelasteten Weißbereich gegenüber. Diese beiden Bereiche sind voneinander zu trennen. Je nach der ermittelten Gefährdungsklasse (siehe Kapitel 4.2.2) werden staubdichte Abschottungen bis hin zu Personenschleusen an den Übergängen errichtet. Ab Gefährdungsklasse 2b sollte immer eine Schwarz-Weiß-Trennung erfolgen. Eine 1-Kammer-Personenschleuse ist im Übergangsbereich ausreichend. Als Schleuse kann auch ein

vorgezogener Raum genutzt werden. Wenn der Schwarzbereich von außen zugänglich ist, kann auf eine Schleuse verzichtet werden. Jedoch muss dann eine Möglichkeit für das Anlegen der Schutzkleidung geschaffen werden. In seltenen Einzelfällen (z. B. im klinischen Bereich) kann die Einrichtung einer Mehrkammerschleuse erforderlich sein. Zusätzlich ist der Zugang zum Sanierungsbereich durch Unbefugte über Verbotsschilder zu untersagen.

# 4.3.4      Hygienemaßnahmen

Wenn es zu einem Kontakt mit biologischen Stoffen kommt, müssen mehrere Maßnahmen ergriffen werden, um die persönliche Hygiene zu gewährleisten. Es müssen ausreichend Waschmöglichkeiten zur Verfügung gestellt werden und dabei auch Mittel zum Reinigen, Trocknen und Pflegen der Hände bereitgestellt werden. Bevor die Pausen begonnen werden oder die Arbeiten beendet werden, müssen die Hände und verunreinigte Hautpartien gereinigt werden.

Im Schwarzbereich dürfen keine Lebensmittel gelagert oder verzehrt werden. Ebenfalls darf nicht geraucht werden.

Zusätzlich muss die Schutzkleidung vor dem Betreten des Weißbereiches abgelegt werden. Schuhe sollten gereinigt oder gewechselt werden. Alternativ können Überziehschuhe verwendet werden.

# 4.3.5    Persönliche Schutzausrüstung

Sind die im Sanierungsbereich auftretenden Gefährdungen bekannt, muss eine geeignete persönliche Schutzausrüstung (PSA) verwendet werden. Im Falle von mikrobiologischen Schäden bzw. bei Kontakt mit Biostoffen sind folgende Schutzausrüstungen notwendig:

- **Handschutz**
  Flüssigkeitsdichte Schutzhandschuhe (z. B. Nitril)
- **Schutzkleidung**
  Chemikalienschutzanzüge der Kategorie III, Typ 5, 6 (bei Fäkalschäden Kategorie II, Typ 4)
- **Atemschutz**
  Je nach Gefährdungsklasse ausgewählter Atemschutz (mind. FFP2), bei längeren Arbeiten wird eine gebläseunterstützte Atemschutzmaske empfohlen

- **Augenschutz**
  Korbbrillen bei Gefahr der Spritzwasserbildung
- **Fußschutz**
  Abwaschbare Sicherheitsschuhe oder Überziehschuhe, bei Kontakt mit Schmutzwasser abwaschbare S5-Gummistiefel

Die Schutzmaßnahmen sind von der vorliegenden Gefährdungsklasse abhängig. Die in jeder Gefährdungsklasse zu treffenden Maßnahmen werden in den folgenden Abschnitten erläutert.

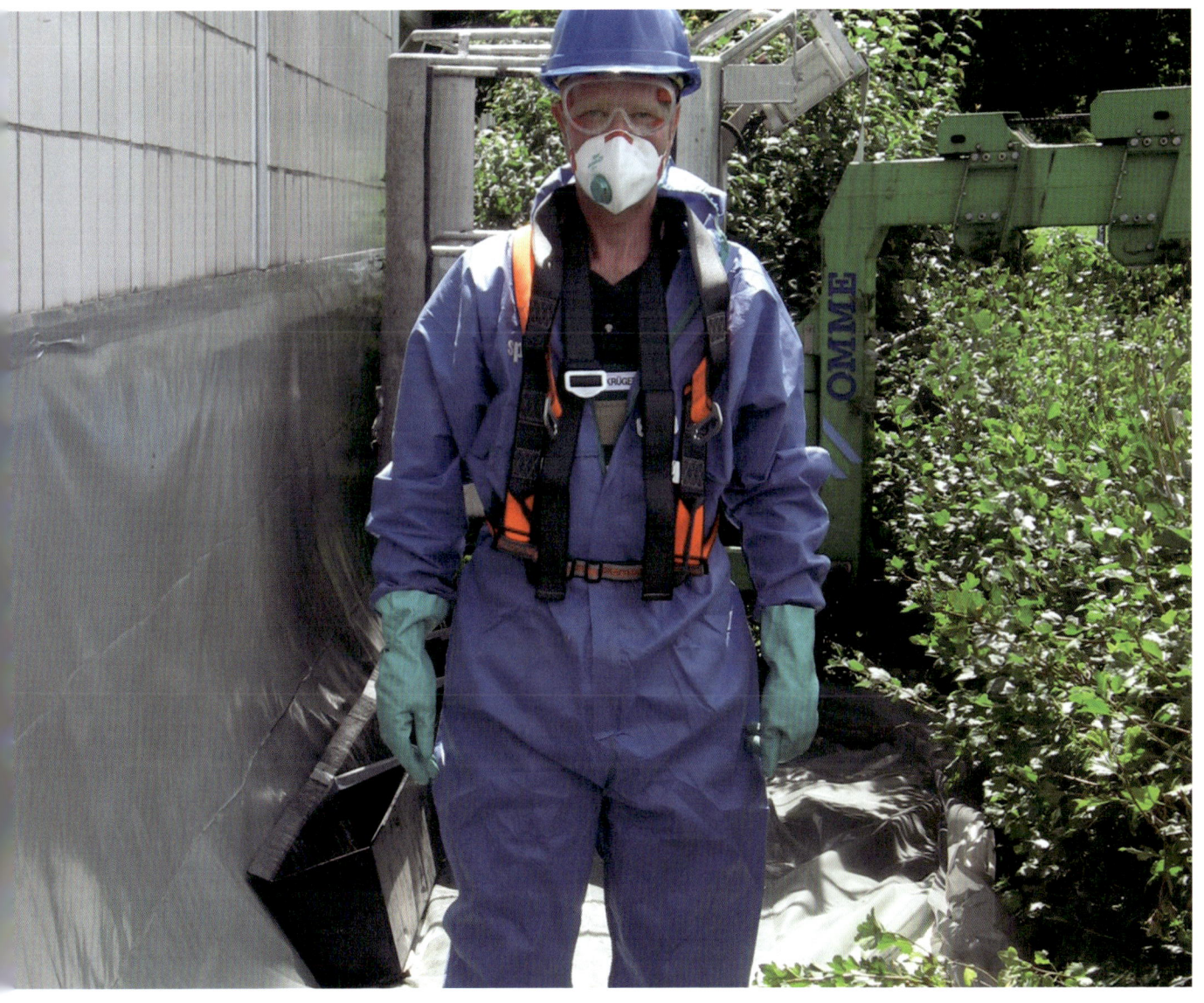

**Abb. 4.3.5.1: Ein Sprint-Mitarbeiter in persönlicher Schutzausrüstung (PSA)**

# 4.4    Schutzmaßnahmen nach Gefährdungsklassen

Die Maßnahmen in den einzelnen Gefährdungsklassen bauen aufeinander auf, d. h., die Maßnahmen in einer geringeren Gefährdungsklasse gelten auch in den höheren Klassen und es werden die zusätzlich notwendigen Maßnahmen beschrieben.

## 4.4.1    Schutzmaßnahmen in Gefährdungsklasse 1

In dieser Gefährdungsklasse liegen nur geringe Beaufschlagungen vor bzw. eine hohe Freisetzung von Sporen ist nicht zu erwarten. Jedoch müssen mehrere Maßnahmen getroffen werden. Diese richten sich nach der TRBA 500:

■ Die im Sanierungsbereich eingesetzten Geräte und Werkzeuge müssen nach Abschluss der Arbeiten gereinigt und Abfälle in geeigneten Behältern gesammelt werden.

■ Der Sanierungsbereich sollte möglichst geräumt werden, um leicht zu reinigende Oberflächen zu schaffen. Fußböden, Wände, Einbauteile oder schwierig zu reinigende Gegenstände wie Heizkörper oder Akustikdecken, sollten abgedeckt und abgeklebt werden.

■ Die in Kapitel 4.3.4 beschriebenen Hygienemaßnahmen müssen umgesetzt werden. Als Handschutz sollten Nitrilhandschuhe verwendet werden. Ein Augenschutz ist bei Arbeiten über Kopf notwendig. Auf einen Atemschutz kann in der Gefährdungsklasse 1 in der Regel verzichtet werden, es sei denn, es werden Arbeiten über Kopf durchgeführt oder Expositionsspitzen erwartet. Dies kann z. B. beim Wechseln des Staubbehälters bei Staubsaugern auftreten. In diesem Fall sollten Atemschutzmasken der Stufe P2 getragen werden.

## 4.4.2    Schutzmaßnahmen in Gefährdungsklasse 2a

In dieser Gefährdungsklasse wird der Zugang zum Sanierungsbereich durch ein staubdichtes Folienschott oder eine Staubschutztür von den umliegenden Bereichen getrennt. Der Sanierungsbereich sollte möglichst klein gehalten werden, was den späteren Reinigungsaufwand erheblich reduziert. Sämtliche Öffnungen zu anderen, unbelasteten Räumen sollten mit Folie abgeklebt werden. Vor Abschluss der Arbeiten darf der Sanierungsbereich nicht verlassen werden. Ansonsten sind Maßnahmen wie bei Gefährdungsstufe 2b zu treffen (Kapitel 4.4.3).

Als Schutzkleidung muss zusätzlich ein Schutzanzug der Kategorie III, Typ 5, 6 getragen werden. Dieser darf nicht unverpackt im Weißbereich abgelegt werden. Als Atemschutz eignen sich Atemschutzgeräte mit einem P2-Filter (FFP2-Masken oder Halbmasken mit P2-Filter). Als Fußschutz sollten abwischbare Sicherheitsschuhe (flüssigkeitsdicht, rutschfest) oder Überziehschuhe eingesetzt werden. Die Überziehschuhe dürfen nicht unverpackt in die umliegenden Bereiche gelangen und die Sicherheitsschuhe müssen gereinigt werden.

## 4.4.3    Schutzmaßnahmen in Gefährdungsklasse 2b

Ab dieser Gefährdungsklasse ist eine Schwarz-Weiß-Trennung zwingend erforderlich. Der Zugang zu diesem Bereich wird mit einer Einkammerschleuse ausgestattet. Es ist alternativ möglich, einen vorgelagerten Raum als Schleuse zu nutzen.

Zusätzlich sollten technische Lüftungsmaßnahmen umgesetzt werden, damit eine wirksame Durchlüftung des Schwarzbereiches gewährleistet ist.

Die PSA ist in dieser Gefährdungsklasse analog zur Klasse 2a zu verwenden. Aufgrund der längeren Bearbeitungsdauer wird jedoch empfohlen, gebläseunterstützte Atemschutzgeräte zu verwenden (Klasse TM2P oder Hauben der Klasse TH2P).

# 4.4.4    Schutzmaßnahmen in Gefährdungsklasse 3

Zusätzlich zu den Maßnahmen der vorher genannten Gefährdungsklassen sollte in der 1-Kammer-Personenschleuse ein Luftwechsel installiert werden (z. B. Zuluft aus dem Weißbereich). Ebenfalls können Sauger oder Entstauber in der Schleuse eingesetzt werden.

In dieser Gefährdungsklasse sollte ein Unterdruck im Schwarzbereich gewährleistet werden (siehe Kapitel 4.3.1.2).

Als Atemschutz dienen Vollmasken mit einem P3-Filter (z. B. Klasse TM3P oder Hauben der Klasse TH3P). Auch hier wird eine Gebläseunterstützung empfohlen.

# 4.5    Schutzmaßnahmen bei der Probenahme

Für die Eingangs- und Freigabemessungen bei mikrobiologischen Schäden kommen folgende Verfahren zum Einsatz:

■ Oberflächenbeprobung in Form von Abklatsch- oder Klebefilmproben
■ Materialprobenahme
■ Analyse der Innenraumluft

In Kapitel 5 werden diese Methoden detailliert beschrieben.

Bei der Entnahme von Materialproben ist darauf zu achten, dass diese staubarm durchgeführt wird. Müssen z. B. bei der Beprobung von Estrichdämmschichten Bohrungen durchgeführt werden, ist eine direkte Absaugung (Entstauber mindestens Klasse M) durchzuführen. Sollten großflächige Öffnungen notwendig sein, sollte der zu beprobende Bereich vorher abgeschottet werden. Auch der Einsatz eines Luftreinigers kann die Verteilung von Stäuben minimieren.

Bei der Probenahme ist ebenfalls eine persönliche Schutzausrüstung zu tragen:

■ Flüssigkeitsdichte Schutzhandschuhe (z. B. Nitril)
■ Schutzbrille bei Über-Kopf-Arbeiten
■ Atemschutz (insbesondere bei nur geringer Durchlüftung des Probenahmebereiches)

Auch bei der Probenahme hat der Schutz Dritter hohe Priorität. Aus diesem Grund sollten bei der Probenahme aufgetretene Verunreinigungen sofort entfernt werden.

# 4.6     Schutzmaßnahmen bei Trocknungsmaßnahmen

Insbesondere wenn Trocknungsmaßnahmen (siehe auch Kapitel 6.1.8.6) während der Sanierung von mikrobiologischen Schäden angewendet werden (z. B. um ein weiteres Wachstum von Mikroorganismen zu verhindern), muss sichergestellt werden, dass die Ausbreitung von Biostoffen verhindert wird.

Aus diesem Grund ist bei Hohlraum- bzw. Estrichdämmschicht-Trocknungen ausschließlich das Unterdruckverfahren anzuwenden. Die dabei angesaugte Luft wird über einen Filter der Klasse H geleitet, bevor sie in die Umgebung abgegeben wird. Bei der Raum- oder Oberflächentrocknung ist ein Folienzelt zu verwenden, um eine Ausbreitung von Biostoffen zu vermeiden. Die befallenen Oberflächen dürfen nicht mit einem Ventilator angeblasen werden.

Soweit möglich sollte die Entfernung des mikrobiellen Befalls vor den Trocknungsmaßnahmen erfolgen, da dies das Risiko der Verbreitung der Biostoffe vermeidet.

# 4.7     Arbeitsmedizinische Vorsorge

Alle Sanierungsfacharbeiter werden gemäß einer mit einem Betriebsarzt erarbeiteten und aufgestellten Gesundheitsakte regelmäßig untersucht. Hierbei gibt es bundesweit einheitliche Standards, die auf einem Übersichtsblatt/Formular für jeden Beschäftigten ersichtlich festgehalten sind. Auch Träger von Atemschutzgeräten werden basierend auf dem berufsgenossenschaftlichen Regelwerk arbeitsmedizinisch untersucht, um eine Tauglichkeit sicherstellen zu können.

Die Untersuchungen sind Voraussetzung für die Einstellung und Weiterbeschäftigung auch bei Tätigkeiten mit biologischen Arbeitsstoffen. Arbeitsmedizinische Vorsorgeuntersuchungen werden als Erstuntersuchung vor Aufnahme der Tätigkeit und danach wiederkehrend in regelmäßigen, festgelegten Abständen durchgeführt.

### Fristen für Nachuntersuchungen

Die Fristen für Nachuntersuchungen richten sich nach den allgemein anerkannten Regeln der Arbeitsmedizin und werden jeweils vom untersuchenden Arzt festgelegt. Bei Pflichtuntersuchungen kann die Nachuntersuchungsfrist der ärztlichen Bescheinigung entnommen werden.

# 4.8     Beschäftigungsbeschränkungen

Bestimmte Personengruppen müssen besonders geschützt werden. Personen unter 18 Jahren sowie Schwangere und stillende Mütter dürfen in Bereichen mit mikrobiellen Kontaminationen nicht arbeiten. Nähere Informationen hierzu finden sich in der Verordnung zum Schutze der Mütter am Arbeitsplatz sowie im Jugendarbeitsschutzgesetz.

# 5 Aufnahme und Beurteilung mikrobieller Schäden

## 5.1 Schimmelpilzähnliche Schadenbilder

### 5.1.1 Fogging-Effekt

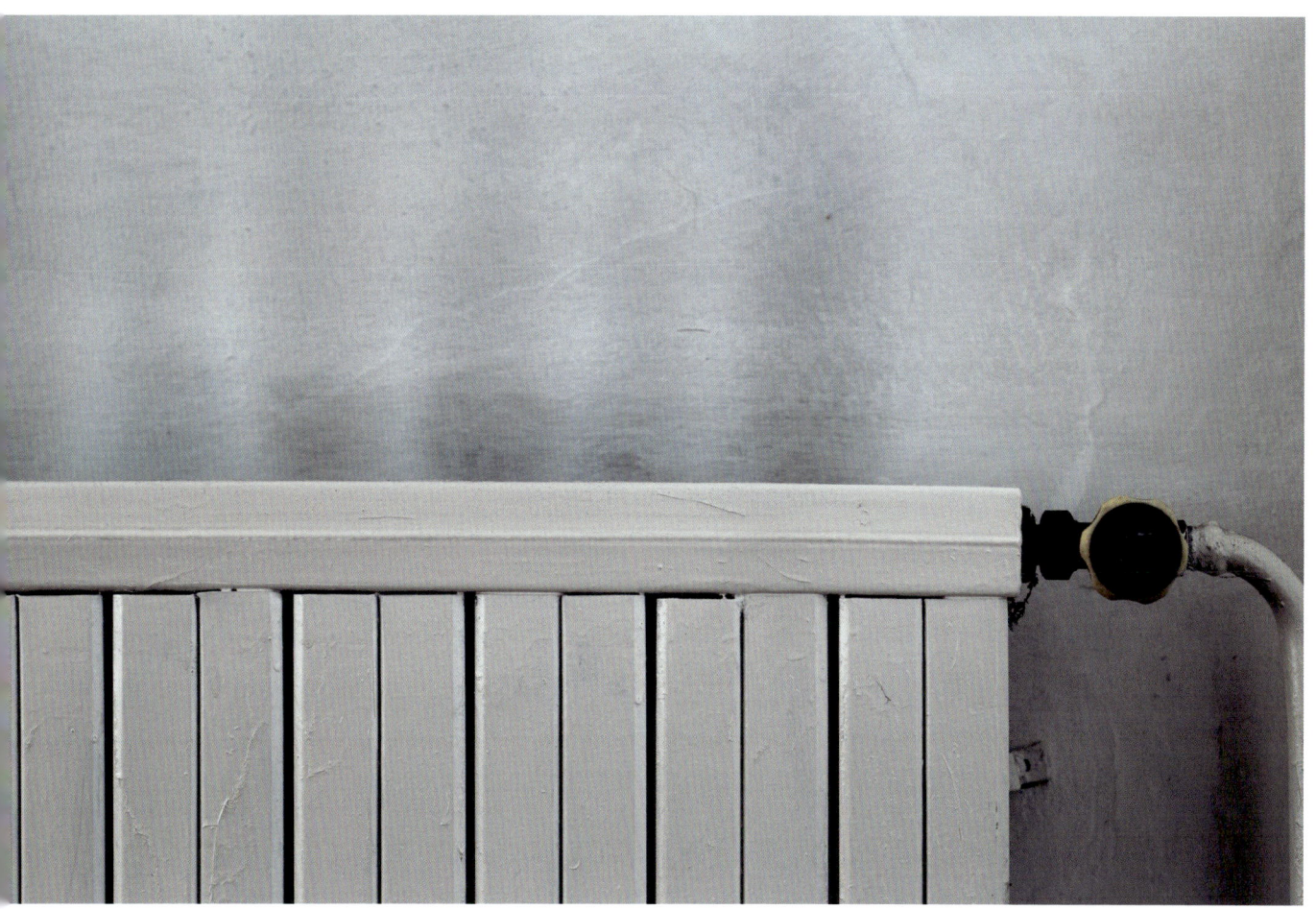

**Abb. 5.1.1.1: Fogging-Effekt**

Fogging ist ein Phänomen, das nahezu ausschließlich in der Heizperiode der Wintermonate beobachtet wird. Es handelt sich dabei um einen schwarzgrauen, ölig-schmierigen Belag, der sich an Decken, Wänden und an Einrichtungsgegenständen innerhalb weniger Tage oder Wochen ablagert. Dieser Schmierfilm ist an Stellen geringer Oberflächentemperatur sowie an Orten hoher Konvektion, wie z. B. oberhalb von Heizkörpern oder entlang der Wände und auf Fensterrahmen, am stärksten.

**Ursachen**

Meist in Verbindung mit Modernisierungen, Renovierungen oder Neubauten sind häufig Räume betroffen, die mit Teppichböden, Raufasertapeten oder Gegenständen aus Kunststoff ausgestattet sind. Aus diesen Produkten können schwerflüchtige organische Verbindungen (SVOC – Semi-Volatile Organic Compounds) in die Raumluft entweichen. Nach dem derzeitigen Kenntnisstand sind diese schwerflüchtigen organischen Verbindungen, neben Wärmebrücken

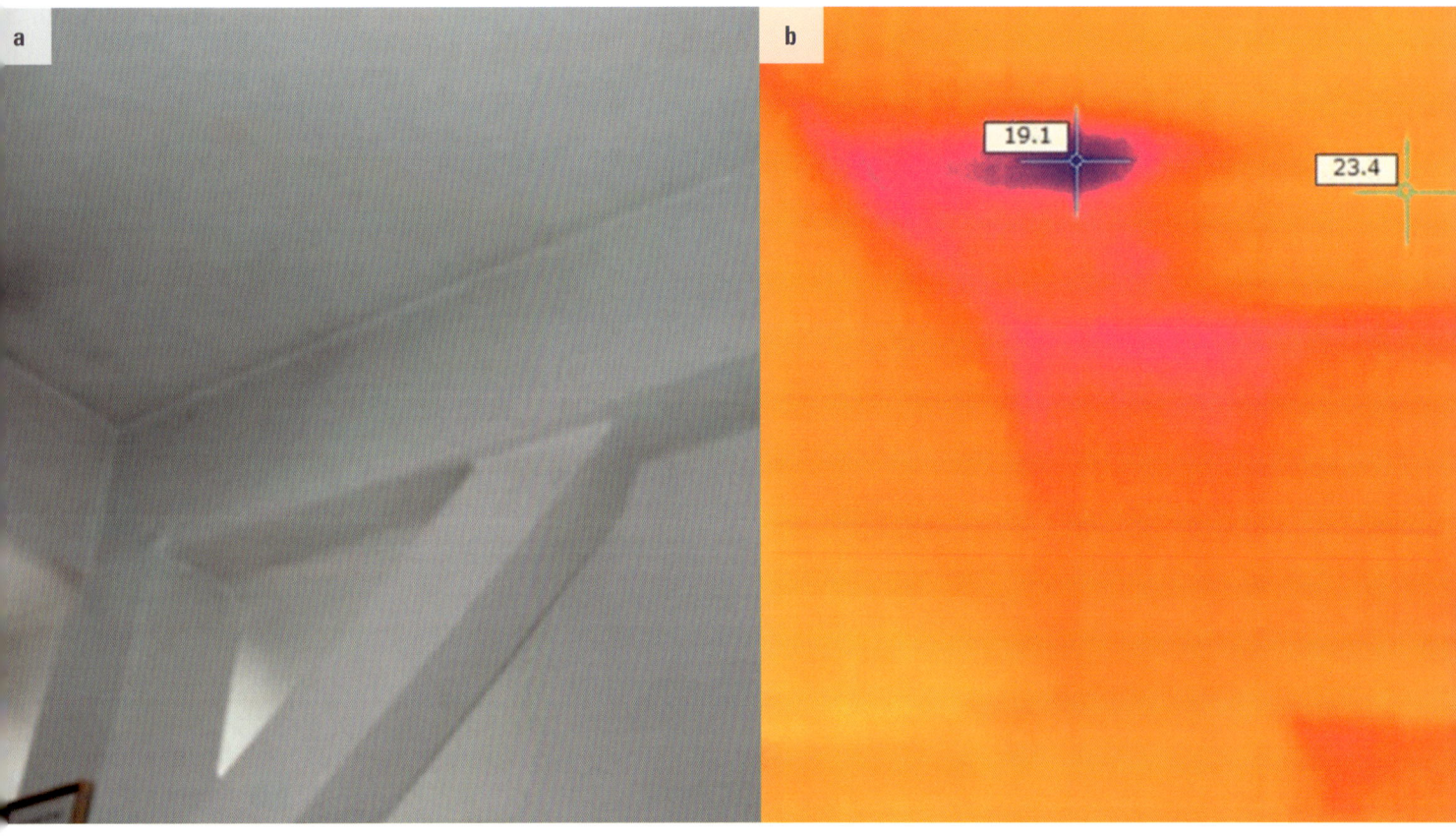

**Abb. 5.1.1.2: Schwarze Ablagerungen im Deckenbereich (a) und erkennbare Wärmebrücke im Bereich der Verfärbung (b) (Quelle: Blei-Institut)**

(Abb. 5.1.1.2) und Aerosolpartikeln, maßgeblich für den Fogging-Effekt verantwortlich (AGÖF, 2006). Im Gegensatz zu den flüchtigen organischen Verbindungen (VOC) benötigen schwer-flüchtige organische Verbindungen zum Ausgasen oft ein bis zwei Jahre oder sogar noch länger.

**Wichtige SVOC sind:**

■ Phthalate und andere Weichmacher
■ Polyzyklische aromatische Kohlenwasserstoffe (PAK)
■ Nikotin und Cotinin aus Tabakrauch
■ Paraffine aus Kerzen, Fußboden- und Möbelpflegemitteln
■ Fettalkohole
■ Fettsäureester
■ Fettsäuren

Physikalisch sind die schwarzen Ablagerungen auf Prozesse wie Kondensation, Konvektion, Thermophorese oder Impaktion zurückzuführen. Unter bestimmten Voraussetzungen können sich die SVOC an vorhandene Schwebstaubpartikel in der Raumluft anlagern. Darauf folgt eine Agglomeration kleinerer Partikel zu größeren Teilchen, die sich dann als schmierige rußähnliche Beläge auf Flächen in der Wohnung absetzen und als solche erkennbar werden. Ebenfalls können diese Ablagerungen durch das Vorbeiströmen des luftgetragenen Staubes an weichmacherhaltigen Oberflächen hervorgerufen werden (Klebefilm-Effekt). Eine gesundheitliche Problematik, die von den Schwarzstaubablagerungen ausgeht, ist nicht bekannt.

# 5.1.2 Salzausblühungen (Effloreszenz)

Bei Salzausblühungen handelt es sich um Ablagerungen unterschiedlicher wasserlöslicher Salze auf Baustoffen, die in Anwesenheit von Feuchtigkeit ausgebildet werden können. Diese werden häufig auch mit einem Schimmelpilzbefall verwechselt.

## Ursachen

Ausblühungen werden dadurch hervorgerufen, dass Wasser in ein Mauerwerk eindringt und die in den mineralischen Baustoffen (Beton, Ziegelsteine, Mörtel) enthaltenen Salze aufnimmt und abtransportiert. Dies sind meist lösliche Stoffe wie Natriumchlorid (NaCl), Natriumsulfat ($Na_2SO_4$) oder Magnesiumsulfat ($MgSO_4$) (Tab. 5.1.2.1). Die Bestandteile können aber auch weniger lösliche Verbindungen wie Calciumsulfat ($CaSO_4$) oder Calciumcarbonat ($CaCO_3$) sein (Icomos, 2010). Durch Diffusionsprozesse gelangt die Feuchtigkeit auf die Oberfläche der Konstruktion und verdunstet, wobei die mitgeführten Salze zurückbleiben und kristallisieren. Bei der Kristallisation erfolgt eine Volumenzunahme, wodurch die oberflächennahen Materialien, wie z. B. Putz, zerstört werden können (Abb. 5.1.2.1).

Schädigungen durch Calciumnitrat ($Ca(NO_3)_2$), auch Mauersalpeter genannt, findet man hingegen häufig in Gebäuden, die für die Tierhaltung genutzt werden. Dabei reagiert in der Raumluft vorliegendes Ammoniak, dessen Quelle Tierexkremente sind, mit dem Kalk aus dem Mauerwerk. Ausblühungen können von Pilzmyzelien mittels Folienkontaktprobe und anschließender mikroskopischer Untersuchung differenziert werden.

## Quellen für bauschädliche Salze

### Chloride

Chloride sind enthalten in Auftausalzen, entstehen bei technischen Prozessen, bei der Zubereitung von Speisen, durch Brände und können auch im Anmachwasser für Mörtel auf Winterbaustellen enthalten sein.

- $CaCl_2$ (Calciumchlorid)
- NaCl (Natriumchlorid)

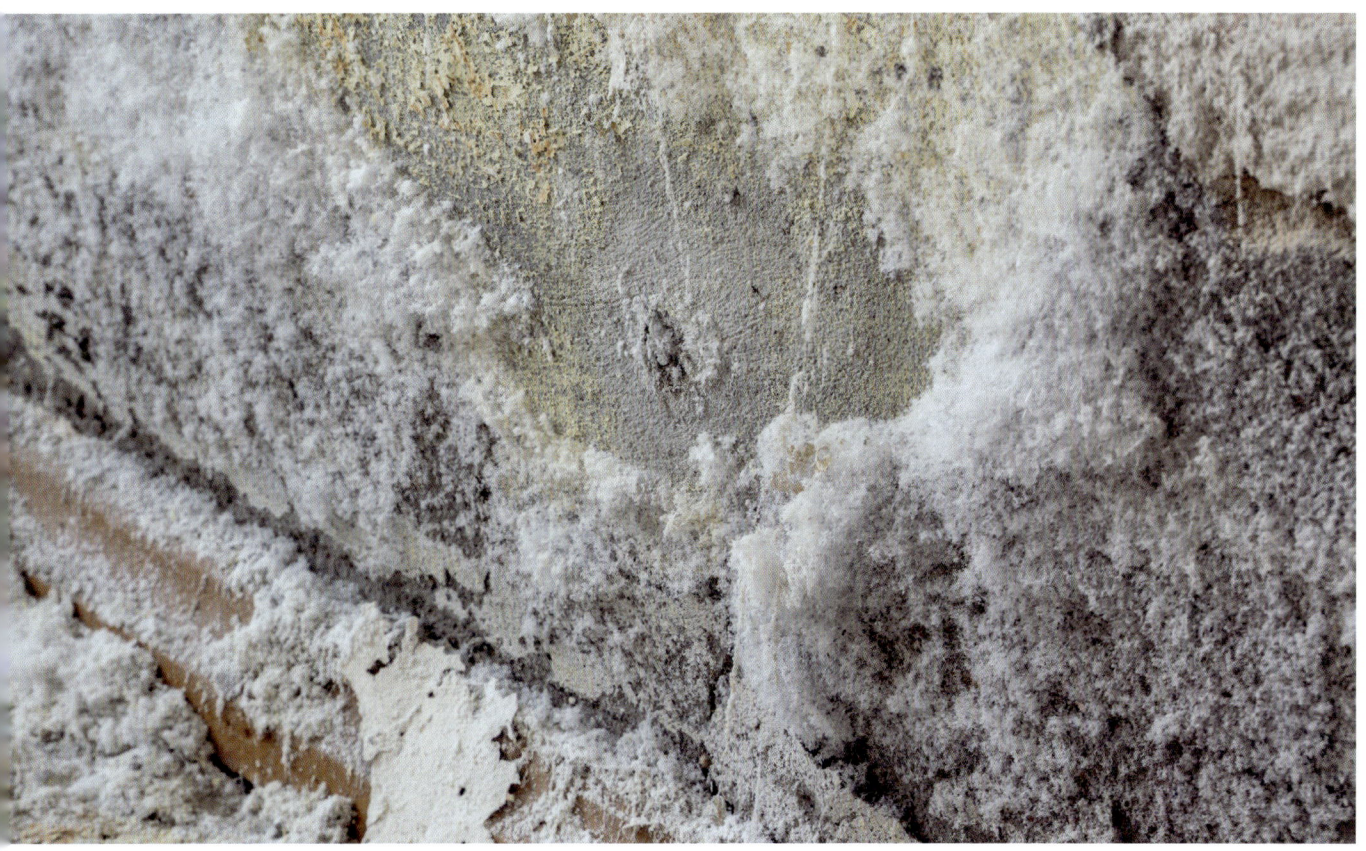

**Abb. 5.1.2.1: Salzausblühungen an einer Wand**

**Sulfate**

Sulfate deuten auf das Vorhandensein von Gips hin und entstehen als Verbrennungsrückstände.

- $MgSO_4$ (Magnesiumsulfat, Bittersalz)
- $CaSO_4$ (Calciumsulfat, Gips)
- $Na_2SO_4$ (Natriumsulfat, Glaubersalz)

**Nitrate**

Nitrate sind in Düngemitteln enthalten. Sie entstehen aber auch bei der Nutzung von Gebäuden zur Viehhaltung und durch menschliche und tierische Ausscheidungen, verursacht durch Fäkalschäden.

- $Mg(NO_3)_2$ (Magnesiumnitrat)
- $Ca(NO_3)_2$ (Calciumnitrat, Salpeter, Mauersalpeter)

| Salzion | Belastung | niedrig | mittel | hoch |
|---|---|---|---|---|
| Chloride | Substanzschädigend, stark hygroskopisch | <0,2 M.-% <0,1 M.-% bei Stahl | 0,2–0,5 M.-% | >0,5 M.-% |
| Sulfate | Zerstörend, nicht reversibel | <0,5 M.-% | 0,5–1,5 M.-% | >1,5 M.-% |
| Nitrate | Sprengend, hygroskopisch | <0,1 M.-% | 0,1–0,3 M.-% | >0,3 M.-% |
| **Maßnahmen** | | **Nur im Ausnahmefall erforderlich** | **Im Einzelfall erforderlich** | **Unbedingt erforderlich** |

Tab. 5.1.2.1: Richtwerte für Salze im Mauerwerk. M.-% ist der relative Anteil des Salzes an der Masse der jeweiligen Probe (nach WTA-Merkblatt 4-5-99/D).

# 5.2     Messverfahren

## 5.2.1     Bauphysikalische Messverfahren

### 5.2.1.1   Temperaturmessungen

**Lufttemperatur**

Die Messung der Lufttemperatur dient zur Berechnung des absoluten Feuchtegehalts der Raumluft und zur Kalkulation des Taupunktes. Zum Einsatz kommen dabei meist Messfühler mit Halbleiter- oder Thermoelement. Die Messungenauigkeit sollte einen Wert von ± 1 % nicht überschreiten.

**Oberflächentemperatur**

Bei der Sanierung von Gebäuden ist nicht nur die Temperatur der Luft von Bedeutung, sondern auch die Temperatur von Bauteiloberflächen. Unter Verwendung von Thermografiekameras, Widerstandsthermometern oder Pyrometern können thermische Schwachstellen (Wärmebrücken) detektiert bzw. sichtbar gemacht werden.

Widerstandsthermometer basieren auf dem physikalischen Prinzip, dass der elektrische Widerstand von Metallen mit steigender Temperatur zunimmt und diese den elektrischen Strom daher besser bei tiefen Temperaturen leiten (Kaltleiter). Damit dieser Effekt bei Messvorgängen genutzt werden kann, muss das Metall seinen elektrischen Widerstand in Abhängigkeit von der Temperatur auf reproduzierbare Weise ändern.

Als Widerstandsmaterial für industrielle Temperaturmessungen in einem Bereich von −200 bis 850 °C hat sich Platin aufgrund seiner chemischen Resistenz und fast linearen Temperaturabhängigkeit etabliert (DIN EN 60751:2009-05 Industrielle Platin-Widerstandsthermometer und Platin-Temperatursensoren).

Die Thermografie und Pyrometrie sind Verfahren der Infrarotstrahlungstemperaturmessung und beruhen auf dem Grundsatz, dass jeder Körper mit einer Temperatur oberhalb des absoluten Nullpunktes (−273,15 °C) elektromagnetische Strahlung im Infrarotbereich (780 nm bis 1mm) emittiert. Wird die Intensität dieser Strahlung gemessen, kann daraus die Oberflächentemperatur des Körpers ermittelt werden.

In der Bauwerksdiagnostik werden Thermografiekameras dazu genutzt, um ausgesandte Infrarotstrahlung von Bauteilen zu visualisieren und dadurch mögliche Wärmebrücken oder andere Schwachstellen aufzudecken.

Die Aufnahmen erfolgen üblicherweise in der kälteren Jahreszeit, wobei die Differenz zwischen Innen- und Außentemperatur mindestens 10 bis 15 °C betragen sollte. Weiterhin ist die Durchführung der Messung während der Nacht zu empfehlen, da direkte Sonneneinstrahlung die Messergebnisse verfälschen kann. In Abbildung 5.2.1.1.1 ist eine thermografische Aufnahme eines Gebäudes zu sehen.

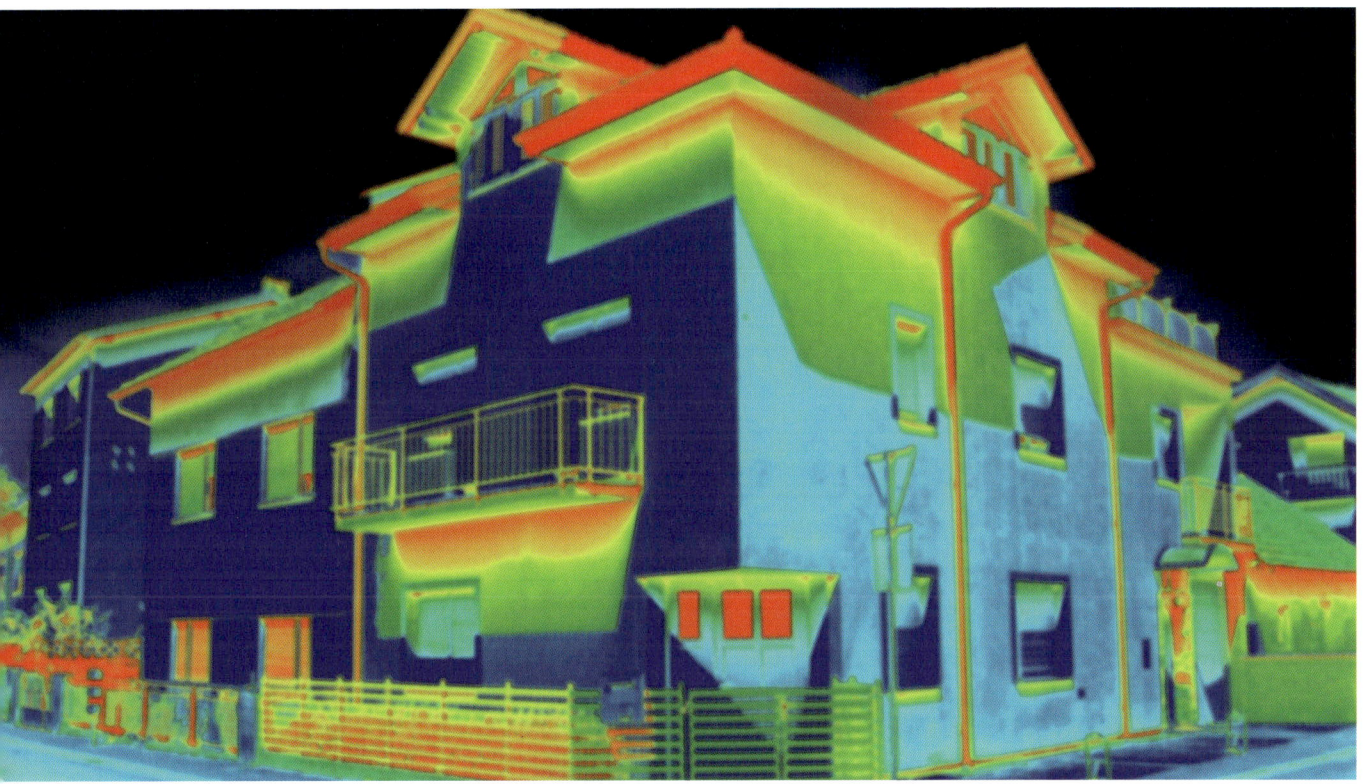

Abb. 5.2.1.1.1: Thermografische Aufnahme eines Gebäudes

## 5.2.1.2 Messung der Luftdichtheit – Blower-Door (nach DIN EN ISO 9972:2018-12)

Im Gebäudeenergiegesetz (GEG 2020) wird gefordert, dass die wärmeübertragende Gebäudehülle, inklusive der Fugen, dauerhaft luftundurchlässig abgedichtet wird. Die Luftdichtigkeit eines Gebäudes lässt sich mit Hilfe der Blower-Door (deutsch: „Gebläse-Tür") überprüfen. Die Blower-Door-Ausrüstung besteht aus einem Gebläse, das mit Hilfe eines verstellbaren Rahmens und eines Nylontuches luftdicht in

den Rahmen einer Außentür eingebaut werden kann. Über eine Drehzahlregelung des Gebläses und verschiedene Messblenden kann der vom Gebläse geförderte Luftvolumenstrom in einem weiten Bereich an die jeweilige Größe und Dichtigkeit des Gebäudes angepasst werden. In der Messausrüstung ist ebenfalls ein Manometer enthalten, das die Druckdifferenz zwischen dem Gebäudeinneren und der Umgebung ermittelt, sowie eine Einrichtung zur Bestimmung des vom Gebläse geförderten Volumenstroms.

Es wird ein Volumenstrom bestimmt, der für die Aufrechterhaltung eines Differenzdruckes von 50 Pa zwischen innen und außen erforderlich ist. Hierbei werden sowohl Unterdruck- als auch Überdruckmessungen durchgeführt. Teilt man diesen Wert durch das Luftvolumen des untersuchten Gebäudes, so erhält man den $n_{50}$-Wert. Diese Luftwechselzahl verwendet man international für die Bewertung der Luftdichtigkeit. So bedeutet z. B. ein $n_{50}$-Wert von 1,0 $h^{-1}$, dass bei 50 Pa Differenzdruck das Luftvolumen des Gebäudes einmal pro Stunde ausgetauscht wird.

Als Ergebnis von Blower-Door-Messungen findet man folgende typische Luftwechselraten: Altbauten 4 bis 12 $h^{-1}$, Neubauten ohne besondere Abdichtungen 3 bis 7 $h^{-1}$, bei Niedrigenergiehäusern 1 bis 2 $h^{-1}$ und bei Passivhäusern

0,1 bis 0,6 $h^{-1}$. Die Luftwechselraten, die mit den Blower-Door-Messungen ermittelt werden, sind jedoch nicht mit den realen Luftwechselraten unter den üblichen Nutzungsbedingungen zu verwechseln. Hierzu müssen die ermittelten Werte um den Faktor 10 bis 15 geteilt werden.

Die einzelnen Schritte für die Durchführung und Auswertung einer Blower-Door-Messung werden durch die DIN EN ISO 9972:2018-12 (Wärmetechnisches Verhalten von Gebäuden – Bestimmung der Luftdurchlässigkeit von Gebäuden – Differenzdruckverfahren (ISO 9972:2015); deutsche Fassung EN ISO 9972:2015) geregelt.

# 5.2.1.3    Leckageortung

Wie in Kapitel 3 beschrieben gibt es eine Vielzahl von Faktoren, die dafür verantwortlich sein können, dass in Gebäuden eine erhöhte Feuchtigkeit vorliegt. Ursachen sind z. B. Leckagen, Havarien, Wärmebrücken oder Abdichtungsfehler. Um eine effiziente Sanierungsabwicklung zu gewährleisten, ist es daher unabdingbar, vor Beginn der Maßnahmen den Auslöser des Schadens zu erfassen. Dazu stehen verschiedenste Technologien zur Verfügung, wovon einige im Folgenden näher erläutert werden.

## Tonfrequenzverfahren

Das Tonfrequenzverfahren basiert auf dem physikalischen Grundsatz, dass Geräte oder Leitungen, in denen Strom fließt, von elektromagnetischen Feldern umgeben sind. Diese elektromagnetischen Felder können dazu genutzt werden, eine Ortung von metallischen Rohren inner- und außerhalb von Gebäuden zu ermöglichen. Dabei können sowohl Position als auch Tiefe der Leitung bestimmt werden.

Für die Durchführung sind zwei Geräte notwendig. Das erste ist ein Sender, der an die zu prüfende Rohrleitung angeschlossen wird und in der Leitung einen elektrischen Strom als Messsignal mit einer definierten Frequenz erzeugt (z. B. 33 kHz). Das zweite Gerät ist ein Empfänger, der auf die Frequenz des Senders (in diesem Fall z. B. 33 kHz) eingestellt

wird. Hierdurch kann das elektromagnetische Feld gemessen und somit die Leitungsführung nachvollzogen werden.

Zwar ist diese Technologie hauptsächlich für die Ortung von metallischen Leitungen konzipiert, jedoch besteht auch die Option, Kunststoffleitungen mit Hilfe einer speziellen Glasfasersonde zu detektieren, die an einer Zugangsmöglichkeit in die zu prüfende Leitung eingeführt wird. Durch das elektromagnetische Feld der Glasfasersonde kann der Verlauf der Kunststoffrohre dann erfasst werden.

## UV-Licht-Prüfung

Bei dieser Methode werden mit Wasser verdünnte Farbstoffe (z. B. Luminat) in abwasserführende Leitungen, Behälter oder Gebäudeteile (Nasszellen, Keller etc.) gegeben, um potenzielle Undichtigkeiten nachzuweisen oder auszuschließen. Diese Farbstoffe besitzen fluoreszierende Eigenschaften, wenn sie mit ultraviolettem Licht einer bestimmten Wellenlänge ($\lambda$ = 365 nm) bestrahlt werden (Abb. 5.2.1.3.1). Beim Absuchen des Schadenbereiches mit einer speziellen UV-Lampe ist daher das Vorhandensein von gelb oder grün fluoreszierenden Verfärbungen auf den Oberflächen ein Nachweis für eine bestehende Undichtigkeit. Eine Prüfung von Trinkwasserleitungen ist mit dieser Methode nicht zulässig.

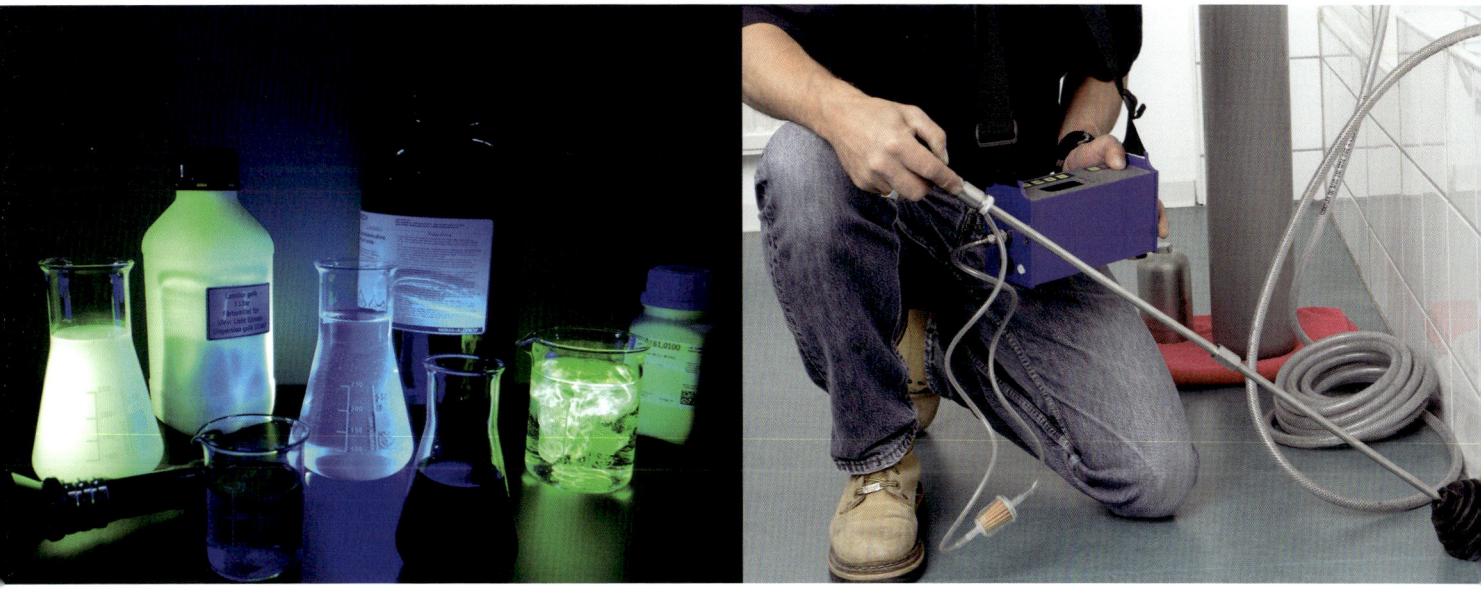

Abb. 5.2.1.3.1: Eine Auswahl an Fluoreszenzfarbstoffen       Abb. 5.2.1.3.2: Gasdetektion

## Gasdetektion

Das Gasdetektions- oder Spürgasverfahren wird angewandt, wenn schwer zugängliche Bereiche auf Leckagen untersucht werden sollen. Dies trifft besonders auf Versorgungsleitungen im Erdreich oder auf Hohlräume von Flachdachaufbauten zu. Das injizierte Gas, bestehend aus 95 % Stickstoff und 5 % Wasserstoff, besitzt eine hohe Diffusionsfähigkeit und eine geringere Dichte als Luft. Ein Gasaustritt aus vorhandenen Leckagen kann daher mit Hilfe von Detektoren nachgewiesen werden, wodurch eine Bestimmung des Schadenortes ermöglicht wird (Abb. 5.2.1.3.2). Bei gasdichten Baustoffen und Rohrisolierungen kann eine genaue Ortung jedoch nicht immer gewährleistet werden.

## Thermografie

Mit einer Thermografiekamera können Temperaturdifferenzen an Baukörpern, Gebäudeundichtigkeiten und Wärmebrücken zerstörungsfrei nachgewiesen werden. Dabei wird die von einem Objekt emittierte Infrarotstrahlung von Sensoren in der Kamera detektiert und anschließend in ein Wärmebild umgewandelt, bei dem man die Temperaturwerte in Echtzeit ablesen kann. Leckagen oder Leitungs- und Feuchtigkeitsverläufe sind dadurch zu lokalisieren und visuell darzustellen. Strömt z. B. warmes Wasser aus einer Leckage in die Bausubstanz, kann eine Thermografiekamera die vorhandenen Temperaturdifferenzen und dadurch den Schadenverlauf in einem Wärmebild präzise wiedergeben (Abb. 5.2.1.3.3).

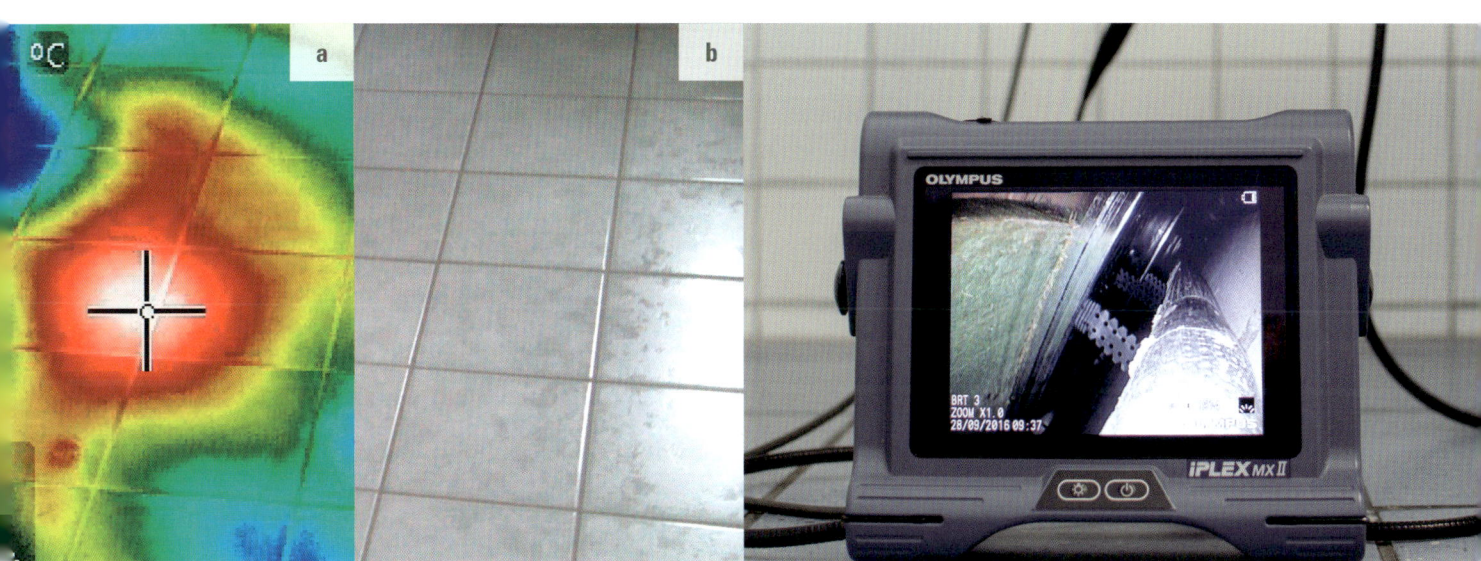

Abb. 5.2.1.3.3: Wasseraustritt durch Schaden an einer Heizungsleitung unterhalb des verfliesten Estrichbodens (a: Wärmebild; b: Echtbild)

Abb. 5.2.1.3.4: Videoendoskopie

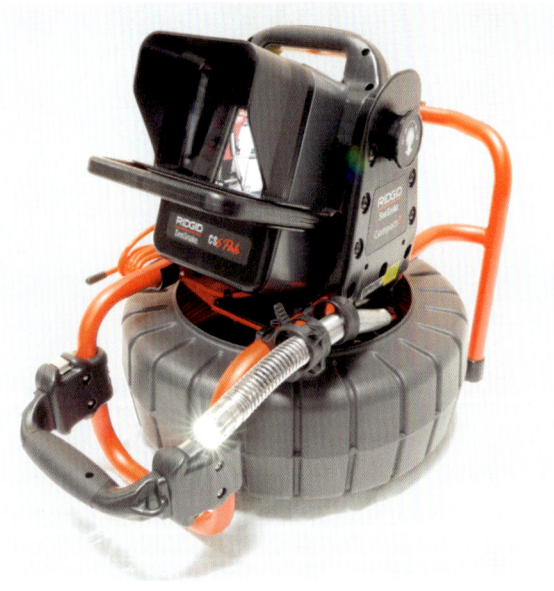

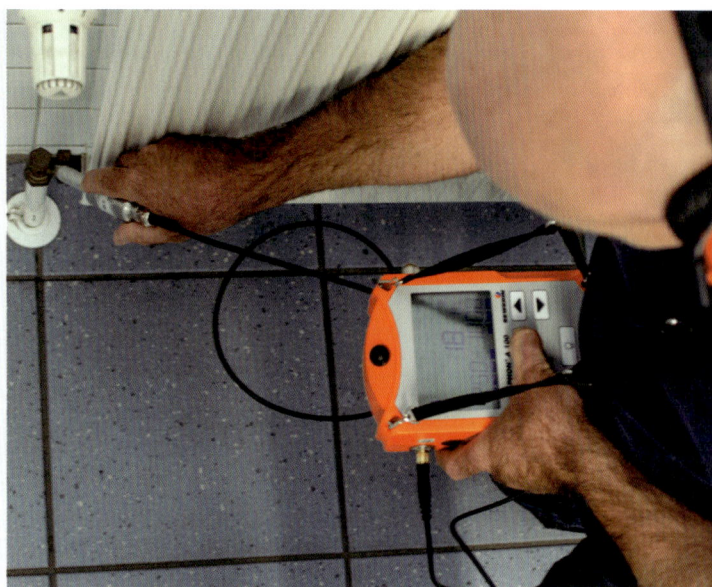

**Abb. 5.2.1.3.5: Kanal-TV**     **Abb. 5.2.1.3.6: Einsatz eines Körperschallmikrofons**

## Videoendoskopie

Durch ein Videoendoskop (Abb. 5.2.1.3.4) können Schäden in Hohlräumen und schwer zugänglichen Bereichen, wie z. B. Installationsschächten oder abgehängten Deckenkonstruktionen, nahezu zerstörungsfrei begutachtet werden. Eine Endoskopsonde, an deren Ende sich eine Kamera und eine Lichtquelle befinden, wird dabei in eine vorhandene Öffnung oder in ein 10-mm-Bohrloch eingeführt. Durch den Einsatz von flexiblen Endoskopen, die bis zu 120° in alle Richtungen bewegt werden können, lassen sich selbst schwer zugängliche Orte untersuchen. Dabei können jederzeit Fotos erstellt und die Untersuchung entsprechend dokumentiert werden.

## Kanal-TV

Der Anwendungsbereich dieser Technik umfasst die optische Untersuchung von Rohrleitungen im Abwasser- und Regenwasserbereich von DN 40 bis DN 150 der Hausinstallation bis zu einer Länge von 20 bis 30 m. Durch den Einsatz einer Kamerakopfes mit integrierter Beleuchtung, der an einer Glasfaser-Schubstange montiert ist, kann die zu prüfende Leitung optisch auf Fehlstellen untersucht werden. Die Bilddaten werden auf einem Monitor in Echtzeit wiedergegeben (Abb. 5.2.1.3.5). Bei mehreren Richtungsänderungen

des Leitungsverlaufes in Folge (87°-Bogen/-Abzweige) ist eine Befahrung nicht immer möglich.

## Elektroakustik

Bei druckwasserführenden Leitungen können Leckagen, aus denen Wasser ausströmt, was Schallwellen erzeugt, mit Hilfe von elektroakustischen Messinstrumenten geortet werden. Ermöglicht wird dies, da am Austrittspunkt des Wassers das Rohrmaterial in Schwingung versetzt wird und sich diese Schwingungen über das Rohrsystem ausbreiten (Körperschall). Über leistungsstarke Mikrofone kann diese Oszillation im Bereich von 16 Hz bis 20 kHz dann an zugänglichen Kontaktstellen, wie z. B. Armaturen, erfasst werden.

Ebenso erfolgt eine Übertragung der Schallwellen des auslaufenden Wassers über den Fußboden (Bodenschall). Die akustischen Signale gelangen dabei bis zur Oberfläche und werden ebenfalls über Mikrofone an ein Empfangsgerät übermittelt, das einzelne Frequenzen filtern und verstärken kann. Die Intensität des Schalls kann über einen Kopfhörer wahrgenommen und simultan auf einem Bildschirm abgelesen werden. Kleine bzw. tropfende Leckagen können mit dieser Messmethode nicht erfasst werden, da diese kein messbares akustisches Signal erzeugen.

# 5.2.1.4 Feuchtigkeitsmessverfahren

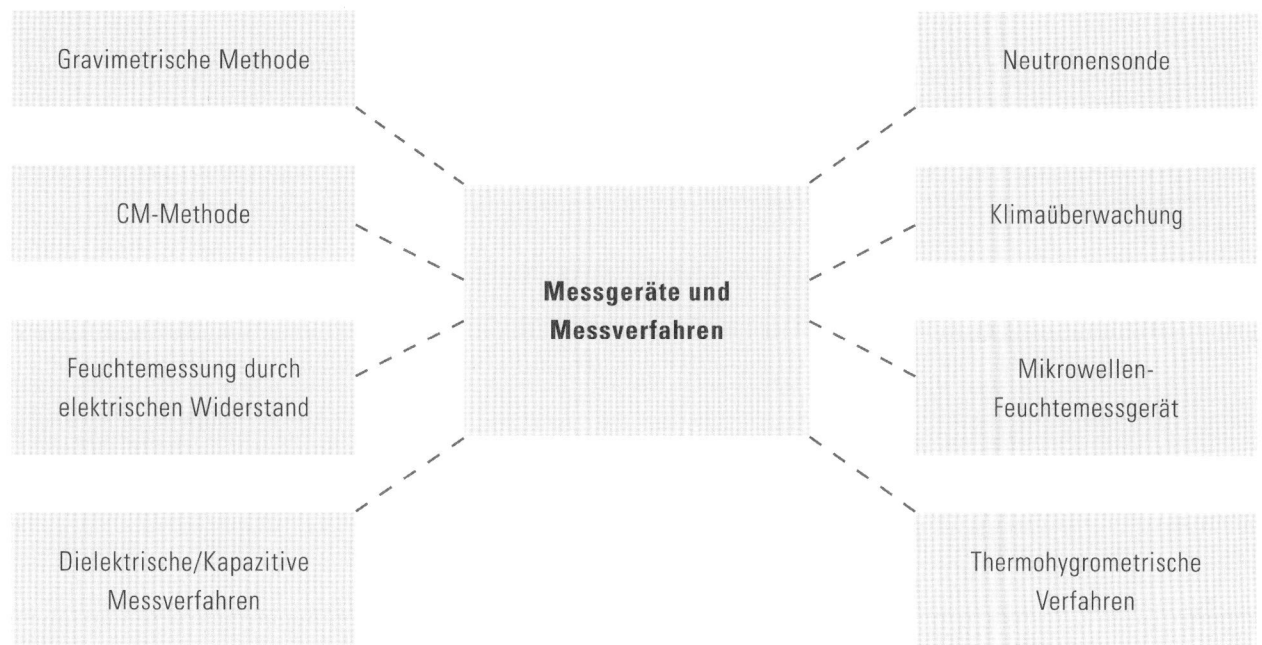

**Abb. 5.2.1.4.1: Klassische Methoden zur Bestimmung der Feuchtigkeit von Baustoffen**

In den Bereichen der Trocknungstechnik und der Bauwerksdiagnostik ist die Feuchtemessung von Baustoffen essentiell, da sowohl der momentane Status von Materialien als auch die Qualität von Instandsetzungsmaßnahmen überprüft werden können. Die klassische gravimetrische Feuchtemessung, die sich durch ein hohes Maß an Genauigkeit auszeichnet, besteht aus einer zerstörenden Probenentnahme vor Ort und einer Analyse im Labor.

Diese Technik besitzt zwar den höchsten Grad an Präzision, ist jedoch destruktiv und mit einem hohen zeitlichen und logistischen Aufwand verbunden, weshalb größtenteils alternative Messgeräte zum Einsatz kommen, die unmittelbar vor Ort angewendet werden können. Dabei sollten diese Geräte idealerweise folgende Kriterien erfüllen:

- Zerstörungsfreies oder zumindest zerstörungsarmes Messverfahren
- Keine Empfindlichkeit gegenüber baurelevanten Salzen
- Verzicht auf Prüfung der Ergebnisse im Labor
- Messung des freien Wassers im Baustoff
- Möglichkeit einer Wiederholungsmessung
- Messung in der Bauteiltiefe
- Exakte Bestimmung des Feuchtegehalts

## Gravimetrische Methode (nach DIN EN ISO 12570:2018-07)

Die gravimetrische Methode (Darr-Wäge-Trocknung) ist ein invasives Verfahren zur Bestimmung des absoluten Feuchtegehalts einer Materialprobe durch Dehydratation. Zu diesem Zweck wird dem durchfeuchteten Bauteil eine Probe (Holzstück, Bohrkern, Bohrmehl) entnommen, luftdicht transportiert und im Labor gewogen, getrocknet und erneut gewogen. Die festgestellte Gewichtsdifferenz entspricht dabei dem Wassergehalt der Probe.

Die Trocknung des Materials erfolgt durch Erwärmung in einem Heizschrank. Bei dem Großteil der mineralischen Baustoffe beträgt die Trocknungstemperatur 105 °C, bei anderen wie z. B. Gips etwa 40 °C. Durch diese Temperaturregulation wird gewährleistet, dass dem Baustoff nur das freie Wasser und nicht das chemisch gebundene Wasser entzogen wird. Chemisch gebundenes Wasser, auch Kristallwasser oder Hydratwasser genannt, ist Bestandteil von kristallinen Festkörpern.

Dieser Technik kommt durch ihre hohe Präzision eine bevorzugte Stellung bei der Feuchtebestimmung von Baustoffen zu. Sie gilt international als Standardmethode und dient als Referenz für andere Verfahren.

## Methode: gravimetrische Methode

**Vorteile**
- Genaueste Methode
- Gilt international als Standard

**Nachteile**
- Zerstörendes Verfahren
- Feuchteverlust im Zuge der Probenahme
- Messergebnisse stehen erst nach Laborauswertung zur Verfügung

**Anwendung**
- Alle Baustoffe, die Feuchtigkeit aufnehmen können

Tab. 5.2.1.4.1: Vor- und Nachteile der gravimetrischen Methode

## CM-Methode (Calciumcarbid-Methode) (nach DIN 18560-1)

Die CM-Methode wird verwendet, um die Belegreife von mineralisch gebundenen Estrichsorten wie Zementestrichen oder Anhydritestrichen zu bestimmen. Mit Hilfe dieses schnellen chemischen Verfahrens, bei dem die Reaktion von Calciumcarbid auf Wasser analysiert wird, kann der Feuchtegehalt bzw. die Menge an freiem Wasser in festen Stoffen ermittelt werden. Das Gerät selbst besteht aus einer Druckflasche, Stahlkugeln und einem Verschluss mit integriertem Manometer.

Bei der Applikation wird zunächst dem durchfeuchteten Baustoff mit Hilfe von Hammer und Meißel eine kleine Materialprobe entnommen und diese sorgfältig in einem Mörser zerkleinert. Zur Messung wird dann eine definierte Menge (Einwaage) des zu untersuchenden Feststoffes in das Druckgefäß verbracht. Daraufhin werden die Stahlkugeln und eine Ampulle mit Calciumcarbid zugegeben. Nach dem Verschließen des Behälters wird die Ampulle mit Calciumcarbid unter leichtem Schütteln durch die Stahlkugeln zertrümmert. Hierdurch kommt es zu einer chemischen Reaktion zwischen Calciumcarbid und dem freien Wasser in der Probe, wodurch Acetylengas als Produkt entsteht (Abb. 5.2.1.4.2). Dieses hat einen Druckanstieg zur Folge, der mit Hilfe des Manometers gemessen werden kann. Der Wassergehalt kann jetzt in Abhängigkeit vom Druck (bar) und der Einwaage (g) mittels Kalibriertabellen abgelesen werden.

$$CaC_2 + 2\,H_2O \longrightarrow Ca(OH)_2 + C_2H_2$$

Calciumcarbid + Wasser $\longrightarrow$ Calciumhydroxid + Acetylen

Abb. 5.2.1.4.2: Reaktionsweg der CM-Methode

## Methode: CM-Methode

**Vorteile**
- Quantitativ messbarer Wert der Ausgleichsfeuchte

**Nachteile**
- Zerstörendes Verfahren

**Anwendung**
- Feststellung der Belegreife von Estrichen

Tab. 5.2.1.4.2: Vor- und Nachteile der CM-Methode

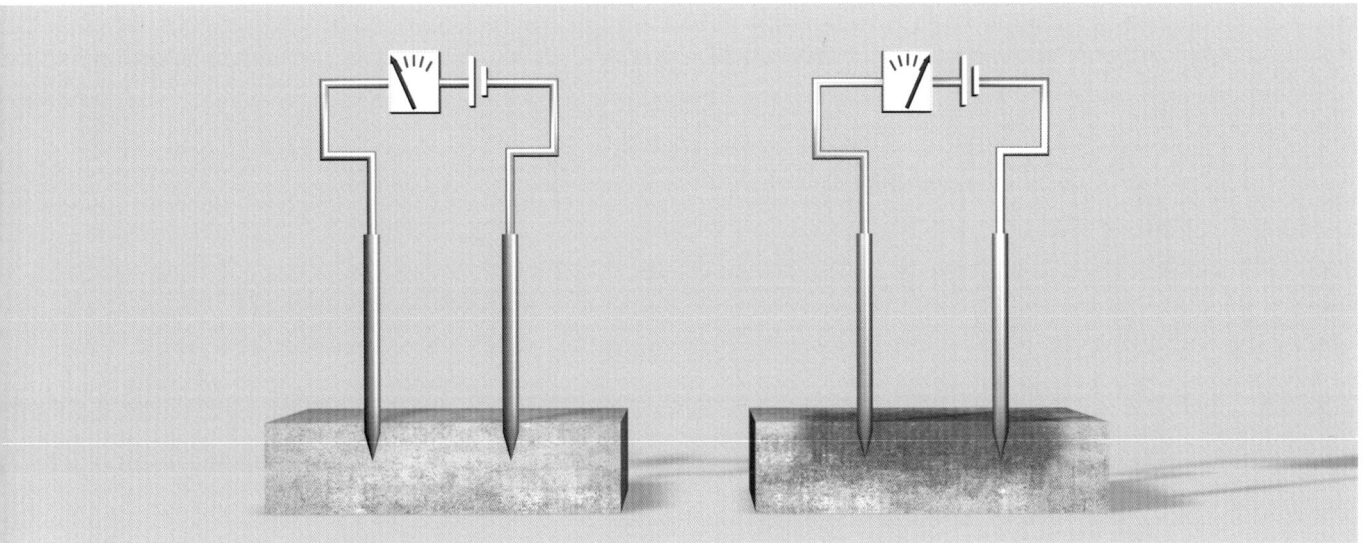

**Abb. 5.2.1.4.3: Prinzip der Messung des elektrischen Widerstands**

## Feuchtemessung durch elektrischen Widerstand

Die Feuchtemessung durch den elektrischen Widerstand ist eine Technik, bei der die elektrische Leitfähigkeit (Konduktivität) eines Baustoffes zu dessen Feuchtegehalt in Korrelation gesetzt wird. Möglich ist dies, da sich der elektrische Widerstand eines Feststoffes in Abhängigkeit von seinem Feuchtegehalt antiproportional verhält. Das Verfahren findet insbesondere bei Holz oder mineralischen Baustoffen wie Putz, Estrich oder Mauerwerk Anwendung und dient der flächenmäßigen Eingrenzung eines Feuchteschadens.

Das Messgerät ist in der Regel mit je zwei langen Messspitzen (Elektroden) ausgestattet, die in einem Abstand von ca. 5 bis 8 cm entsprechend der Tiefe des zu messenden Bauteils paarweise eingesetzt werden (Abb. 5.2.1.4.3).

Trockene Baustoffe haben einen hohen elektrischen Widerstand, wohingegen feuchte Baustoffe einen geringen elektrischen Widerstand besitzen. Diese Unterschiede in der Konduktivität werden von den Messgeräten durch sogenannte Digits ausgedrückt, Zahlen ohne physikalische Einheit. Hierbei ist zu berücksichtigen, dass keine allgemeingültigen Werte existieren, sondern die Werte für „trocken" und „feucht" individuell für jeden Baustoff betrachtet werden müssen.

### Sonderfall Holzfeuchte

Die elektrische Leitfähigkeit des Holzes wird durch die Holztemperatur und die unterschiedlichen Inhaltsstoffe der einzelnen Holzarten beeinflusst. Zur Erzielung präziser Messergebnisse ist es erforderlich, diese Einflüsse gerätetechnisch zu berücksichtigen. Dafür wurden spezielle Holzfeuchte-Messgeräte mit Holzsorten-Einstellung und Temperaturkompensation entwickelt. Technischer Standard ist eine vierstufige Holzsorten-Korrektur mit Temperaturkompensation von −10 bis +90 °C. Eine weitere Verbesserung der Messgenauigkeit für die jeweils ausgewählte Holzart wird durch die Vorgabe einer artspezifischen Eichkurven-Kennziffer erreicht.

## Methode: Feuchtemessung durch elektrischen Widerstand

| Vorteile | Nachteile | Anwendung |
|---|---|---|
| ■ Zerstörungsarme Messmethode | ■ Beeinflussung der Messergebnisse durch Materialtemperatur, chem. Materialzusammensetzung und Materialdichte | ■ Holzfeuchte |
| ■ Messergebnisse sofort ablesbar | | ■ Mauerwerk |
| ■ Einfache Handhabung | | ■ Gipskartonplatte |
| ■ Tiefenmessungen in Bauteilquerschnitten möglich | ■ Salze und Metalle sind Störfaktoren | ■ Dämmschichten |
| | | ■ Schüttungen in Holzbalkendecken |

**Tab. 5.2.1.4.3: Vor- und Nachteile der Feuchtemessung durch elektrischen Widerstand**

## Dielektrische/Kapazitive Messverfahren

Die dielektrische Feuchtemessung ist ein schnell einsetzbares Verfahren zur groben Einschätzung der Bauteilfeuchte und zur Eingrenzung von durchfeuchteten Bereichen in Baustoffen. Es beruht auf dem Funktionsprinzip eines Kondensators. Dabei werden zwei elektrisch leitfähige Flächen (Elektroden) von einem isolierenden Material (Dielektrikum) getrennt.

Zwischen den Platten baut sich ein elektrisches Feld auf, das Energie speichert (Kapazität). Die Durchlässigkeit der Materialien für elektrische Felder (Permittivität) kann dabei sehr variieren und wird durch die Permittivitätszahl bzw. dielektrische Funktion [ε] ausgedrückt (Bsp.: $\varepsilon_{Luft}$: 1, $\varepsilon_{dest.\ Wasser}$: 80,8). Bei einem Messvorgang baut sich das elektrische Feld zwischen der Sonde und der Oberfläche des Baustoffes auf, wenn die Sonde senkrecht auf die Oberfläche trifft (Abb. 5.2.1.4.4). Befindet sich Feuchtigkeit im Baustoff, werden bei einer Messung nicht der Wassergehalt, sondern die dielektrischen Materialeigenschaften in Digits erfasst.

Generell besitzen feuchte Baustoffe eine höhere Kapazität als trockene Baustoffe. Die Eindringtiefe des elektrischen Feldes hängt im Wesentlichen von der Feuchtigkeit und der Rohdichte des Materials ab. Je höher die Feuchtigkeit und/oder die Rohdichte, desto geringer die Eindringtiefe. Diese Technik kann nur dazu verwendet werden, eine vorläufige Einschätzung über die Feuchtigkeit von Baustoffen anhand einer Oberflächenmessung zu geben. Weiterführende Messungen, wie z. B. das thermohygrometrische Messverfahren, sind vor Ort unerlässlich, um belastbare Daten über den Feuchtegehalt des Materials zu erhalten.

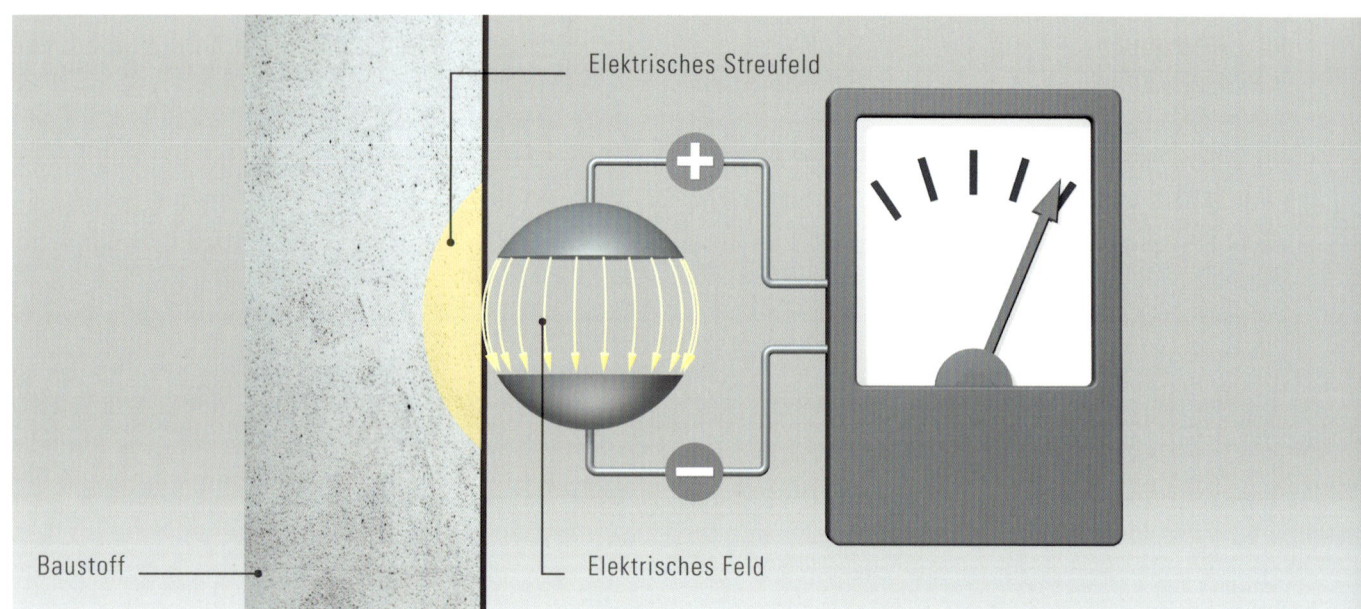

**Abb. 5.2.1.4.4: Messprinzip des dielektrischen Verfahrens**

## Methode: dielektrische/kapazitive Verfahren

| **Vorteile** | **Nachteile** | **Anwendung** |
|---|---|---|
| ■ Zerstörungsfreie Messmethode<br>■ Messergebnis schnell ablesbar<br>■ Einfache Handhabung | ■ Salze und Metalle sind Störfaktoren<br>■ Messtiefe abhängig von Baumaterial und Rohdichte<br>■ Keine Tiefenmessung möglich<br>■ Keine absoluten Messergebnisse (muss interpretiert werden) | ■ Massive Bauteile wie Estriche und Mauerwerk |

**Tab. 5.2.1.4.4: Vor- und Nachteile des dielektrischen Verfahrens**

## Mikrowellen-Feuchtemessgerät

Eine weitere Messtechnik, die auf den dielektrischen Eigenschaften des Wassers beruht, stellt das Mikrowellen-Feuchtemessverfahren dar. Analysiert wird dabei die Differenz zwischen ausgesandten und empfangenen Wellen, die durch Änderungen der Amplitude und Phasenverschiebungen hervorgerufen werden. Diese Abweichungen sind auf Reflexion, Refraktion, Absorption und Streuung der Mikrowellen an den Grenzschichten im Inneren des Untersuchungsmaterials zurückzuführen.

Ebenso wie bei der kapazitiven Feuchtemessung ist die Permittivität der verschiedenen Stoffe ein entscheidender Faktor beim Messvorgang. Die Mikrowellen werden bei der Durchquerung des Materials reflektiert und von einem Detektor registriert. Beeinflusst wird die Messgröße dabei durch die Permittivitätszahl. Aufgrund der großen Differenz zwischen Wasser und den meisten Fest- bzw. Baustoffen lassen sich daher auch geringe Mengen an Feuchtigkeit detektieren.

In Abhängigkeit von den eingesetzten Gerätschaften können Rasterfeuchtemessungen bis zu einer Tiefe von 80 cm durchgeführt werden. Bei dem Messvorgang wird ein bestimmtes Volumen des Baustoffes von den Mikrowellen erfasst. Die Messung liefert somit immer ein Ergebnis, das dem Feuchtegehalt in diesem Messvolumen entspricht (Abb. 5.2.1.4.5).

Mit Hilfe dieser Technik kann die relative Feuchteverteilung von homogenen Baustoffen, die in der Tiefe durchfeuchtet sind, wiedergegeben werden. Hierfür liegen entsprechende Kalibrierkurven vor (Ziegelsteine, Porenbeton, Sandstein, Anhydritestriche etc., WTA-Merkblatt 4-11-02).

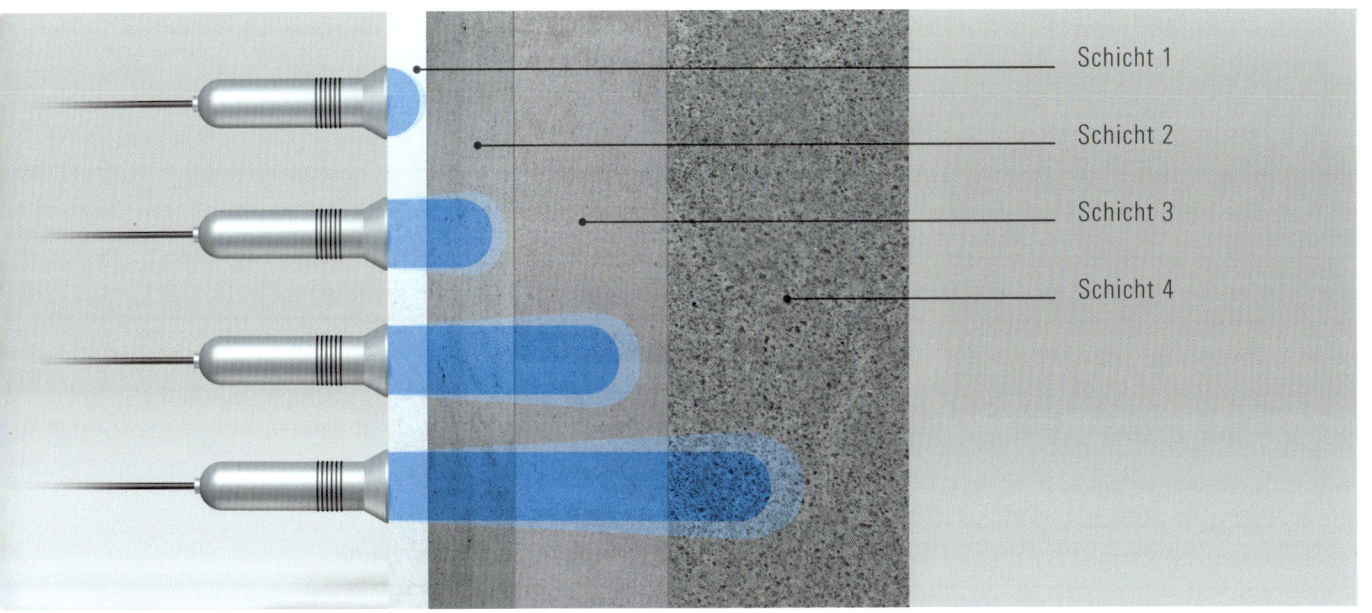

**Abb. 5.2.1.4.5: Messprinzip der Mikrowellen-Feuchtemessung**

## Methode: Mikrowellen-Feuchtemessung

### Vorteile

- Weitgehend zerstörungsfreies Verfahren
- Unabhängigkeit der Messergebnisse vom Salzgehalt des Materials
- Materialspezifische Kalibrierung möglich

### Nachteile

- Bedingter Einsatz auf rauen, unebenen Oberflächen
- Metalle können den Messwert verfälschen

### Anwendung

- Massive homogene Bauteile
- Estriche
- Wände

**Tab. 5.2.1.4.5: Vor- und Nachteile der Mikrowellen-Feuchtemessung**

## Thermohygrometrische Verfahren

Luft besitzt die Eigenschaft, bei unterschiedlichen Temperaturen verschiedene Mengen an Wasser aufzunehmen. Kalte Luft zeigt diesbezüglich eine geringere Kapazität als warme Luft. Physikalisch wird diese Funktion durch die relative Feuchte dargestellt. Anders als die absolute Feuchte (Gramm Wasser/Kilogramm trockene Luft) bezieht sich die relative Feuchte auf die maximal mögliche Menge an Wasser in der Raumluft, in Abhängigkeit von der momentanen Temperatur. Der jeweilige Sättigungsgrad der Luft wird dann prozentual wiedergegeben.

Basierend auf diesem Prinzip wird beim thermohygrometrischen Verfahren stets die relative Feuchte mit der Temperatur in Verbindung gebracht, um den Zustand von Baustoffen oder des Raumklimas zu bewerten. Diese Zusammenhänge können dann mit Hilfe eines Mollier-h-x-Diagramms grafisch ausgedrückt werden (Abb. 3.1.2.2.1).

Das thermohygrometrische Verfahren ermöglicht die Feststellung des Feuchtegehalts von fast allen Bauteilen und erlaubt Tiefenmessungen im Bauteilquerschnitt. Das Messinstrument ist meist mit einem Feuchtigkeitssensor (stabförmige Elektrode) ausgestattet, der durch ein Bohrloch bis in die gewünschte Tiefe des Bauteils eingeführt wird, um dort die relative Luftfeuchtigkeit zu messen (Abb. 5.2.1.4.6). Hinsichtlich des Feuchtegehalts strebt ein Baustoff stets nach einem Gleichgewichtszustand mit der Umgebungsluft. Aus diesem Grund lässt sich die Materialfeuchte durch die relative Luftfeuchte im Umgebungsbereich des Materials näherungsweise darstellen.

Idealerweise erfolgt die Messung nach diesem Prinzip zu einem Zeitpunkt, zu dem der Gleichgewichtszustand erreicht ist. Das bedeutet, zwischen Bohren und Messen ist eine Ruhezeit von einigen Minuten einzuhalten, bis sich die beim Bohren erwärmte Bohrlochwandung wieder abgekühlt und sich die Balance zwischen der Temperatur und der relativen Luftfeuchte im Baustoff und in der Umgebungsluft eingestellt hat. In der Regel gilt, dass die Sonde in der Luft nach ca. 5 Minuten und in einem Bohrloch nach etwa 15 Minuten den Gleichgewichtszustand anzeigt. Dabei ist zu berücksichtigen, dass die relative Feuchte in Innenräumen dort gemessen wird, wo die Temperatur so nah wie möglich an der Durchschnittstemperatur des Raumes liegt.

## Neutronensonde

Die Neutronensonde (Abb. 5.2.1.4.7) wird eingesetzt, wenn eine zerstörungsfreie Tiefenmessung erforderlich ist. Beispiele dafür sind:

- Leckageortung an Flachdächern und Abwasserleitungen
- Leckageortung in Fußbodenkanälen und Schächten
- Analyse der Feuchtigkeitsverteilung in hochwertigen Fußböden und Flachdächern
- Dichtemessung in Baustoffen und Böden

Neutronen sind elektrisch neutrale Teilchen und bilden gemeinsam mit den Protonen den Kern eines Atoms. Sonden, die eine Neutronenquelle enthalten, emittieren schnelle Neutronen, deren Geschwindigkeit durch die Kollision mit massegleichen Wasserstoffatomen reduziert wird. Aufgrund dieses Abbremsvorgangs wird Strahlung freigesetzt, die man mit Hilfe von Detektoren quantitativ erfassen kann. Die Intensität der so entstandenen Sekundärstrahlung ist ein Maß für den Feuchtegehalt des Baustoffes. Eine Visualisierung der gewonnenen Daten erfolgt im Anschluss auf einer Skizze, um so Hinweise auf die Feuchteverteilung zu erhalten.

Als Neutronenquelle dient häufig ein Gemisch aus Americium und Beryllium, was erhöhte Anforderungen an den Arbeitsschutz zur Folge hat, da Americium radioaktive Eigenschaften besitzt.

---

## Methode: thermohygrometrische Verfahren

| Vorteile | Nachteile | Anwendung |
|---|---|---|
| - Zerstörungsarme Messmethode<br>- Messergebnis schnell ablesbar<br>- Einfache Handhabung<br>- Tiefenmessungen in Bauteilquerschnitten möglich | - Zeitverlust durch Anpassung der Sonde an neue Parameter (Feuchte und Temperatur) | - Baustoffunabhängiges Feuchtemessverfahren |

**Tab. 5.2.1.4.6: Vor- und Nachteile der Messung der relativen Luftfeuchte**

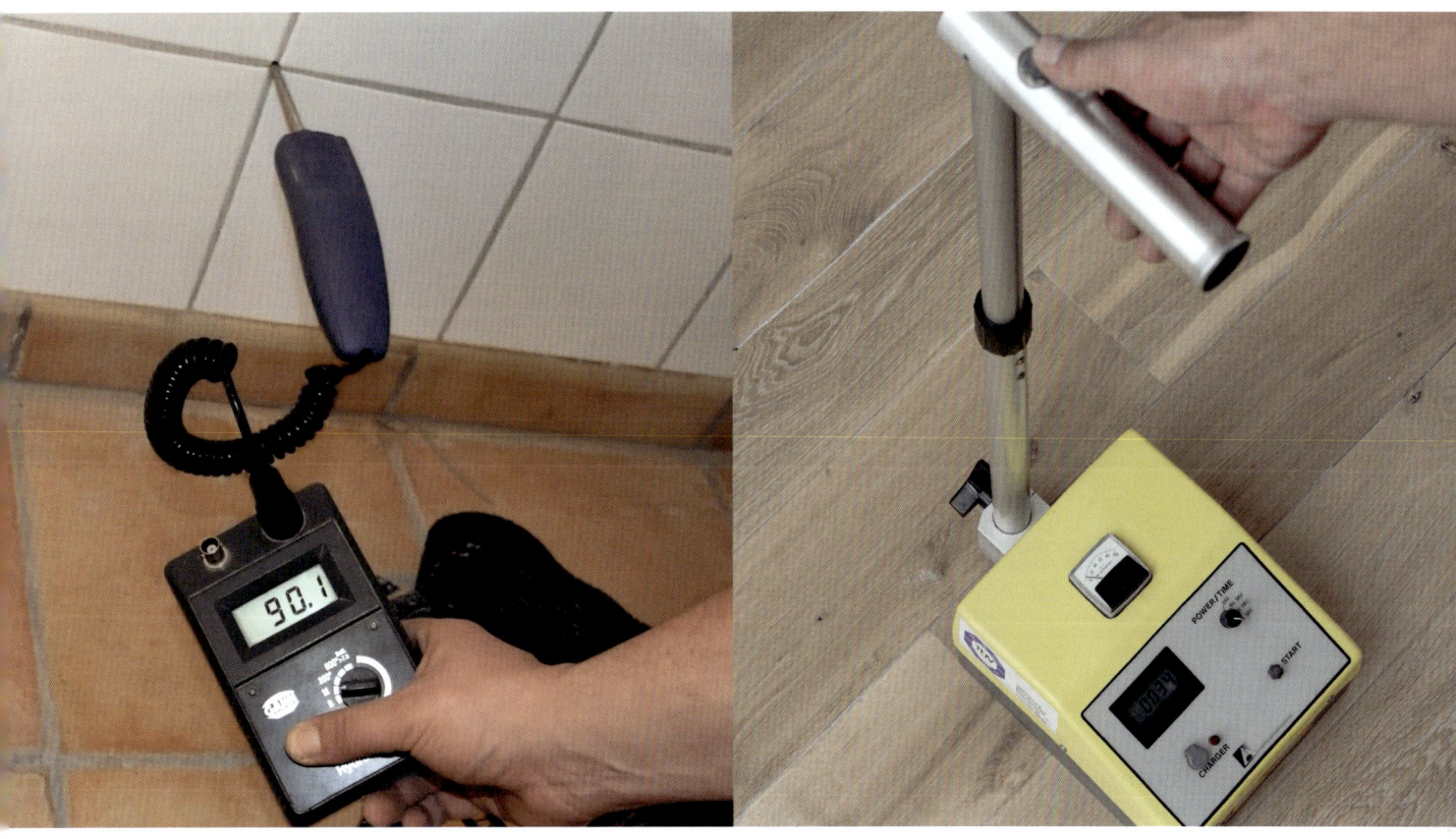

**Abb. 5.2.1.4.6: Messung der relativen Luftfeuchte im Mauerwerk**

**Abb. 5.2.1.4.7: Neutronensonde**

## Methode: Neutronensonde

### Vorteile
- Zerstörungsfrei
- Messergebnis sofort ablesbar
- Eindringtiefe bis 30 cm
- Messung weder von der Temperatur noch vom Material abhängig
- Hohe Wiederholgenauigkeit

### Nachteile
- Durchführung nur durch ausgebildete Fachkraft
- Freies und gebundenes Wasser können nicht unterschieden werden
- Radioaktive Stoffe: hohe gesetzliche und behördliche Anforderungen

### Anwendung
- Dämmschichten unter Estrichen
- Verbundbaustoffe
- Massive Bauteile

**Tab. 5.2.1.4.7: Vor- und Nachteile der Feuchtemessung mittels Neutronensonde**

## Klimaüberwachung

Durch die Montage von Datenloggern können die relative Luftfeuchte sowie die Raum- und Wandoberflächentemperatur detailliert und über einen langen Zeitraum (mehrere Monate) dokumentiert werden. Dies ermöglicht eine Aussage, unter welchen Konditionen eine Taupunktunterschreitung und folglich ein Ausfall von Tauwasser stattgefunden hat. Mögliche Defizite im Heizungs- und Lüftungsverhalten können durch diese Technik erkannt und behoben werden. Aus diesem Grund werden die Messungen vorzugsweise in den Wintermonaten durchgeführt.

| | Feuchtigkeitsmessung | Thermografie | Nebelgenerator | Elektroakustik | Druckprobe | Leitungsortung | Gasdetektion | Endoskopie | Kanal-TV | Farbstoff-/UV-Licht-Prüfung | Klimaüberwachung/Datenlogger | Absperrblasen | Akustiksonde |
|---|---|---|---|---|---|---|---|---|---|---|---|---|---|
| KW | • | • | | • | • | • | • | • | | | | | • |
| WW | • | • | | • | • | • | • | • | | | | | • |
| Heizung | • | • | • | • | • | • | • | • | | | • | | • |
| Abwasser | • | • | • | | | | | • | • | | | • | |
| Regenwasser | • | • | | | | | | • | • | | • | • | |
| Spritzwasser | • | • | • | | | | | | • | • | | • | |
| Flachdach | • | • | • | | | | • | | | • | | • | |
| Erdfeuchte | • | • | | | | | | | | • | | | |
| Fassade | • | • | | | | | | | | • | | • | |
| Tauwasser/ Schimmelbildung | • | • | | | | | | | | | • | | |

Tab. 5.2.1.4.8: Einsatzgebiete von Feuchtigkeitsmessung und Leckageortung

# 5.2.2    Biologische Untersuchungsmethoden

## 5.2.2.1    Untersuchung von Schimmelpilzen

Das vorrangige Ziel für einen anhaltenden Sanierungserfolg ist die Identifizierung der Schadenursache, die für das übermäßige Wachstum von Schimmelpilzen oder Bakterien verantwortlich ist. Als Unterstützung können dabei die zuvor beschriebenen bauphysikalischen Messverfahren genutzt werden. Parallel dazu sind mikrobiologische Untersuchungen jedoch unerlässlich, um das Ausmaß, die Konzentration oder das Artenspektrum der Organismen zu bestimmen. Durch die Kombination dieser verschiedenen Techniken wird eine Differenzierung von Schäden aufgrund von Leckagen, fehlerhaftem Nutzerverhalten oder baubedingten Mängeln ermöglicht.

Zu den Standardverfahren zur Untersuchung von Schimmelpilzen in Innenräumen zählt die direkte Mikroskopie von Materialproben, Folienkontaktproben und Partikelsammlungen. Mit diesen Techniken können sofort und ohne Zeit für eine Kultivierung aufzuwenden, Sporen und Hyphen nachgewiesen werden.

Bei Luftkeimsammlungen und Abklatschproben erfolgt die Probenahme über Nährmedien mit anschließender Kultivierung. Die Belastung von Materialproben kann bei Bedarf mit Hilfe des Suspensionsverfahrens bestimmt werden.

Durch die Kultivierung von Mikroorganismen ist neben der Keimzahlbestimmung ebenfalls eine Artdifferenzierung möglich. Ein Nachteil der kultivierungsabhängigen Analytik ist jedoch, dass nur jene Pilze quantifiziert bzw. identifiziert werden können, die unter den jeweiligen Laborbedingungen wie z. B. Art des Nährmediums oder einer definierten Temperatur wachsen.

Die Bewertung von Analysedaten erfolgt sowohl quantitativ als auch qualitativ. Neben einer entsprechenden Konzentration an Pilzsporen pro Kubikmeter Luft fungieren diverse Schimmelpilzarten als Indikatoren und deuten auf Feuchteschäden in Innenräumen hin (Tab. 5.2.2.1.1).

Verschiedene Methoden können miteinander kombiniert werden, um Quellen sicher zuzuordnen und den Einfluss der Außenluft oder weiterer Faktoren zu bewerten.

Im Folgenden eine kurze Beschreibung der verschiedenen Probenahmetechniken:

## Luftuntersuchungen

### Luftkeimsammlungen (nach DIN ISO 16000-18)
Bei dieser Technik wird ein definiertes Luftvolumen (50–100 l) durch einen Impaktor (Luftkeimsammler) gesaugt, der eine

oder mehrere Nährmedienplatten (DG-18-Agar, Malzextrakt-Agar, Dextrose-Agar) enthält. Durch deren Masseträgheit werden die Partikel in dem Luftstrom auf der Oberfläche des Nährmediums abgeschieden.

Die luftgetragenen Schimmelpilzsporen akkumulieren dabei ebenfalls direkt auf den Nährmedienplatten. Die Probenahme sollte in einer Höhe von 0,75 m bis 1,5 m über dem Boden durchgeführt werden (Abb. 5.2.2.1.1). Weiterhin sind Fenster und Türen des zu beprobenden Raums etwa acht Stunden vor der Messung geschlossen zu halten. Ebenso ist eine Messung der Außenluft zwingend erforderlich, um einen Referenzwert zur Innenluft zu erhalten.

Anschließend werden die Nährmedien unter kontrollierten Laborbedingungen in einem Inkubator kultiviert. Die Anzahl und das Wachstum der Schimmelpilzkolonien, die aus den lebensfähigen Sporen entstanden sind, werden über einen Zeitraum von 1 bis 2 Wochen beobachtet (quantitative Bestimmung). Im Anschluss an die Kultivierung ist es möglich, mikroskopisch Gattungen und Arten zu bestimmen (qualitative Bestimmung).

### Partikelsammlungen (nach DIN ISO 16000-20)
Bei dieser Methode wird ebenfalls ein definiertes Raumluftvolumen (50–200 l) mittels eines Impaktors (Partikelsammler) angesaugt. Im Gegensatz zur Luftkeimsammlung werden

## Schimmelpilzart

| Schimmelpilzart |
| --- |
| Acremonium spp., Aspergillus penicillioides, Aspergillus restrictus, Aspergillus versicolor |
| Chaetomium spp. |
| Phialophora spp. |
| Penicillium chrysogenum |
| Penicillium brevicompactum |
| Scopulariopsis brevicaulis, Scopulariopsis fusca |
| Scopulariopsis brumptii, Scopulariopsis chartarum |
| Stachybotrys chartarum |
| Tritirachium (Engyodontium) album |
| Trichoderma spp. |

Tab. 5.2.2.1.1: Schimmelpilze mit hoher Indikation für Feuchteschäden (nach Umweltbundesamt, 2017)

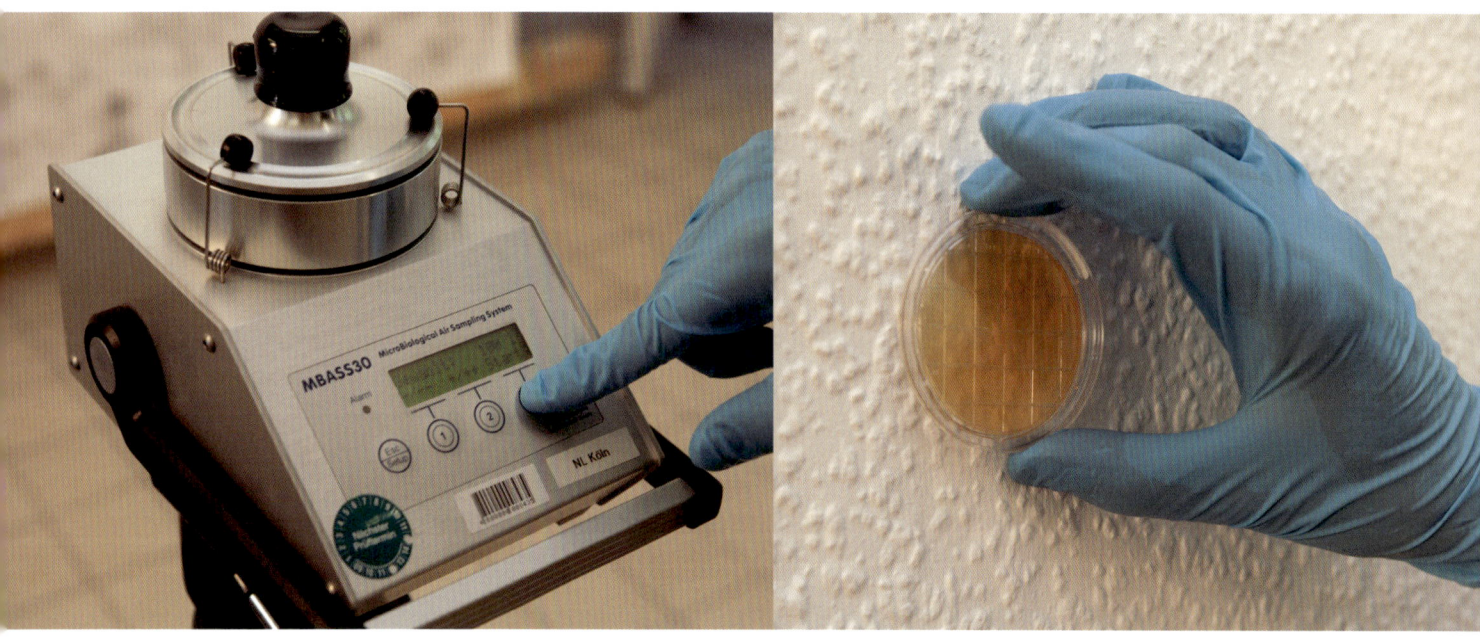

**Abb. 5.2.2.1.1: Einsatz eines Luftkeimsammlers**        **Abb. 5.2.2.1.2: Durchführung einer Abklatschprobe**

die Partikel aus der Raumluft (Bakterien, Pilze, Sporen, Zellwandbestandteile, Hautschuppen, Haare, Fasern etc.) auf einer klebrigen Objektträgerspur angereichert. Diese Proben können im Anschluss direkt angefärbt und mikroskopiert werden. Hinsichtlich der Messdurchführung sind die gleichen Anforderungen und Parameter wie bei einer Luftkeimsammlung zu beachten.

Über Partikelsammlungen können auch tote Sporen, die als Allergenträger ebenfalls relevant sind, nachgewiesen werden. Weiterhin ist es möglich, über den Anteil der festgestellten Basidiosporen, den Außenlufteinfluss in Bezug auf die festgestellten Innenraumkonzentrationen verschiedenster Schimmelpilzarten nachzuweisen.

### Passivsammler-Methode

Das Auslegen von Nährmedien als Passivsammler in Räumen entspricht nicht dem anerkannten Stand der Technik und wird in allen gültigen Richtlinien als Messmethode nicht akzeptiert. Neben einem erschwerten Vergleich mit dem Außenlufteinfluss führen die unterschiedlichen Sporengrößen und die damit variierende Sedimentationsgeschwindigkeit dazu, dass diese Technik ungeeignet ist, um den hygienischen Zustand eines Raumes zu bewerten.

## Materialbeprobungen

### Dämmmaterialien (z. B. Polystyrol, Putz, Estrich, Schüttungen) (nach DIN ISO 16000-21:2014-05)

Das zu untersuchende Material wird mit Hilfe von sterili-

siertem Werkzeug (Pinzette, Spatel etc.) entnommen und in sterile Behälter oder Beutel verpackt. Anschließend erfolgen der Transport zum Labor und die Analyse der Proben durch Direktmikroskopie oder das Suspensionsverfahren mit anschließender Kultivierung.

Für die Direktmikroskopie müssen aus den Materialproben zuerst Zupf-, Querschnitts- oder Abspülpräparate hergestellt werden, bevor diese angefärbt und untersucht werden können. Zwar ist mit dieser Technik nur eine semiquantitative Auswertung möglich, jedoch kann aktives Schimmelpilzwachstum durch den Nachweis von Myzel bestätigt werden. Oft ist diese Art der Analyse schon ausreichend, wenn es darum geht, Entscheidungen bezüglich des Sanierungsvorgehens zu treffen.

Bei der Suspension von Materialproben werden diese zuerst zerkleinert, in einer Pufferlösung aufgeschwemmt und durch intensives Schütteln eluiert. Aus diesem heterogenen Stoffgemisch werden mehrstufige dekadische Verdünnungsreihen hergestellt und Aliquote zur Kultivierung auf DG-18-Agar und Malzextrakt-Agar oder Kartoffelglukose-Agar gegeben.

### Holzproben

Für Untersuchungen auf holzzerstörende Pilze oder Insekten reichen wenige Quadratzentimeter/Kubikzentimeter als Probe. Dabei ist zu beachten, dass wesentliche Merkmale wie Myzelien, Fruchtkörper bzw. Fraßgänge und -mehl für eine makroskopische oder mikroskopische Analyse erhalten sind. Für molekularbiologische Untersuchungen ist es entscheidend, dass die Proben auf dem Transport nicht erhitzt werden (Sommermonate) sowie eine diffusionsoffene saugfähige Verpackung bei Restfeuchten ein „Faulen" des biologischen Materials verhindert.

## Staubproben

Staubproben können zusätzlich dazu dienen, eine Aussage über eine mögliche permanente Schimmelpilzbelastung in Innenräumen zu machen, da sich Schimmelpilzsporen im Staub über einen längeren Zeitraum anreichern. Durch die unterschiedliche Komposition des Hausstaubes und Differenzen in der Überlebensfähigkeit verschiedener Pilzsporen existiert momentan aber kein standardisiertes Verfahren zur Analytik und Beurteilung von Staubproben. Aus diesem Grund können Daten aus Staubuntersuchungen nicht eindeutig interpretiert werden (Umweltbundesamt – Leitfaden zur Vorbeugung, Erfassung und Sanierung von Schimmelbefall in Gebäuden, 2017).

## Oberflächenuntersuchungen

### Abklatschproben (DIN ISO 16000-21:2014-05)

Um Fehler, die bei einer ausschließlichen Luftprobenahme entstehen können, zu verringern und gleichzeitig eine Kontrollmöglichkeit für die aktuelle Belastung durch sedimentierte und keimfähige Mikroorganismen zu haben, wird durch eine Abklatschprobe ein geeignetes Nährmedium (z. B. DG-18-Agar, Malzextrakt-Agar oder Kartoffelglukose-Agar) auf eine Fläche gedrückt. Die Nährböden werden dann im Labor kultiviert und nach DIN ISO 16000-17 analysiert.

### Folienkontaktprobe (DIN ISO 16000-21:2014-05)

Um eine schnelle mikroskopische Analyse von Oberflächen durchführen zu können, werden die Schimmelpilze von den Materialoberflächen auf eine durchsichtige Klebefolie überführt, in das Labor transportiert und mikroskopisch analysiert. Der Vorteil der Folienkontaktprobe besteht darin, dass bei einem Nachweis von Myzel ein vermutetes Wachstum von Schimmelpilzen auf der Materialoberfläche verifiziert werden kann. Ebenso können mit dieser Methode schwer kultivierbare Arten wie z. B. Stachybotrys sp. identifiziert werden.

### Abstrichprobe (DIN ISO 16000-21:2014-05)

Bei der Anwendung dieses Verfahrens ist zu beachten, dass nur qualitative oder halbquantitative Ergebnisse generiert werden. Dabei wird mit einem sterilen Wattetupfer ein Abstrich von der Materialoberfläche genommen und auf

DG-18-Agar und Malzextrakt-Agar oder Kartoffelglukose-Agar aufgetragen. Ist mit hohen Konzentrationen zu rechnen, kann die Abstrichprobe mit dem Suspensionsverfahren weiterbearbeitet werden. Diese Technik hat im Gegensatz zur Abklatschprobe den Vorteil, dass auch schwer zugängliche Bereiche wie z. B. Ecken oder Spalten beprobt werden können.

## Transport und Lagerung (DIN ISO 16000-21:2014-05)

Um eine Beeinträchtigung der Analyseergebnisse zu verhindern, sollten Materialproben und Agarplatten möglichst innerhalb von 24 Stunden, spätestens aber 48 Stunden nach der Probenahme im Labor bearbeitet werden. Bis zur Bearbeitung der Proben sollten diese im Kühlschrank bei $5 \pm 3$ °C gelagert werden.

Der Transport der Materialproben erfolgt in sterilen Behältern oder Beuteln. Agarplatten sollten mit der beprobten Oberfläche nach oben in verschließbare Behälter verpackt werden. Da die Temperatur für die Proben ein kritischer Faktor ist, darf diese während des Transports die Bebrütungstemperatur von $25 \pm 3$ °C nicht überschreiten. Ebenso sind sehr tiefe Temperaturen zu vermeiden, was zu einem Gefrieren des Wassers und damit des Agars führen könnte.

## Messung des ATP-Gehalts zur Bestimmung der mikrobiologischen Aktivität

Das Nukleotid Adenosintriphosphat (ATP) ist die signifikanteste Speicherform chemischer Energie in allen lebenden Zellen eines Organismus. Eine Quantifizierung der ATP-Konzentration auf Oberflächen kann daher unter bestimmten Voraussetzungen als Indikator für mikrobiologische Kontaminationen verwendet werden. Je aktiver das Wachstum und je größer die Zellzahl der Mikroorganismen, desto höher auch der ATP-Gehalt auf dieser Fläche. Diese Technik der mikrobiologischen Überwachung wird hauptsächlich für die hygienische Kontrolle von Ausrüstungen und Materialien in Krankenhäusern, der Lebensmittelproduktion und der Arzneimittelherstellung verwendet. Ziel ist es, die Effektivität des Einsatzes von Bioziden zu kontrollieren und mögliche Restkontaminationen zu detektieren.

Konkrete Angaben zu Zellzahlen befallener Materialien sind mit dieser Methode jedoch nicht möglich. Eine individuelle Evaluierung des Systems ist notwendig, um Parameter wie z. B. die Eigenschaften von Materialoberflächen oder den

Einfluss von Reinigungsmitteln zu berücksichtigen [Shimoda et al., 2015; Turner et al., 2010].

Für die Erfassung mikrobieller Kontaminationen im Sanierungsumfeld ist diese Methode nicht zu empfehlen.

# 5.2.2.2    Untersuchung von Fäkalschäden (coliforme Keime)

Die Probenahme sowie die Gattungs- und Konzentrationsbestimmungen von coliformen Keimen in Materialproben oder auf Oberflächen erfolgen in Anlehnung an die DIN ISO 16000-21:2014-05.

Dabei wird bei der Kultivierung das Eluat jedoch nicht auf DG-18-Agar oder Malzextrakt-Agar überführt, sondern auf ein Selektivmedium für coliforme Keime (z. B. Brilliance *E. coli*/Coliform-Selektivagar).

# 5.2.2.3    Untersuchung von holzzerstörenden Pilzen

## Mikroskopisch

Die Untersuchung im Labor beginnt mit dem Aufdrücken eines Spezialklebefilms oder einer Impföse auf die zu untersuchende Oberfläche. Anschließend erfolgen das Abziehen des Klebefilms bzw. die Entnahme von Material des Fruchtkörpers und die Übertragung auf einen Objektträger. Nach Anfärbung des Klebefilms mit einer Lactophenolblau-Lösung wird mit Hilfe einer lichtmikroskopischen Auswertung die Differenzierung der Arten auf Grundlage von Merkmalen wie Sporen- und Myzelstruktur durchgeführt.

## Molekularbiologisch

Der Nachweis von z. B. *Serpula lacrymans* (Echter Hausschwamm) basiert auf der Kenntnis pilzartspezifischer Nukleinsäuresequenzen (DNA). Aber auch das Vorkommen anderer holzzerstörender Pilze kann durch die Sequenzanalyse nachgewiesen werden. Die eingesandten Materialproben

werden dafür zuerst mechanisch zerkleinert. Danach findet die Isolierung sowie die Überprüfung der DNA durch Agarose-Gelelektrophorese statt. Anschließend erfolgt eine selektive Akkumulierung von Nukleinsäurebereichen definierter Länge und Sequenz durch eine PCR (Polymerase-Kettenreaktion).

Mittels dieser Methode können gezielt Abschnitte der DNA vervielfältigt werden, wenn diese in der Probe vorhanden sind. Als Vorlage dienen dabei charakteristische DNA-Sequenzen (Primer). Diese binden an charakteristische DNA-Sequenzen in den zu untersuchenden Organismen. Die PCR-Produkte werden mittels Agarose-Gelelektrophorese analysiert. Die Auswertung des Gels geschieht anhand der Fotodokumentation eines UV-Durchlichtbildes. Wenn ein PCR-Produkt synthetisiert wurde, ist dies ein positiver Befund für das Vorhandensein des untersuchten DNA-Abschnitts und des entsprechenden Organismus.

# 5.2.2.4    Nachweis von MVOC (VDI 4254 Blatt 1)

MVOC (Microbial Volatile Organic Compounds) sind flüchtige organische Verbindungen und Bestandteil von Stoffklassen wie z. B. Aldehyden, Alkanolen, Alkenolen, Carbonsäuren, Estern, Ethern, Ketonen oder Terpenen. Bestimmte dieser organischen Verbindungen werden von Schimmelpilzen und Bakterien bei Zersetzungsprozessen gebildet und können

daher als Indikator für ein mögliches mikrobielles Wachstum angesehen werden.

Vor Durchführung einer MVOC-Messung müssen die Räume gut durchlüftet werden und alle Fenster und Türen sechs bis acht Stunden geschlossen bleiben. Bei der Probenahme wird dann mit Hilfe einer Pumpe ein definiertes Luftvolumen durch ein mit Adsorbens gefülltes Röhrchen gesaugt, bei dem die MVOC zurückgehalten werden. Im Labor können die gesammelten MVOC thermisch (Thermodesorption) oder durch ein Lösemittel (Lösemitteldesorption) gewonnen werden. Bei der Thermodesorption werden als Adsorptionsmittel grafitisierte Kohlen und speziell entwickelte Polymere, wie z. B. Tenax, einzeln oder in Kombination eingesetzt. Bei der Lösemitteldesorption finden synthetische Kohleadsorbenzien Anwendung.

Versuche zeigten, dass MVOC-Messungen, mit Ausnahme von großflächigen Kontaminationen, nicht dafür geeignet sind, einen verdeckten Schimmelpilzbefall in Innenräumen zuverlässig nachzuweisen (Arbeitsgemeinschaft ökologischer Forschungsinstitute – Umwelt, Gebäude & Gesundheit, 2004; 104–111).

Da die MVOC-Messung nicht den anerkannten Regeln der Technik entspricht, sind Verfahren wie die Partikel- oder Luftkeimsammlung zu bevorzugen, um den mikrobiologischen Zustand eines Raumes zu bewerten (Umweltbundesamt – Leitfaden zur Vorbeugung, Erfassung und Sanierung von Schimmelbefall in Gebäuden, 2017).

## 5.2.2.5   Nachweis holzzerstörender Insekten

Der Nachweis holzzerstörender Insekten erfolgt in der Regel anhand des vorliegenden Insektes (adult oder Larvenstadium) bzw. über die Untersuchung von Kotspuren, artspezifischen Fraßgängen oder Ausflugslöchern.

## 5.2.2.6   Nachweis von Milbenbefall

Hausstaubmilbenbefall kann mittels Staubprobenahme und anschließender Testung mit kommerziellen immunologischen Testkits und halbquantitativen Farbskalen festgestellt werden. Ebenso ist eine mikroskopische Untersuchung von Klebestreifen (Folienkontaktprobe) möglich. Weitere Methoden zur Allergenkonzentration sind in Speziallabors über HPLC (High Performance Liquid Chromatography) oder ELISA (Enzyme-linked Immunosorbent Assay) durchführbar.

## 5.3   Bewertung von Ergebnissen

Momentan existieren keine gesetzlich bindenden Grenz- oder Richtwerte bei Schimmelpilzwachstum, da eine zuverlässige Quantifizierung der Schimmelpilzexposition in Innenräumen bislang nicht möglich ist (Robert Koch-Institut, Schimmelpilzbelastung in Innenräumen – Befunderhebung, gesundheitliche Bewertung und Maßnahmen, 2007).

Ein Grund dafür ist, dass die Schadenfälle ein hohes Maß an Komplexität bzw. Diversität aufweisen und dadurch keine belastbaren Hintergrundwerte erhoben werden können, um einen mikrobiell bauüblichen Gebäudezustand definieren zu können. Ein möglicher Anspruch auf einen hygienisch makellosen Wohnzustand kann daher nicht erfüllt werden (Richtlinie zum sachgerechten Umgang mit Schimmelpilzschäden in Gebäuden, BVS, 2014).

Aus Gründen der gesundheitlichen Prävention bleibt daher das primäre Ziel, mikrobielles Wachstum in Innenräumen zu verhindern bzw. auf ein akzeptables Maß zu minimieren (Minimierungsgebot).

# 5.4    Richtwerte zur Beurteilung von mikrobiologischen Belastungen

| Parameter | Hintergrundbelastung Innenraumquelle unwahrscheinlich |
|---|---|
| *Cladosporium* sowie andere Pilzgattungen, die in der Außenluft erhöhte Konzentrationen erreichen können (z. B. sterile Myzelien, Hefen, *Alternaria, Botrytis*) | Wenn in der Innenraumluft nicht mehr Sporen einer Gattung als in der Außenluft vorliegen $I_{typ\,A} \le A_{typ\,A}$ |
| Summe der KBE aller untypischen Außenluftarten | Wenn die Differenz der Konzentration zwischen Innenraumluft und Außenluft nicht über 150 KBE/m³ liegt $I_{\Sigma untyp\,A} \le A_{\Sigma untyp\,A} + 150$ |
| Eine Gattung (Summe der KBE aller zugehörigen Arten) der untypischen Außenluftarten | Wenn die Differenz der Konzentration zwischen Innenraumluft und Außenluft nicht über 100 KBE/m³ liegt $I_{Euntyp\,G} \le A_{Euntyp\,G} + 100$ |
| Eine Art der untypischen Außenluftarten mit guter luftgetragener Verbreitung, z. B. *Aspergillus spp.* | Wenn die Differenz der Konzentration zwischen Innenraumluft und Außenluft nicht über 50 KBE/m³ liegt* $I_{Euntyp\,A} \le A_{Euntyp\,A} + 50$ |
| Eine Art der untypischen Außenluftarten mit schlechter luftgetragener Verbreitung, z. B. *Phialophora spp., Stachybotrys chartarum* | Wenn die Differenz der Konzentration zwischen Innenraumluft und Außenluft nicht über 30 KBE/m³ liegt* $I_{Euntyp\,AS} \le A_{Euntyp\,AS} + 30$ |

*Die fünf Zeilen der Tabelle sind nicht als eigenständige Kriterien gedacht, sondern sind in einer umfassenden Auswertung gemeinsam zu betrachten.*

*Die Angaben beziehen sich auf Luftproben, die unter Nutzung oder nutzungsähnlichen Umständen in normalen Wohnräumen ohne Staubaufwirbelung entsprechend DIN ISO 16000-16 bzw. DIN ISO 16000-18 genommen wurden (siehe auch Anlage 7).*

*\* Konzentrationen von unter 100 KBE/m³ bzw. unter 50 KBE/m³ lassen sich bei einem Probevolumen von 100 l bzw. 200 l nicht mit einer ausreichenden Genauigkeit nachweisen, da erst ab einer Anzahl von zehn Kolonien pro Platte quantitativ mit ausreichender statistischer Sicherheit ausgewertet werden kann. Trotzdem kann der Nachweis einzelner Kolonien dieser Schimmelpilze ein erster Hinweis auf eine mögliche Innenraumquelle sein.*

**KBE** *Koloniebildende Einheiten*

**I** *Konzentration in der Innenraumluft in KBE/m³*

**A** *Konzentration in der Außenluft in KBE/m³*

**typ A** *Typische Außenluftarten bzw. -gattungen (extramurale Pilze wie Cladosporium, sterile Myzelien, ggf. Hefen, ggf. Alternaria, ggf. Botrytis)*

**untyp A** *Untypische Außenluftarten bzw. -gattungen (intramurale Pilze wie Pilzarten mit hoher Indikation für Feuchteschäden, z. B. Acremonium spp., Aspergillus versicolor, A. penicillioides, A. restrictus, Chaetomium spp., Phialophora spp., Scopulariopsis brevicaulis, S. fusca, Stachybotrys chartarum, Tritirachium [Engyodontium] album, Trichoderma spp.)*

**Σuntyp A** *Summe der untypischen Außenluftarten (andere als typ A)*

**Euntyp A** *Eine Art, die untypisch ist in der Außenluft mit guter luftgetragener Verbreitung*

**Euntyp AS** *Eine Art, die untypisch ist in der Außenluft mit schlechter luftgetragener Verbreitung*

**Euntyp G** *Eine Gattung, die untypisch ist in der Außenluft*

| Hintergrundbelastung Innenraumquelle möglich | Hintergrundbelastung Innenraumquelle wahrscheinlich |
| --- | --- |
| Wenn die Konzentration einer Gattung in der Innenluft über dem 1-Fachen und bis zum 2-Fachen der Außenluft liegt $A_{typ A} < I_{typ A} \leq A_{typ A} \times 2$ | Wenn die Konzentration einer Gattung in der Innenluft über dem 2-Fachen der Außenluft liegt $I_{typ A} > A_{typ A} \times 2$ |
| Wenn die Differenz der Konzentration zwischen Innenraumluft und Außenluft über 150 KBE/m³ und bis zu 500 KBE/m³ liegt $A_{\Sigma untyp A} + 150 < I_{\Sigma untyp A} \leq A_{\Sigma untyp A} + 500$ | Wenn die Differenz der Konzentration zwischen Innenraumluft und Außenluft über 500 KBE/m³ liegt $I_{\Sigma untyp A} > A_{\Sigma untyp A} + 500$ |
| Wenn die Differenz der Konzentration zwischen Innenraumluft und Außenluft über 100 KBE/m³ und bis zu 300 KBE/m³ liegt $A_{Euntyp G} + 100 < I_{Euntyp G} \leq A_{Euntyp G} + 300$ | Wenn die Differenz der Konzentration zwischen Innenraumluft und Außenluft über 300 KBE/m³ liegt $I_{Euntyp G} > A_{Euntyp G} + 300$ |
| Wenn die Differenz der Konzentration zwischen Innenraumluft und Außenluft über 50 KBE/m³ und bis zu 100 KBE/m³ liegt* $A_{Euntyp A} + 50 < I_{Euntyp A} \leq A_{Euntyp A} + 100$ | Wenn die Differenz der Konzentration zwischen Innenraumluft und Außenluft über 100 KBE/m³ liegt $I_{Euntyp A} > A_{Euntyp A} + 100$ |
| Wenn die Differenz der Konzentration zwischen Innenraumluft und Außenluft über 30 KBE/m³ und bis zu 50 KBE/m³ liegt* $A_{Euntyp AS} + 30 < I_{Euntyp AGS} \leq A_{Euntyp AS} + 50$ | Wenn die Differenz der Konzentration zwischen Innenraumluft und Außenluft über 50 KBE/m³ liegt* $I_{Euntyp AS} > A_{Euntyp AS} + 50$ |

Tab. 5.4.1.1: Bewertungshilfe für Luftproben – kultivierbare Schimmelpilze (KBE/m³) (nach Umweltbundesamt, 2017)

# 5.4.1 Raumluft

Im Gegensatz zu Stoffen wie z. B. Naphthalin existieren für Schimmelpilze keine gesundheitlich begründeten Grenz- oder Richtwerte in Innenräumen. Messwerte, die in Merkblättern und Leitfäden (z. B. Umweltbundesamt, 2017; Tab. 5.4.1.1) aufgeführt sind, können somit nicht als Richtwerte bzw. Sanierungsziel für einen „normalen" oder „unbelasteten" Wohnraum angesehen werden.

Demnach ist nicht die Erfassung der quantitativen Exposition das Ziel einer Messung, sondern die Detektion von Schimmelpilzquellen in Innenräumen. Aus diesem Grund ist es unabdingbar, die einzelnen Fälle individuell zu bewerten (z. B. Zielwerte festzulegen) und entsprechende Maßnahmen abzuleiten.

# 5.4.2   Materialproben

Bei der Untersuchung und Bewertung von Materialproben sollte auch die mögliche natürliche Grundbelastung eines Baustoffes als auch die Möglichkeit des Vorliegens von Altschäden mit berücksichtigt werden.

Über die Frage, ob eine Estrichdämmschicht ausgebaut werden muss oder erhalten werden kann, wird in der Praxis sehr häufig diskutiert. Bei Baustoffen wie Polystyrol oder Mineralwolle wird bei Werten über $10^5$ KBE/g Schimmelpilze bzw. $10^6$ KBE/g Bakterien meist ein Ausbau gefordert. Eine Entfernung des Materials ausschließlich auf Grundlage der gemessenen KBE ist jedoch als kritisch zu bewerten, da bereits bei der Installation der Bodenkonstruktion ein Eintrag von Stäuben und Verunreinigungen erfolgt, die

Schimmelpilzsporen enthalten. Als Folge können bei Materialanalysen daher oft auffällige Werte nachgewiesen werden, ohne dass ein Wasserschaden vorliegt. Aus diesem Grund sind erhöhte bzw. hohe KBE-Konzentrationen zwar ein Indiz für einen eindeutigen Befall, jedoch nur der Nachweis eines aktiven Wachstums in Form von Hyphen, Myzel oder Fruchtkörpern kann diesen Befall bestätigen.

Als Folge der hohen Reproduktionsrate kann die Anzahl an Bakterien in einer nassen Estrichdämmschicht sehr schnell ansteigen. Bedingt durch den großen Bedarf an Feuchtigkeit bewirken Trocknungsmaßnahmen jedoch ein schnelles Absterben und eine Reduktion der Bakterien auf die übliche Hintergrundbelastung.

# 5.4.3   Oberflächenproben

Mit Hilfe von Abdruckplatten können Oberflächen von Hausratgegenständen und Gebäudeteilen vor und nach der Sanierung auf Kontaminationen überprüft werden („Abklatschproben"). In Kombination mit Luftkeimsammlungen im Innen- und Außenbereich ist dadurch eine bessere Aussage über die Sporendrift und mögliche Schimmelpilzquellen möglich. Für die Beurteilung finden in der Praxis verschiedene Richtwerte Verwendung.

- Envirocheck® Contact TVC Gesamtkeimzahlbestimmung, Merck KGaA, Germany 2010 (Tab.)

- Für Raumlufttechnische Anlagen (RLT): VDI 6032 Blatt 1:2015-05 Lufttechnik, Luftqualität in Fahrzeugen – Hygieneanforderungen an die Lüftungstechnik

- Für den Lebensmittelbereich: DIN 10113-3:1997-07 Bestimmung des Oberflächenkeimgehaltes auf Einrichtungs- und Bedarfsgegenständen im Lebensmittelbereich – Teil 3: Semiquantitatives Verfahren mit nährbodenbeschichteten Entnahmevorrichtungen (Abklatschverfahren)

| Oberflächenkeime in KBE/cm² | Sehr gering | Gering | Mäßig | Stark | Sehr stark |
|---|---|---|---|---|---|
| Bakterien/Hefen | 3,5 | 17 | 58 | 140 | 350 |
| Schimmelpilze | ← | 0,6 | 2,3 | 6,0 | → |

KBE/cm² = koloniebildende Einheiten pro Quadratzentimeter

**Tab. 5.4.3.1: Aus Envirocheck® Contact TVC, Merck KGaA, Germany 2003**

Die Richtlinie VDI 6022 Blatt 2 (für RLT-Anlagen) orientiert sich an folgenden Maßstäben:

| Ergebnis in KBE/25 cm² | Bewertung und Maßnahmen |
|---|---|
| < 25 | ■ Der hygienisch-mikrobiologische Zustand der untersuchten Fläche ist als gut oder sehr gut zu bewerten.<br>■ Kein Handeln erforderlich |
| 25 bis 100 | ■ Der hygienisch-mikrobiologische Zustand der untersuchten Fläche ist als grenzwertig einzuschätzen.<br>■ Ursache suchen und beseitigen<br>■ Die Elemente sollen gründlich gereinigt oder demnächst ausgewechselt werden. |
| > 100 | ■ Der hygienisch-mikrobiologische Zustand der untersuchten Fläche ist als unzureichend zu bewerten.<br>■ Ursache suchen und beseitigen<br>■ Die Elemente sollen dringend gründlich gereinigt oder ausgetauscht werden.<br>■ Sofortiges Handeln erforderlich |

**Tab. 5.4.3.2: VDI 6022 Blatt 2 Hygiene-Anforderungen an raumlufttechnische Anlagen und Geräte – Messverfahren und Untersuchungen bei Hygienekontrollen und Hygieneinspektionen, 2007**

# 6    Sanierung von mikrobiellen Kontaminationen

Mikrobielles Wachstum kann an allen Baustoffen auftreten, bei denen günstige Bedingungen für die Entwicklung von Mikroorganismen bestehen. Neben der spezifischen Nahrungsquelle ist vor allem eine erhöhte Feuchte für das Wachstum von Bakterien, Algen, Protozoen oder Schimmelpilzen erforderlich. Weitere Faktoren, die eine Expansion von Mikroorganismen begünstigen, sind konstruktive Fehler, die dazu führen, dass an Bauteilen erhöhte Feuchtigkeit auftritt, ungeeignete Auswahl von Baumaterialien und fehlerhaftes Nutzungsverhalten der Bewohner.

Grundlegend werden die Rahmenbedingungen für eine Sanierung in folgenden Leitfäden und Richtlinien definiert:

- Leitfaden zur Vorbeugung, Erfassung und Sanierung von Schimmelbefall in Gebäuden (Umweltbundesamt, 2017)
- Richtlinien zur Schimmelpilzsanierung nach Leitungswasserschäden, VdS 3151 : 2020-03 (02)
- Richtlinie zum sachgerechten Umgang mit Schimmelpilzschäden in Gebäuden (Bundesverband öffentlich bestellter und vereidigter sowie qualifizierter Sachverständiger e.V., 2014)
- DGUV 201-028 – Gesundheitsgefährdungen durch biologische Arbeitsstoffe bei der Gebäudesanierung (Berufsgenossenschaft der Bauwirtschaft, 2020)

Eine Sanierung im Sinne dieser Richtlinien und Leitfäden liegt vor, wenn der Schaden in mehreren Phasen beseitigt wird. Dazu gehören beispielsweise der Ausbau von belasteten Materialien, das Trocknen von Baukörpern und eine abschließende Feinreinigung. Das primäre Ziel einer Sanierung sind jedoch stets die vorherige Behebung der Feuchtigkeitsursache und die Einleitung von Erstmaßnahmen, bevor die zuvor erwähnten Sanierungsschritte erfolgen können. Die Entfernung kleiner Bereiche (ca. < 0,5 m²) oder ihre Behandlung mit Bioziden ist nach diesem Verständnis noch keine Sanierung.

Mikrobiellem Befall im Gebäude geht ein bauphysikalisches, nutzerbedingtes oder durch ein Schadenereignis verursachtes Problem voraus, das biologische Konsequenzen hat. Die Sanierung muss daher von der baulichen und bauphysikalischen Seite betrachtet und durchgeführt werden, was bedeutet, dass zunächst vorliegende Mängel erkannt, aufgenommen und beseitigt werden müssen.

## 6.1    Sanierung von Schäden durch Schimmelpilze und Bakterien

Schäden, bei denen eine mikrobiologische Belastung vorliegt, sind grundsätzlich von Fachpersonal zu begleiten und zu sanieren. Die Bauleitung sollte dabei mindestens eine Ausbildung zum Bautechniker bzw. Handwerksmeister absolviert haben und einen Sachkundenachweis im Bereich der Schimmelpilzsanierung vorlegen können. Alternativ kann die Leitung einer solchen Schadensanierung einem ausgebildeten Desinfektor oder einem Mitarbeiter mit entsprechender Ausbildung (Sanierungsfacharbeiter) übertragen werden.

Bei der Durchführung einer Sanierung sind mehrere Arbeitsschritte einzubeziehen:

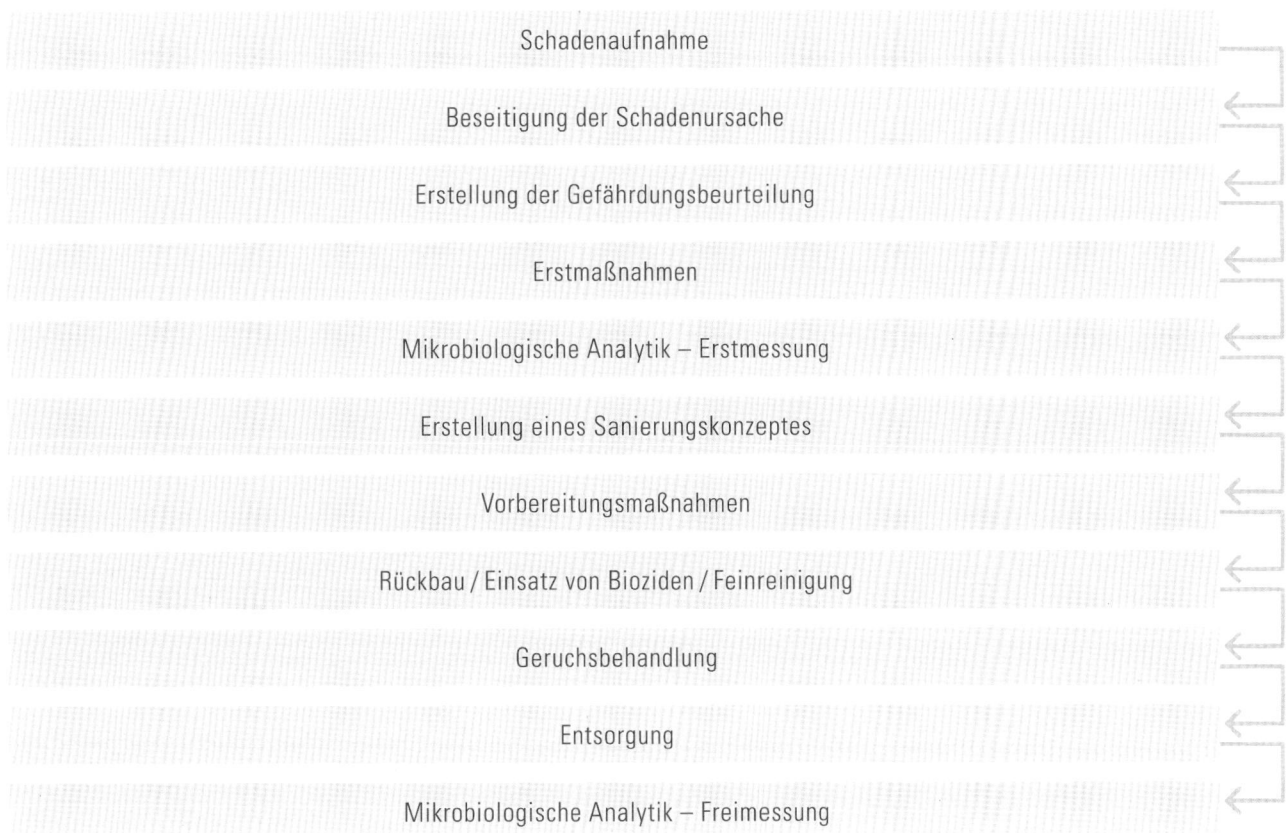

Schadenaufnahme

Beseitigung der Schadenursache

Erstellung der Gefährdungsbeurteilung

Erstmaßnahmen

Mikrobiologische Analytik – Erstmessung

Erstellung eines Sanierungskonzeptes

Vorbereitungsmaßnahmen

Rückbau / Einsatz von Bioziden / Feinreinigung

Geruchsbehandlung

Entsorgung

Mikrobiologische Analytik – Freimessung

**Abb. 6.1.1: Ablaufplan bei der Sanierung mikrobieller Kontaminationen**

# 6.1.1    Schadenaufnahme

Das Ziel einer Ortsbegehung bzw. Schadenaufnahme ist es, einerseits das Vorliegen eines Schadens zu ermitteln und andererseits das Schadenausmaß zu dokumentieren, um aus diesen Erkenntnissen die Sanierungsmaßnahmen abzuleiten. Dabei sind folgende Aspekte zu berücksichtigen:

■ Schadenort: Alter des Gebäudes, Lage und Größe, bauliche Besonderheiten
■ Baumaterialien, Dämmungen etc.
■ Schadenursache ermitteln: Leitungswasser-, Löschwasser-, Fäkalschäden, bauphysikalische Mängel, fehlerhaftes Nutzerverhalten

■ Schadenausmaß erfassen (sichtbarer Befall / verdeckter Befall)
■ Erhebung von bauphysikalischen Parametern (Temperatur, relative Feuchte etc.)
■ Prüfung Altschaden/Neuschaden
■ Dokumentation (Bilder, Skizzen etc.)
■ Einschätzung erforderlicher Erstmaßnahmen
■ Aufenthalt von Personen mit geschwächtem Immunsystem (Schwangere, Kinder, alte Menschen, kranke Menschen etc.) berücksichtigen
■ Mitteilung an Auftraggeber zum Schadenausmaß und zu den notwendigen Sanierungsmaßnahmen

# 6.1.2    Beseitigung der Schadenursache

Die Feststellung und Beseitigung der Ursache eines Feuchteschadens ist Grundvoraussetzung für eine erfolgreiche Sanierung. Werden lediglich die Auswirkungen beseitigt, so kann der Erfolg der Sanierungsmaßnahmen in Frage gestellt werden, da bei einem wiederkehrenden Feuchtigkeitseintritt erneutes mikrobielles Wachstum wahrscheinlich ist.

Folgende Indizien weisen auf das Vorhandensein von schadenverursachender Feuchtigkeit hin:

- Modriger Geruch
- Schimmelbildung
- Wasserverlust im Heizsystem
- Wasserverlust im Warm- und/oder Kaltwassersystem
- Wasserflecken an Gebäudebestandteilen
- Ablagerungen von mineralischen Salzen an Gebäudeoberflächen (Ausblühungen)

Direkte Schäden wie Leckagen an wasserführenden Leitungen, defekte Bauteilanschlüsse oder Undichtigkeiten in der Gebäudehülle müssen umgehend behoben werden. Die aufwändige Beseitigung bauphysikalischer Ursachen wie schadenursächlicher Wärmebrücken oder fehlerhafter Abdichtungen kann dagegen häufig erst zu einem späteren Zeitpunkt durchgeführt werden. Die Ursachenbeseitigung darf dabei nur von ausgebildetem Fachpersonal durchgeführt werden:

- Trocknungstechniker mit Sachkundenachweis
- Mitarbeiter des Bauhaupt- bzw. Baunebengewerks mit Sachkundenachweis (z. B. Installateure)
- Externe Fachfirmen (mit Sachkundenachweis)

Ist die Schadenursache nicht offensichtlich und rein visuell nicht feststellbar, so muss sie durch Fachkräfte lokalisiert werden. Eine Möglichkeit, die Schadenquelle zu detektieren, ist die messtechnische Erfassung von Feuchtigkeit und somit die Eingrenzung von betroffenen Gebäudeflächen. Die Wahl der geeigneten Messtechnik spielt dabei eine entscheidende Rolle.

Die Messergebnisse müssen stets dokumentiert und interpretiert werden. Sehr häufig sind Schadenursache und auftretende Feuchtigkeit räumlich voneinander getrennt. In diesen Fällen führt das Eingrenzen durch Feuchtigkeitsmessungen nur selten zum Erfolg. Stattdessen kann die Durchführung einer Leckageortung notwendig sein. Insbesondere bei temporär auftretenden Schäden kann die Ursache häufig nur durch Kenntnis der Gebäudeeigenschaften in Kombination mit dem entsprechenden Einsatz von Messinstrumenten lokalisiert werden.

# 6.1.3    Erstellung der Gefährdungsbeurteilung

Gemäß Arbeitsschutzgesetz und der berufsgenossenschaftlichen DGUV-Vorschrift 1 ist jeder Arbeitgeber dazu verpflichtet, alle Gefährdungen, denen die Beschäftigten im Rahmen ihrer beruflichen Tätigkeit ausgesetzt sind, zu ermitteln und zu bewerten (siehe Kapitel 4). Die daraus resultierende Gefährdungsbeurteilung und die Einstufung in die jeweilige Gefährdungsklasse basieren auf der DGUV 201-028 („Gesundheitsgefährdungen durch biologische Arbeitsstoffe bei der Gebäudesanierung") unter Berücksichtigung der Biostoffverordnung.

# 6.1.4    Erstmaßnahmen

Nach Ermittlung des Schadenausmaßes (siehe Kapitel 5) sollten ggf. Maßnahmen getroffen werden, die eine Ausweitung des Befalls unterbinden und so dem Schutz nicht kontaminierter Bereiche bzw. der Sicherheit der Bewohner dienen. Folgende Maßnahmen kommen u. a. in Frage:

- Räumliche Abtrennung der vom Schaden betroffenen Bereiche (Folienabschottung, Schleusen, Staubschutztüren)

- Optisch sichtbar befallene Oberflächen mittels Industriesauger (Schwebstofffilter der Klasse H) reinigen und danach ggf. desinfizieren
- Befallene Oberflächen kurzzeitig bis zur Sanierung mit einer Folienabklebung abdecken
- Inbetriebnahme von Luftreinigungsgeräten (Schwebstofffilter der Klasse H)
- Trocknungsmaßnahmen (Installation einer technischen Trocknung)

# 6.1.5 Mikrobiologische Analytik – Erstmessung

Bei der Sanierung mikrobieller Schäden in Gebäuden kann es sinnvoll sein, in Abhängigkeit vom Ausmaß des Schadens und im Zuge der Erstbegehung, vor Beginn der Sanierungstätigkeiten eine mikrobiologische Untersuchung durchzuführen (siehe Kapitel 5.2.2). Die Ergebnisse der Erstmessung sind für folgende Einschätzungen wichtig:

■ Eingrenzung des befallenen/kontaminierten Bereiches
■ Befall von Baumaterialien: Sind Rückbaumaßnahmen notwendig?
■ Festlegung von Feinreinigungsmaßnahmen und Einsatz von Bioziden
■ Einschätzung der gesundheitlichen Relevanz für Bewohner

■ Berücksichtigung der gewonnenen Daten im Sanierungskonzept
■ Vergleich der Erstmessung mit der Freimessung nach Sanierungsabschluss zur Erfolgskontrolle

Die mikrobiologische Probenahme vor Ort sollte grundsätzlich durch ausgebildetes Fachpersonal erfolgen:

■ Sachverständige
■ Bauleiter mit Sachkundenachweis
■ Geprüfte Desinfektoren
■ Sanierungsfacharbeiter mit Sachkundenachweis

# 6.1.6 Erstellung eines Sanierungskonzeptes

Das Sanierungskonzept beschreibt detailliert alle Maßnahmen (Baustelleneinrichtung, Schutzmaßnahmen, Rückbau, Reinigung etc.), die notwendig sind, um den Schaden zu beheben und das Sanierungsziel zu erreichen. Ist ein Sachverständiger involviert, wird von diesem ein Gutachten erstellt, das das Sanierungskonzept beinhaltet.

Generell ist bei der Formulierung von Sanierungskonzepten bzw. Gutachten zu berücksichtigen, dass pauschale Aussagen über die toxischen oder infektiösen Eigenschaften von nachgewiesenen Schimmelpilzen nur zu einer Verunsicherung der Betroffenen führen und irrelevant für die Sanierung des Schadens sind. Ebenso können Diagnosen bezüglich betroffener Bewohner oder Nutzer nur von Medizinern und nicht von naturwissenschaftlichen oder technischen Sachverständigen erstellt werden.

# 6.1.7 Vorbereitungsmaßnahmen

Die Baustelleneinrichtung kann je nach Größe des Bauvorhabens und Gefährdungsklasse variieren. Folgende Maßnahmen sind aus Sicht des Arbeits- und Umweltschutzes grundsätzlich einzuhalten (siehe Kapitel 4.3):

■ Erste-Hilfe-Einrichtungen
■ Entsorgungsmöglichkeiten für kontaminiertes Material
■ Persönliche Schutzausrüstung (PSA)

■ Baustellenbeschilderung
■ Sicherheitsdatenblätter der eingesetzten Reinigungsmittel
■ Umkleide- und Waschgelegenheit

Je nach Schadenausmaß können weitergehende Maßnahmen nötig sein, wie sie exemplarisch im Folgenden aufgeführt sind.

## 6.1.7.1    Abschottung des Sanierungsbereiches

Um eine Expansion des kontaminierten Bereiches zu verhindern, werden durch Abschottungsmaßnahmen belastete Räume von den nicht belasteten Räumen separiert (Schwarz-Weiß-Trennung). Die Benutzung der vorhandenen Türen sollte dabei vermieden werden, da durch deren Öffnen und Schließen Luftbewegungen entstehen und einen möglichen Sporeneintrag in den Weißbereich (d.h. in unbelastete Bereiche) begünstigen. Aus diesem Grund ist es sinnvoll, Folienabschottungen, Schleusen oder Staubschutztüren (Abb. 6.1.7.1.1) in Kombination mit Luftreinigern zu installieren. Je nach Lokalität und Anforderung an die Schadenorte werden auch Abschottungen aus Folien und Lattenkonstruktionen eingesetzt, um kontaminierte Bereiche zu isolieren.

Bei der Montage der Lattenkonstruktion ist darauf zu achten, dass alle Decken- und Wandanschlüsse sowie sämtliche

Folienübergänge mit Gewebeband staubdicht abgeklebt werden, so dass bei der Aktivierung der Unterdruckhaltung ein Mindestunterdruck gewährleistet ist. Als Ein- und Ausgang ist auch hier eine Reißverschlusstür oder Staubschutztür zu verwenden.

Bei gewerblich eingesetzten Staubschotten werden die Folien mit Teleskopstangen zwischen Boden- und Deckenflächen eingeklemmt. Die Wandanschlüsse werden in der Regel mit Dichtschienen ebenfalls staubdicht abgedrückt. Die Staubschotte verfügen über wiederverwendbare Reißverschlusstüren und Zugangsöffnungen für die Unterdruckhaltung. Nach der Feinreinigung sind die Staubschotte allseitig feucht zu reinigen und entweder der Entsorgung zuzuführen oder in für die Wiederverwendung vorgesehene Verpackungs- oder Transporteinheiten zu verbringen.

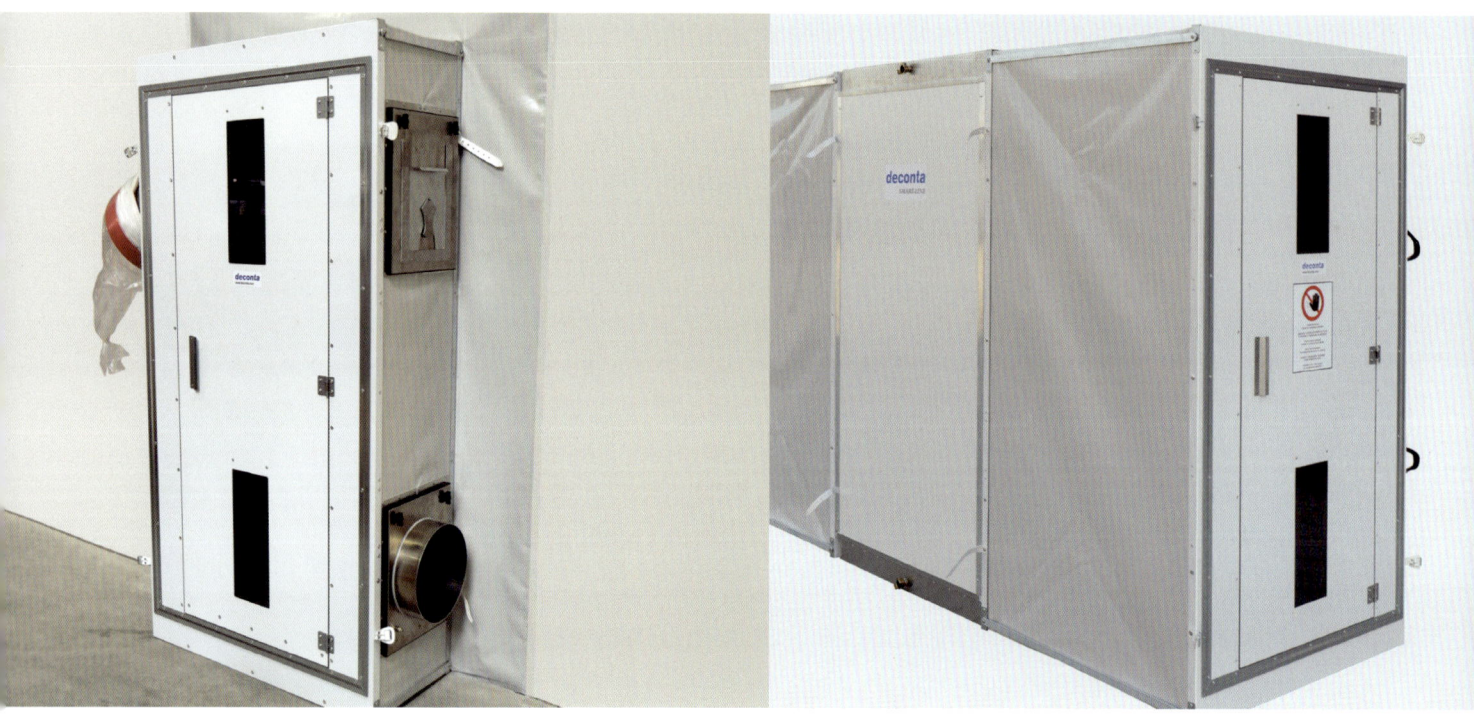

**Abb. 6.1.7.1.1: Staubschutztür mit Anschlüssen für eine Unterdruckhaltung**

**Abb. 6.1.7.1.2: Personenschleuse zur Trennung zwischen Schwarz- und Weißbereich**

## 6.1.7.2    Unterdruckhaltung und Luftzirkulation in Räumen

Zusätzlich zu den Abschottungsmaßnahmen werden in Abhängigkeit vom Schadenausmaß Unterdruckgeräte im Sanierungsbereich betrieben, um das Entweichen von Stäuben bzw. Bioaerosolen in nicht kontaminierte Räume zu minimieren.

In Anlehnung an die TRGS 519 für Sanierungsarbeiten mit asbesthaltigen Materialien gilt die Aufrechterhaltung eines Unterdrucks von 20 Pa im kontaminierten Bereich gegenüber angrenzenden nicht belasteten Räumen als ausreichend.

Weiterhin sollte ein Unterdruck von 50 Pa nicht überschritten werden. Die kontaminierte Raumluft wird über die Unterdruckanlage mit integriertem Filtersystem (Schwebstofffilter der Klasse H) angesaugt und mit Hilfe eines Abluftschlauches aus dem Schwarzbereich abgeführt. Alternativ kann die Unterdruckanlage aber auch im Weißbereich positioniert werden (Abb. 6.1.7.2.1).

Die Filtration der Raumluft während der Sanierung dient der Reduktion von schimmelbelasteten Stäuben, die während

Demontage- oder Reinigungsarbeiten mobilisiert werden. Abhängig vom Raumvolumen sind Geräte zu verwenden, deren Leistung einen 10-fachen Luftwechsel pro Stunde gewährleistet (DGUV 201-028 – Gesundheitsgefährdungen durch biologische Arbeitsstoffe bei der Gebäudesanierung [Berufsgenossenschaft der Bauwirtschaft]).

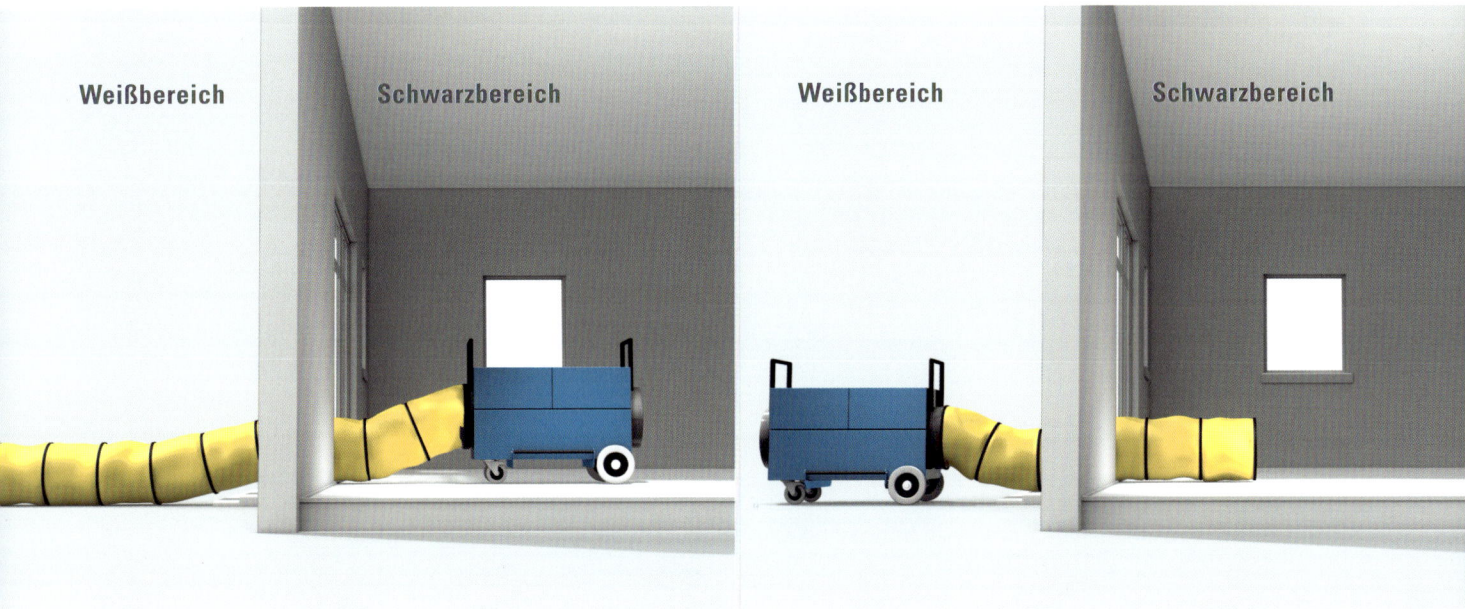

Weißbereich   Schwarzbereich

Weißbereich   Schwarzbereich

**Abb. 6.1.7.2.1: Aufbauvarianten der Unterdruckhaltung**

# 6.1.8   Rückbau, Feinreinigungsmaßnahmen und Geruchsbehandlung

## 6.1.8.1   Rückbau

Je nach Situation müssen befallene Bauteile, die nicht mehr sanierungsfähig sind, ausgebaut werden. Bei diesen Rückbaumaßnahmen sind folgende Vorgaben zu beachten:

■ Die Entfernung befallenen Materials ist grundsätzlich vor der Einleitung von Trocknungsmaßnahmen durchzuführen.
■ Es sind staubarme Verfahren einzusetzen.
■ Betroffene Materialien, wie z. B. Gipskartonplatten, sind 30–50 cm über den sichtbaren Befall hinaus auszubauen.

■ Alle demontierten Materialien sind staubdicht zu verpacken und in äußerlich gereinigten Umverpackungen aus dem Schwarzbereich zu transportieren – Werkzeuge und Maschinen sind vor dem Abtransport im Schwarzbereich abzusaugen bzw. abzuwischen.

# 6.1.8.2    Feinreinigung von Oberflächen

Bei einer Feinreinigung ist generell zu beachten, dass nicht nur die ehemals optisch von mikrobiologischem Befall betroffenen Flächen zu reinigen sind, sondern sämtliche Gebäudeflächen und alle Hausrat- oder Inhaltsgegenstände. Eventuell vorhandene Ventilationsöffnungen von Klima- oder Lüftungsanlagen sind abzukleben, ebenso Bodenabläufe, WC-Abdeckungen, Siphons und Abwasserleitungen.

Für die Feinreinigung werden im Standardfall folgende Geräte benötigt:
- Industriesauger (Schwebstofffilter der Klasse H) und Bürstenaufsatz
- Neutralreiniger
- Heizungsbürsten
- Luftreiniger (Schwebstofffilter der Klasse H)

Folgende Schritte müssen dabei beachtet werden:
- Grundsätzlich von oben nach unten arbeiten
- Decken und Wandflächen mit Industriesauger und Bürstenaufsatz absaugen
- Fenster, Heizkörper, Türen und sonstige Gebäudebestandteile absaugen und im Anschluss feucht reinigen
- Hausrat oder Inhalt feucht reinigen (glatte, nicht saugfähige Flächen)
- Danach die Bodenflächen absaugen und wenn möglich ebenfalls feucht reinigen
- Luftreiniger nach Abschluss der Sanierungsarbeiten noch mindestens 12 Stunden nachlaufen lassen, um Restmengen von aufgewirbelten Sporen zu filtrieren

Falls nach Beendigung der Feinreinigungsarbeiten im Zuge der mikrobiologischen Freimessung noch erhöhte Belastungen festgestellt werden, ist zu prüfen, ob folgende Fehlerquellen ausgeschlossen werden können:
- Verschmutzungen aus Ventilationsöffnungen
- Nicht gründlich und systematisch abgesaugt
- H-Filter der Absaugung nicht funktionsfähig bzw. beschädigt
- Restverschmutzung bei Heizkörpern zwischen den Konvektionsreihen
- Restverschmutzung im Hohlraum von Türzargen, abgehängten Decken oder sonstigen nicht luftdicht vom Innenraum getrennten Hohlräumen
- Fenster nicht geschlossen (Sporeneintrag von außen)
- Sporeneintrag durch Benutzung der Räume zwischen Feinreinigung und Freimessung

Nach Beseitigung der Fehlerquelle(n) ist eine erneute Feinreinigung durchzuführen.

## Absaugen von kontaminierten Oberflächen

Von Mikroorganismen befallene Oberflächen sollten zu Beginn der Sanierung und ggf. im weiteren Verlauf mittels Industriesauger gereinigt werden. Damit es im Zuge dieser Reinigung nicht zu einer unkontrollierten Verteilung der Mikroorganismen kommt, wird die Abluft der Sauger mit Schwebstofffiltern der Klasse H filtriert. Filter dieser Klasse dienen der Reinigung der Raumluft von Stäuben und Bioaerosolen (z. B. Bakterien, Pilze, Sporen, Pollen). Hier ist darauf zu achten, dass die Filter regelmäßig ausgetauscht werden, um eine ausreichende Filterleistung gewährleisten zu können. Sauger, die im Schwarzbereich einer Baustelle eingesetzt wurden, müssen einer gründlichen Reinigung unterzogen werden, bevor sie wieder im Weißbereich eingesetzt werden.

## Reinigung von Oberflächen mittels Wischen

Die Durchführung einer Oberflächenreinigung hat die Reduktion von Kontaminationen zum Ziel und dient damit dem Schutz der Bewohner vor eventuellen gesundheitlichen Beeinträchtigungen. Zu diesem Zweck sind geeignete Reinigungsmittel unter Zuhilfenahme entsprechender Utensilien, wie z. B. von Stofftüchern, auf den Werkstoffoberflächen durch Wischen aufzutragen.

## Reinigung von Einrichtungsgegenständen mit glatten, nicht saugfähigen Oberflächen

Hier ist insbesondere Inventar aus Metall, Glas, Keramik oder Mobiliar mit wasserabweisenden Oberflächenbeschichtungen zu nennen. Die Feinreinigungsmaßnahmen sind dabei mittels Absaugung und/oder Wischverfahren durchzuführen. Je nach Ausmaß des Schadens und den örtlichen Gegebenheiten muss entschieden werden, ob die betroffenen Gegenstände zur Reinigung ausgelagert werden oder die Maßnahmen vor Ort ausgeführt werden können.

## Feinreinigung von Hausrat

Auch Hausratgegenstände wie Möbel, Textilien, Geschirr etc. können im Zuge von Schimmelpilzschäden belastet werden, insbesondere wenn sie Wasser oder einer zu hohen Luftfeuchtigkeit ausgesetzt sind. Ob eine Kontamination von Hausrat mit Schimmelpilzen vorliegt, kann im Einzelfall mittels Oberflächenbeprobung (Abklatschproben, Klebefilmproben) untersucht werden. Liegen laut mikrobiologischem Untersuchungsbericht erhöhte Werte vor, sind je nach betroffenem Material Trocknungs- und Feinreinigungsmaßnahmen durchzuführen.

## Reinigung von Textilien

Textilien bestehen nicht nur aus synthetischen Substanzen, sondern auch aus tierischen und pflanzlichen Rohstoffen, wie z. B. Baumwolle, Hanf, Jute, Wolle, Seide oder Rosshaar. Aufgrund von organischen Verbindungen, wie z. B. Zellulose, können natürliche Materialien als Nährstoffe von Mikroor-

ganismen verwertet werden. Weil Textilien wie Kleidungsstücke, Sitzbezüge, Gardinen oder Matratzen nur sehr aufwändig zu reinigen sind, ist zu prüfen, ob die Kosten der Sanierungsmaßnahmen den Wert der Gegenstände nicht übersteigen.

Bei Kleidungsstücken sollten zunächst grobe Verunreinigungen mittels Industriesauger (Schwebstofffilter der Klasse H) entfernt werden. Anschließend kann die Kleidung durch eine konventionelle Nassreinigung wieder in einen tragbaren Zustand versetzt werden. Die Bekleidungsstücke, die bereits einen aktiven Schimmelpilzbefall aufweisen, sind zu protokollieren und zu entsorgen.

# 6.1.8.3  Geruchsbehandlung von Hausrat

## Ozonbehandlung

Ozon ($O_3$) ist ein Molekül, das aus drei Sauerstoffatomen zusammengesetzt ist und als farbloses bzw. leicht bläuliches Gas vorliegt. Es besitzt eine geringe Stabilität und zerfällt bei Raumtemperatur mit einer Halbwertszeit von 20 bis 100 Stunden zu molekularem ($O_2$) und atomarem Sauerstoff (O), der sehr stark oxidierend wirkt (Quelle: GESTIS-Stoffdatenbank). Diese oxidativen Eigenschaften können dazu genutzt werden, bei einer Geruchsbehandlung organische Verbindungen wie VOC oder MVOC zu neutralisieren und somit die Gerüche zu eliminieren. Da Ozon zu den stärksten Oxidationsmitteln gehört, ist bei seinem Einsatz in der Sanierung zwingend auf die richtige Konzentration zu achten, um mögliche Materialschädigungen zu vermeiden.

## Ionisierte Luft

Ein Ion ist ein elektrisch geladenes Atom oder Molekül, das durch die Aufnahme oder den Verlust eines Elektrons eine positive bzw. negative Ladung besitzt. Die Abspaltung von Elektronen benötigt eine hohe Zufuhr von Energie, die in den eingesetzten Geräten (Ionisatoren) durch eine anliegende elektrische Spannung erfolgt. Ionisierte Luft wird im Rahmen industrieller Lüftungstechnik, in Hotels, öffentlichen Gebäuden und in landwirtschaftlichen Betrieben seit Jahren genutzt, um Mikroorganismen abzutöten und gleichzeitig eine Geruchsneutralisation oder Keimreduktion bei laufendem Betrieb zu gewährleisten.

## Geruchsbehandlung mit Lösungen auf Peroxidbasis

Verwendet werden meist Mittel auf Basis organischer Peroxide oder Wasserstoffperoxid, die in Form eines Aerosols in den Raum eingebracht werden (siehe Kapitel 6.1.9.4, Kaltvernebelung). Durch deren oxidative Eigenschaften werden die unerwünschten Gerüche nicht wie bei anderen Mitteln überdeckt, sondern es findet eine chemische Reaktion mit den Geruchsmolekülen statt, bei der diese oxidiert bzw. neutralisiert werden.

## Heißluft

Nicht nur bei der Bekämpfung von holzzerstörenden Pilzen und Insekten hat die Heißluftbehandlung im Innenraum ihre Berechtigung. Auch bei der Geruchsneutralisation kann sie helfen, Schäden durch Mikroorganismen zu beseitigen. Durch die Erwärmung der Raumluft werden chemische Verbindungen volatiler und entweichen dadurch leichter aus dem Baustoff in die Raumluft. Wird die Heißluftbehandlung durch wiederholte Lüftungsmaßnahmen begleitet, ist es möglich, geruchlich wahrnehmbare Verbindungen aus den Baustoffen in die Raumluft zu überführen und abzulüften.

## 6.1.9    Einsatz von Bioziden

Im Folgenden finden Sie eine Auflistung von Bioziden und ihrer Anwendung, gegliedert nach ihrem Einsatz auf Oberflächen, in Hohlräumen und in der Raumluft. Die aufgeführten Anwendungsbereiche beziehen sich auf den Einsatz von Bioziden im privaten Bereich und in öffentlichen Einrichtungen wie Schulen und Kindergärten. Der Krankenhausbereich wird gesondert behandelt. Im Weiteren wird zwischen Schimmel- und Fäkalschäden unterschieden.

## 6.1.9.1    Biozideinsatz auf Oberflächen mit Schimmelpilzbefall

### Mittel auf Basis von Wasserstoffperoxid

Wasserstoffperoxid ist eine der effektivsten und am weitesten verbreiteten Chemikalien für antimikrobielle Applikationen. Es gehört genau wie Ozon und Natriumhypochlorit zu den sogenannten ROS (Reactive Oxygen Species). Charakteristisch für diese Gruppe von Molekülen sind das Vorhandensein von Sauerstoffatomen und ein hohes Maß an chemischer Reaktivität.

Hinsichtlich des Wirkungsspektrums kann Wasserstoffperoxid universell eingesetzt werden, da es bakterizide, fungizide, sporizide und viruzide Wirkung besitzt. In Abhängigkeit von der Konzentration und der Expositionszeit sind bereits wässrige Lösungen mit 3–6 % Wasserstoffperoxid gegenüber einer großen Bandbreite von Mikroorganismen wirksam [McDonnell, 2014].

Ein weiterer Vorteil ist die Möglichkeit der Modifikation mit Hilfe von anderen Substanzen. Eine Zugabe von Tensiden und die daraus resultierende Verringerung der Oberflächenspannung ermöglichen es, die Effektivität des Wasserstoffperoxids auf porösen, saugfähigen Oberflächen zu erhöhen. Ebenso kann das Beifügen von organischen Säuren (z. B. Phosphorsäure) zu einer signifikanten Leistungssteigerung führen [McDonnell, 2014]. Im Vergleich mit anderen Bioziden ist Wasserstoffperoxid sehr anwender- und umweltfreundlich, da die Zerfallsprodukte Wasser und Sauerstoff sind und infolgedessen keine problematischen Rückstände auf den Oberflächen und in der Raumluft verbleiben (Abb. 6.1.9.1.1).

Chemisch ist die desinfizierende Wirkung des Wasserstoffperoxids auf dessen starke oxidative Eigenschaften zurückzuführen. Die Auswirkung auf Zellebene ist dabei eine strukturelle Veränderung (Denaturierung) von Proteinen und DNA, wodurch diese Moleküle ihre biologische Funktion verlieren und die Mikroorganismen absterben. Ebenso werden Sekundärmetaboliten wie z. B. Toxine und Allergene oxidiert, was zu einer Neutralisation dieser Stoffe führt [Kramer und Assadian, 2008].

Diese Kombination aus chemischen Charakteristika, einem breiten Wirkungsspektrum und antimikrobieller Aktivität auch bei niedrigen Konzentrationen macht Wasserstoffperoxid zu einem beinahe idealen Biozid.

$$2\,H_2O_2 \longrightarrow 2\,H_2O + O_2$$

Wasserstoffperoxid $\longrightarrow$ Wasser + Sauerstoff

**Abb. 6.1.9.1.1: Zerfall von Wasserstoffperoxid zu Wasser und Sauerstoff**

## Mittel auf Alkoholbasis
## (nur im Handwischverfahren)

Alkohole wie Ethanol ($C_2H_6O$) oder Isopropanol ($C_3H_8O$) sind dank ihrer antimikrobiellen Wirkung grundsätzlich gut geeignet für einen Einsatz von Bioziden. Zu bevorzugen ist dabei eine 70-prozentige alkoholische Lösung, die die Zellmembran passieren kann und im Inneren Proteine und Enzyme denaturiert. Die Anwendung einer 95- bis 100-prozentigen alkoholischen Lösung hingegen bewirkt, dass die Proteine auf der Außenseite der Zellmembran koagulieren und so ein Eindringen des Alkohols in die Zelle verhindert wird. Wegen der möglichen Bildung explosionsfähiger Gasgemische sollten in Räumen generell nur kleine Flächen bearbeitet bzw. nicht mehr als 100 ml unter begleitender Belüftung des Arbeitsbereiches eingesetzt werden.

## Anwendung von Fungiziden

Zugelassene Biozide nach VAH-Liste (Verbund für Angewandte Hygiene e.V.) bzw. RKI-Liste (Robert Koch-Institut) sollten nur in Ausnahmefällen oder auf Flächen, die nach der Sanierung für die Bewohner unzugänglich sind (z. B. unzugängliche Hohlräume), angewendet werden. Grundsätzlich ist es nicht notwendig, auf zuvor getrockneten Flächen Fungizide/Biozide mit Langzeitwirkung aufzutragen, da nach Feuchtigkeitsentzug (natürliche oder technische Trocknung) kein Schimmelpilzwachstum mehr auftritt.

## Ablauf der Behandlung von Oberflächen

Zuerst wird geprüft, ob sich das kontaminierte Material reinigen lässt oder ausgebaut werden muss. Sollte eine Reinigung möglich sein, sind folgende Maßnahmen notwendig:

- Feinreinigung mittels Industriesauger (Schwebstofffilter der Klasse H)
- Behandlung mit Wasserstoffperoxid via Sprühverfahren oder Wischverfahren – die verwendeten Materialien, wie z. B. Drucksprühgeräte, müssen für den Einsatz mit Wasserstoffperoxid zugelassen sein
- Behandlung mit Alkohol nur auf Kleinstflächen und via Wischverfahren – Gefahr der Bildung einer explosionsfähigen Atmosphäre
- Abschließende Feinreinigung mittels Industriesauger (Schwebstofffilter der Klasse H), um Restkontaminationen zu entfernen

# 6.1.9.2 Biozideinsatz in Estrichdämmschichten mit Schimmelpilzbefall

## Fluten/Schäumen

Beim Fluten einer Estrichdämmschicht wird ein Biozid gleichmäßig über Bohrlöcher (z. B. in Vorbereitung einer Trocknung) eingefüllt und kurzzeitig mit Hilfe von Turbinen ein Überdruck angelegt, um eine bessere Verteilung des Mittels zu erreichen. Die Materialverträglichkeit der im Estrichaufbau verbauten Materialien sollte dabei vor der Anwendung stets geprüft werden. Nach dem Fluten einer Estrichdämmschicht ist immer eine technische Trocknung erforderlich, um die eingebrachte Feuchtigkeit wieder zu entfernen.

Ein weiteres Verfahren für den Einsatz von Bioziden in Estrichdämmschichten ist das Schäumen mit Produkten auf Wasserstoffperoxidbasis. Im Vergleich zum Fluten ist hier zwar ein geringerer Materialaufwand und Feuchteeintrag in die Konstruktion zu nennen, jedoch ist das Verfahren zeitaufwändiger, da ein engmaschigeres Bohrraster angelegt werden muss und mehr Zwischenschritte notwendig sind (einzelnes Einbringen des Biozids in mehrere Bohrlöcher). Auch hier ist auf die Materialverträglichkeit zu achten. Wasserstoffperoxid kann je nach Konzentration und Einwirkdauer korrosiv auf Materialoberflächen (z. B. Metallrohre) wirken.

## 6.1.9.3   Biozidbehandlung von Fäkalschäden (fäkalhaltiges Wasser, Brauchwasser)

Auch hier gilt: Zugelassene Biozide mit bakterizider Wirkung nach VAH-Liste sollten nur in Ausnahmefällen oder auf Flächen, die nach der Sanierung für die Bewohner unzugänglich sind (z. B. Hohlräume), angewendet werden.

### Estrichdämmschichten
Großflächig mit Fäkalien kontaminierte Estrichdämmschichten sind grundsätzlich auszubauen. Lediglich wenn mikrobiologische Messungen eine sehr geringe Belastung

(z. B. durch Brauchwasser) ergeben haben, kann im Einzelfall der Einsatz von Bioziden in Betracht gezogen werden.

### Wasserstoffperoxid bzw. Alkohole
Mit Fäkalien verunreinigte Oberflächen, mit denen die Bewohner auch nach der Sanierung in Berührung kommen könnten (z. B. Hautkontakt), sollten nach der Feinreinigung mit Wasserstoffperoxid oder Alkoholen behandelt werden.

## 6.1.9.4   Biozidbehandlung von Räumen mittels Vernebeln

Um Mikroorganismen in Räumen abzutöten, können Vernebelungsmethoden angewandt werden. Dies ist insbesondere in Räumen mit vielen Oberflächen und schlecht zugänglichen Bereichen sinnvoll. Es gibt zwei anerkannte Vernebelungsverfahren, die in den folgenden Abschnitten erläutert werden.

### Heißvernebelung

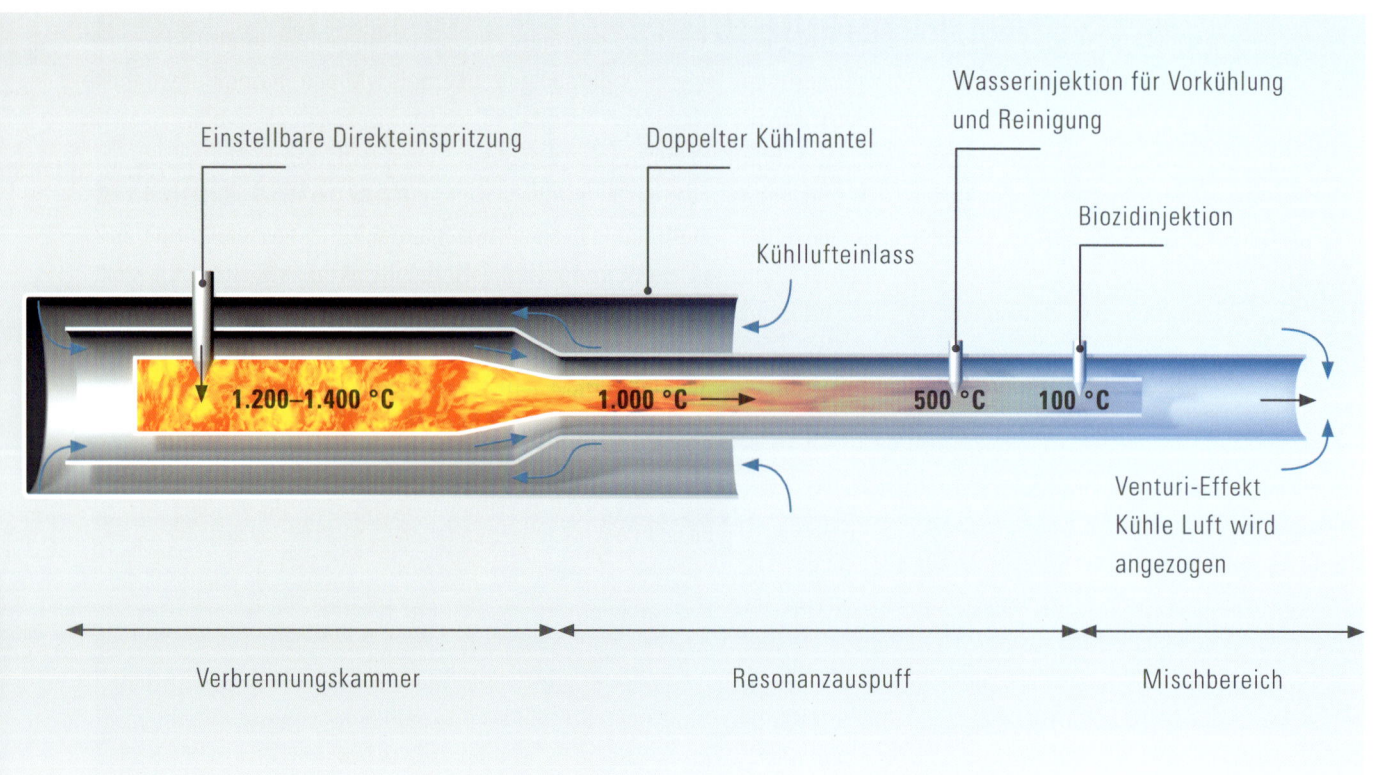

**Abb. 6.1.9.4.1: Schematischer Aufbau eines Heißnebelgerätes**

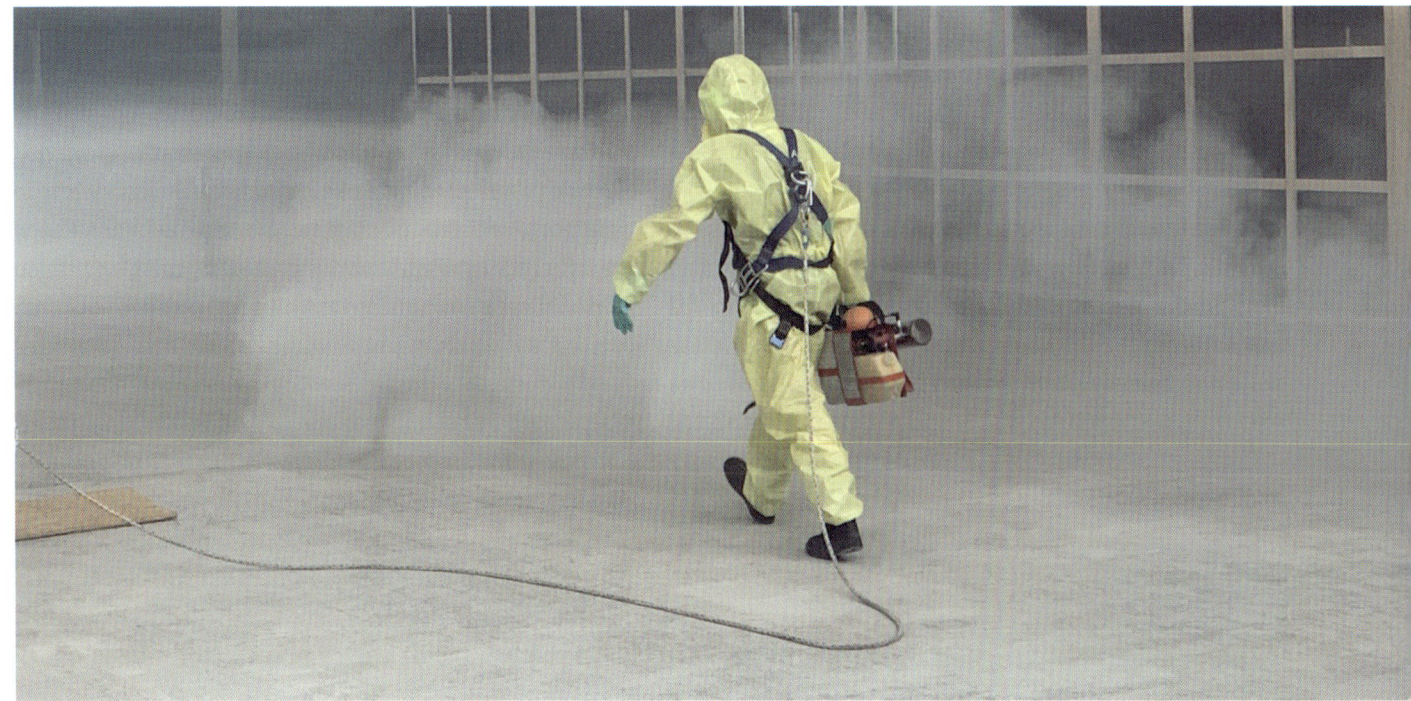

**Abb. 6.1.9.4.2: Anwendung des Heißnebelverfahrens**

Die Heißvernebelung basiert auf dem Prinzip, dass durch thermopneumatische Energie sehr feine Tröpfchen mit einem Durchmesser von 1–50 μm generiert werden können. Bei diesem Prozess entstehen in der Verbrennungskammer eines Heißnebelgenerators Abgase mit einer Temperatur von bis zu 1.400 °C (Abb. 6.1.9.4.1). Diese werden über ein Abgasrohr abgeleitet, an dessen Ende dann die Injektion der gewünschten Substanz (Pestizide, Herbizide, Biozide) erfolgt. Die Flüssigkeit wird dabei vaporisiert und kondensiert am Auslass des Rohres bei Kontakt mit der kühleren Umgebungsluft zu einem feinen Aerosol, das einen dichten Nebel bildet (Abb. 6.1.9.4.2).

Da mit Hilfe dieser Technik große Areale abgedeckt werden können, findet die Heißvernebelung intensive Anwendung auf dem Gebiet des Pflanzenschutzes und bei der Bekämpfung von Stechmücken.

Das Verfahren kann aber ebenso für den Biozideinsatz in Räumen genutzt werden, wobei jedoch folgende Aspekte zu berücksichtigen sind. Die verwendeten Trägerflüssigkeiten basieren meistens auf Ölen oder Wasser-Glykol-Gemischen. Dies führt zu Rückständen bzw. Kondensationserscheinungen auf Oberflächen, weshalb diese nach der Vernebelung erneut gereinigt werden müssen. Durch diese Kondensation auf Materialoberflächen können aber auch Möbel oder elektronische Geräte beschädigt werden. Daher muss vor ihrem Einsatz zuerst sämtlicher Hausrat aus dem zu desinfizierenden Raum entfernt werden. Das Verfahren eignet sich in erster Linie bei Schäden in großen Räumen wie Lager- oder Sporthallen, da der Einsatz des im folgenden Abschnitt beschriebenen Kaltnebelverfahrens in größeren Räumen einen höheren logistischen Aufwand bedeutet. Mit einem Heißnebelgenerator können mit einem Gerät größere Raumvolumina behandelt werden.

## Kaltvernebelung (DIN EN 17272:2020)

Anders als bei der Heißvernebelung basiert die Aerosolbildung bei der Kaltvernebelung auf dem Einsatz von sehr feinen Düsen. Das dabei eingesetzte Biozid ist aufgrund seiner vorteilhaften Eigenschaften meist Wasserstoffperoxid in Konzentrationen von bis zu 19 %. Die bei der Vernebelung entstehenden Tröpfchen haben einen Durchmesser von 1–10 μm, so dass sich keine Kondensationserscheinungen auf den Oberflächen zeigen und Materialien bzw. Einrichtungsgegenstände (Möbel, elektronische Geräte, Textilien usw.) nicht beschädigt werden. Anwendungsgebiete des Kaltnebelverfahrens sind die Schimmelsanierung, die Behandlung von Fäkalschäden sowie der Lebensmittel-, Veterinär- und Klinikbereich. Durch die oxidativen Eigenschaften des Wasserstoffperoxids kann diese Technik auch bei Brandschäden zur Geruchsbeseitigung angewandt werden.

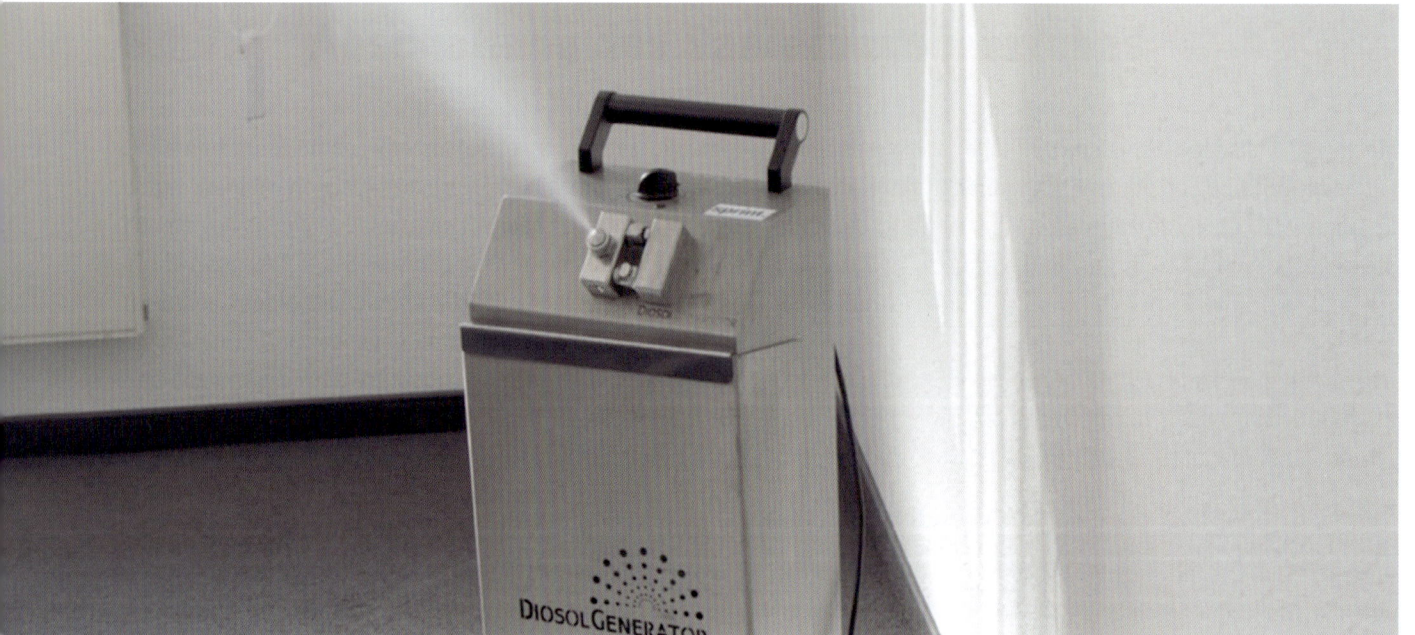

**Abb. 6.1.9.4.3: Anwendung des Kaltnebelverfahrens**

Durch die vollständige Sättigung der Räumlichkeiten gelangt das Aerosol in sämtliche Ecken, Nischen und Spalten des Raumes, die mit Wischverfahren nicht zu erreichen sind.

Ein weiterer entscheidender Vorteil des Kaltnebelverfahrens ist die kurze Bearbeitungsdauer. Eine Einwirkzeit von 90 Minuten genügt, um den Raum vollständig zu desinfizieren. Anschließend muss abgewartet werden, bis das Wasserstoffperoxid in seine ungefährlichen Abbauprodukte Wasser und Sauerstoff zerfallen ist. Dies dauert ohne Belüftung, abhängig von der Konzentration des Biozids, 7–12 Stunden. Die Zeit kann jedoch verkürzt werden, indem im Anschluss an den Biozideinsatz eine Belüftung des Raumes durchgeführt wird. Die Wartezeit verringert sich so auf 20–45 Minuten, in Abhängigkeit von der eingesetzten Konzentration des Wasserstoffperoxids. Die Kaltvernebelung und die damit verbundene Abtötung von Mikroorganismen in den Räumen ersetzt jedoch nicht die notwendigen Feinreinigungsmaßnahmen, sondern stellt eine sinnvolle und effektive Ergänzung zu diesen dar.

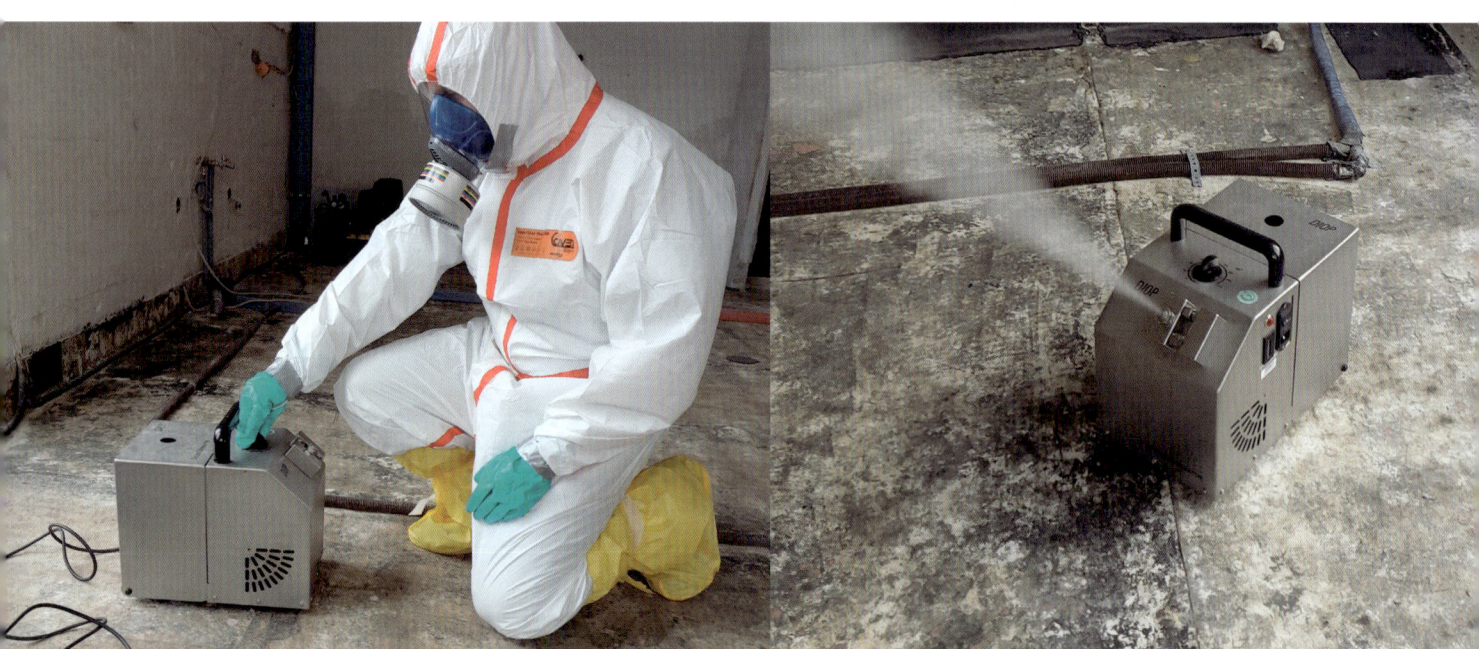

**Abb. 6.1.9.4.4: Schutzkleidung bei Einsatz des Kaltnebelverfahrens und Anwendung in Laborumgebung**

## Sonderfall Krankenhausbereich

Im Bereich der Krankenhaushygiene dürfen nur zugelassene Biozide eingesetzt werden. Das Vorgehen ist im Einzelfall mit dem zuständigen Krankenhaushygieniker abzustimmen, da unterschiedliche Krankenhäuser häufig verschiedene Mittel zur Hände-, Haut-, Raum- und Flächendesinfektion nutzen. Hier ist insbesondere die VAH-Liste (Verbund für Angewandte Hygiene e.V.) zu berücksichtigen, die Biozide auflistet, die für den Krankenhausbereich zugelassen sind.

# 6.1.10  Sanierung durchfeuchteter und/oder von Mikroorganismen befallener Baustoffe

Mikrobielles Wachstum am Bauwerk ist nur in einem beschränkten Feuchtigkeitsbereich möglich. Das heißt, Mikroorganismen wachsen nicht in trockenem Milieu, sie benötigen eine bestimmte Materialfeuchte. In Abhängigkeit vom jeweils befallenen Werkstoff finden sich aufgrund von unterschiedlichen Nährstoffvoraussetzungen und Materialeigenschaften variierende Schimmelpilzspektren. Tabelle 6.1.10.1 zeigt das prozentuale Vorkommen typischer Schimmelpilzgattungen in Schadenfällen im Hinblick auf die Baumaterialien Tapete, Gipskarton und Holz.

Nasses oder kontaminiertes Material muss nicht grundsätzlich vollständig entfernt werden. Befallenes Material muss nur dort entfernt werden, wo

- das Material in der Struktur geschädigt ist,
- der Geruch, der von diesem Material ausgeht, nicht zu akzeptieren und nicht auf anderem Weg zu beseitigen ist,
- der alte Zustand vor Schadeneintritt nicht wiederhergestellt werden kann und
- die Funktion wie beispielsweise die Standsicherheit/Statik nicht mehr gewährleistet ist.

Kann der Nachweis eines nicht zu akzeptierenden Geruches nicht vor Ort erbracht werden, da sich dort die Gerüche der verschiedenen Baustoffe überlagern, sollte mit einfachen,

| Tapete | | Gipskarton | | Holz | |
|---|---|---|---|---|---|
| Gattung | % | Gattung | % | Gattung | % |
| Chaetomium sp. | 24,4 | Chaetomium sp. | 14,9 | Penicillium sp. | 18,8 |
| Penicillium sp. | 17,8 | Aspergillus sp. | 13,9 | Chaetomium sp. | 14,4 |
| Aspergillus sp. | 14,4 | Cladosporium sp. | 13,5 | Aspergillus sp. | 10,9 |
| Acremonium sp. | 8,9 | Penicillium sp. | 11,9 | Stachybotrys chartarum | 9,2 |
| Stachybotrys chartarum | 8,9 | Alternaria sp. | 9,9 | Cladosporium sp. | 3,9 |
| Chromelosporium sp. | 4,5 | Stachybotrys chartarum | 9,5 | Trichoderma sp. | 3,9 |
| Eurotium sp. | 4,4 | Acremonium sp. | 7,9 | Alternaria sp. | 3,1 |
| Cladosporium sp. | 3,3 | Verticillium sp. | 3,4 | Acremonium sp. | 2,6 |
| Sonstige | 13,3 | Sonstige | 15,2 | Sonstige | 33,2 |

**Tab. 6.1.10.1: Häufigkeit des Vorkommens typischer Schimmelpilzgattungen (Anteil in %) in Schadenfällen in Oberflächenbeprobungen verschiedener Werkstoffe (Quelle: Sprint-Datenbank, 2010)**

kostengünstigen und standardisierten Labormethoden, wie z. B. Emissionsprüfungen von Baustoffen, eine Entscheidung getroffen werden. Dass eine Geruchswahrnehmung in einem Schadenfall wegen der daraus abzuleitenden Unsicherheit bezüglich chemischer/biologischer Stoffe dazu beitragen kann, Befindlichkeitsstörungen auszulösen, ist beim SB-Syndrom (Sick-Building-Syndrom) hinreichend nachgewiesen.

Ob eine Trocknung und Sanierung möglich ist, hängt weiterhin von dem Verschmutzungsgrad (z. B. Leitungswasser, Fäkalien) und der Art des zu reinigenden Materials ab. Kommt es z. B. zu Verseifungen von Klebeflächen, muss trotz möglicher Reinigung ein Ausbau des Oberflächenbelags erfolgen. Dies muss im Einzelfall sachverständig geklärt werden. Grundsätzlich ist zu beachten, dass der Schadenort von nicht betroffenen Flächen abzuschotten ist, während der Demontage ein entsprechend der Größe des Objekts geeig-

netes Unterdruckgerät eingesetzt wird und staubarme Demontagearbeiten allen anderen Varianten vorzuziehen sind.

Die betroffenen Flächen werden mit einem Sicherheitsabstand von 30–50 cm möglichst staubfrei demontiert. Baukörper können vorher mit Staubbindemittel oder Wasser angefeuchtet werden, um die Freisetzung von Schimmelpilzen im Zuge der Arbeiten zu vermeiden. Weiterhin ist im Einzelfall der Einsatz von Staubschutzwänden, Schwarz-Weiß-Bereichen, Unterdruckhaltung und Luftreinigern abzuwägen. Alle ausgebauten Materialien werden möglichst sortenrein verpackt. Vor der Verbringung zum Container sollten Verpackungen ebenfalls noch einmal abgesaugt und wenn möglich feucht gereinigt werden (Müllsäcke), um eine Verteilung von mikrobiellen Kontaminationen in nicht betroffene Räume zu vermeiden. Ebenso muss das benutzte Werkzeug gereinigt werden.

# 6.1.10.1 Oberbeläge

In den folgenden Kapiteln werden die gängigsten Baumaterialien und ihre Sanierung im Rahmen von Feuchtigkeitsschäden erörtert.

## Fliesen und Natursteine
Schimmelpilzbefall auf Fliesen und Natursteinen kann mit Reinigungs- und Desinfektionsmaßnahmen problemlos entfernt werden. Das zerstörungsarme Entfernen von einzelnen Fliesen im Zusammenhang mit der Durchführung technischer Trocknungen (z. B. durch Erhitzen oder Dampfdruck) ist heute in den meisten Fällen problemlos durchführbar, so dass in der überwiegenden Zahl der Sanierungen die Fliesenflächen erhalten werden können. Bei Fliesen im Großformat (Abmessungen im Meterbereich) sowie bei Beschädigungen des Untergrundes oder bei speziellen Fliesenklebern kann das Entfernen nicht erfolgreich sein und das Risiko von Rissen oder Brüchen ist deutlich höher einzukalkulieren. Hier gilt eine wirtschaftliche Betrachtung der in Frage kommenden Sanierungsschritte.

## Teppichböden
Aufgrund von Beschichtungen können dampfdichte Beläge oft bei kleineren Schäden erhalten werden. Bei Nadelfilzen sind die Qualität des Belages, der Verschmutzungsgrad, eine mögliche verseifte Klebemasse und die technischen Gege-

benheiten entscheidende Faktoren, wenn zu klären ist, ob ein Rückbau notwendig ist. Oberflächlicher Schimmelpilzbefall ist in der Regel mittels herkömmlicher Nassreinigungsverfahren zu sanieren.

## PVC und Linoleum
Schimmelpilzbefall lässt sich problemlos mittels Reinigungsverfahren/Desinfektion entfernen. Wenn zwischen Klebemörtel und PVC-Belag oder Linoleum im Rahmen eines Wasserschadens keine Feuchtigkeit gelangt ist (Geruchsbildung, Blasen), lassen sich die unempfindlichen Beläge oft reinigen und erhalten.

## Kork
Bei längerer Durchfeuchtung verzieht sich das natürliche Material, wird wellig und kann Schimmelpilzwachstum mit Verfärbungen aufweisen, was einen Austausch notwendig macht.

## Holzdielen, Parkett und Laminat
Wesentlich für die Sanierungsplanung ist die Bestimmung der Holzart und -güte, um Resistenzen sowie Quell- und Schwindvorgänge richtig einschätzen zu können. Bei verklebtem, schwimmend verlegtem Parkett oder Laminat

muss bei Durchfeuchtung des Kerns und starken Verwerfungen ein vollständiger oder teilweiser Rückbau erfolgen.

Schimmelpilzbefall kann in der Regel mittels Abschleifen, Reinigen und Desinfizieren entfernt werden.

# 6.1.10.2 Estriche

Allgemein sind Estriche großflächige Fußbodenaufbauten aus Mörtel, Zuschlägen, Bitumen oder Fertigbauplatten. Grundsätzlich werden Fußbodenaufbauten nach DIN EN 13813 klassifiziert und nach Art des Bindemittels eingeteilt in Zementestrich, Calciumsulfatestrich, Magnesiaestrich, Gussasphaltestrich und Kunstharzestrich. Des Weiteren kann eine Gliederung der einzelnen Anwendungsarten der Estriche nach DIN 18560 wie folgt geschehen: Estriche und Heizestriche auf Dämmschicht (schwimmende Estriche), Verbundestriche, Estriche auf Dämmschicht und hochbeanspruchbare Estriche (Industrieestriche). Bei einer vorliegenden mikrobiellen Belastung einer Estrichdämmschichtkonstruktion ist grundsätzlich die Belastung der Dämmschicht, nicht die des Estriches, für die Sanierung relevant.

Alle Estricharten werden beim Verlegen mit einem sehr großen Wasseranteil in den Innenraum eingebracht. Üblicherweise enthält ein Kubikmeter Estrich 100 Liter Wasser. Die Grundvoraussetzung für mikrobielles Wachstum ist demzufolge gegeben. Allerdings muss hierbei berücksichtigt werden, dass für das Abbinden (Hydratation) der Estrich etwa 40 % der Wassermasse benötigt. Das bedeutet, dass von den anfänglichen 100 Litern etwa 60 Liter pro Kubikmeter Estrich in der Innenraumluft verdunsten müssen oder im Porenvolumen des Estrichs zurückbleiben.

## Zementestrich (CT)

Der schwimmend verlegte Zementestrich wird deutschlandweit in Innenräumen am häufigsten verwendet. 1995 war jeder zweite Estrich ein Zementestrich. Er besteht nach DIN 18560 aus Wasser, Sand mit verschiedenen Korngrößen, Normzement und verschiedenen Zuschlägen. Zementestriche sind äußerst resistent gegenüber Wasserschäden und mikrobiellem Befall und müssen meist nicht ausgetauscht werden.

## Anhydritestrich (CA)

Bei längeren Durchfeuchtungen ist in der Regel ein Austausch notwendig, da ein Anhydritestrich stark hygroskopisch (feuchteanziehend) ist und die statische Belastbarkeit der Bodenkonstruktion in Mitleidenschaft gezogen werden kann. Zudem ist bei längerer Durchfeuchtung das

Wachstum von Schimmelpilzen an der Oberfläche möglich, dies kann zu Verfärbungen führen.

Bei einer kurzzeitigen Durchfeuchtung sollte die Oberfläche des Estrichs vor der Trocknung aufgeraut werden, um die Kalksinterschicht abzuschleifen. Zu erkennen ist diese Schicht an der glänzenden Oberfläche des Estrichs.

## Gussasphaltestrich (AS)

Eine Trocknung muss ohne Hitzeentwicklung möglich sein, da es sonst zu plastischen Verformungen kommt. Bei großer Wassereinwirkung kommt es oft zum Aufschwimmen von Gussasphaltestrichen mit entsprechender Bildung von Rissen, wenn der jeweilige Estrich in schwimmender Bauweise mit darunterliegender Dämmschicht verlegt wurde. Sind organische Dämmmaterialien wie Kokosfasern verwendet worden, ist ein Ausbau aus technischer und mikrobiologischer Sicht in den meisten Fällen notwendig.

## Magnesiaestrich/Holzestrich (MA)

Bei vollständiger Durchfeuchtung ist in der Regel ein Austausch durchzuführen, da Magnesiaestriche sehr empfindlich gegenüber Feuchtigkeit sind und ihre Festigkeit schnell verlieren. Es ist zu beachten, dass ältere verlegte Magnesiaestriche auf eine mögliche Asbestkontamination zu überprüfen sind. Weiterhin sind Magnesiaestriche stark chloridhaltig und umliegende verbaute Metallbauteile wie wasserführende Leitungen können korrodieren, wenn sie nicht ausreichend geschützt sind.

## Estriche mit Beschichtungssystemen

Bei einem Verbundestrich, wie er oft bei industriellen oder gewerblichen Immobilien verwendet wird, ist die Sanierung zumeist unproblematisch. Bei diffusionsdichten Anstrichen ist eine Trocknung ohne ein vorheriges Abschleifen wie beim Anhydritestrich erfolglos. Auch hier wurden in der Vergangenheit Asbestfasern in Epoxidharzbeschichtungen verwendet.

# 6.1.10.3 Dämmmaterialien

Dämmmaterialien werden für die Wärme- und Schalldämmung eingesetzt. In den folgenden Abschnitten werden typische Dämmmaterialien beschrieben.

## Polystyrol

Polystyrol (PS) ist ein weitverbreiteter thermoplastischer Massenkunststoff. Je nach Herstellungsart wird zwischen dem weißen und eher grobporigen EPS (expandiertes Polystyrol) und dem feinporigen XPS (extrudiertes Polystyrol) unterschieden. Polystyrol wird erst nach einer langen Durchfeuchtungsphase von Schimmelpilzen durchwachsen. In der Regel ist eine Trocknung oder ein Biozideinsatz mit Mitteln auf Wasserstoffperoxidbasis möglich. Bei einer starken sichtbaren Myzelbildung oder geruchsintensiven Wahrnehmung wird eine Beprobung und ggf. ein Austausch empfohlen.

## Mineralfasern

Mit biologischen Arbeitsstoffen kontaminierte Mineralwolle ist generell staubarm auszubauen und zu entsorgen. Bei einer längeren Durchfeuchtungszeit ist eine Trocknung zumeist nicht mehr ratsam, da eine Reinigung bzw. ein Einsatz von Bioziden bei diesen Materialien nicht mehr möglich ist.

## Perlite

Die erfolgreiche Trocknung dieser Dämmmaterialien ist davon abhängig, ob eine Luftzirkulation im Dämmschichtbereich erzielt werden kann. Ist dies wegen der Dichte des Materials oder auftretender Verklumpungen infolge der Feuchtigkeitseinwirkung nicht möglich, so ist das Dämmmaterial nicht sanierbar. Perlite ist wenig anfällig für Schimmelpilzwachstum.

## Schlacken

Schlacke ist gut zu trocknen, bei Fehlböden mit Holzbalkenlagen ist auch hier die DIN 68800 zu beachten, auf deren Grundlage ein vollständiger Rückbau möglich sein kann. Schlacken weisen eine geringe Anfälligkeit für Schimmelpilzwachstum auf.

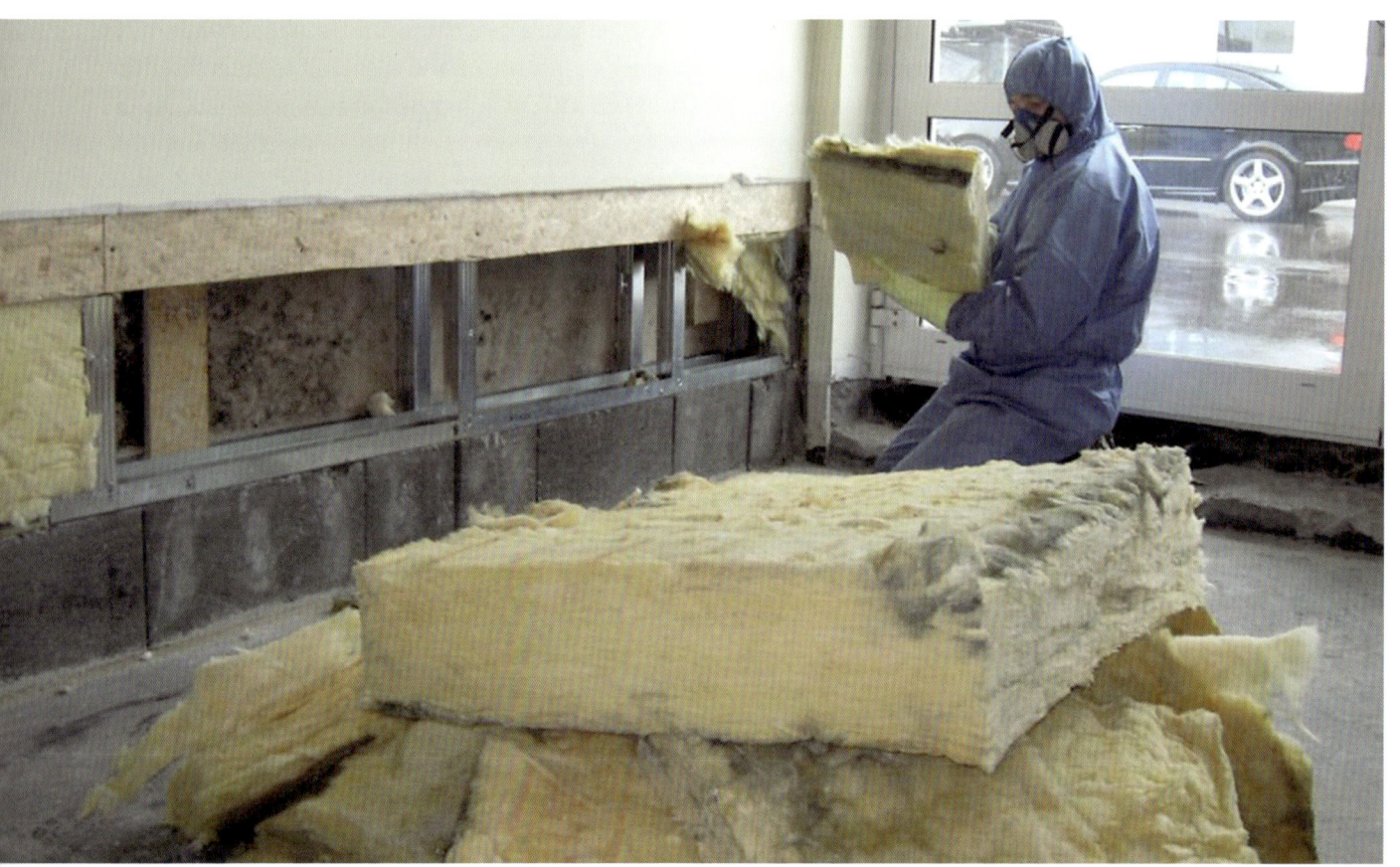

**Abb. 6.1.10.3.1: Demontage befallener Dämmstoffe**

## Lehmschüttungen/Lehmwickel

Grundsätzlich ist das Trocknen von Lehmschüttungen mittels Wärme und Durchlüftung möglich. Je nach Stärke des Aufbaus und Intensität der Durchfeuchtung ist die Methodik anzupassen. In Einzelfällen bzw. bei vielschichtig aufgebauten Schüttungen kann es sein, dass Trocknungsmaßnahmen nicht zum Ziel führen. In diesen Fällen ist ein Rückbau notwendig.

Lehmschüttungen weisen grundsätzlich erhöhte Konzentrationen an Mikroorganismen auf, so dass eine zusätzliche Belastung durch einen Feuchteschaden bei der Bewertung zu berücksichtigen ist. Im Einzelfall können nicht zu besei-

tigende geruchliche Belastungen ein Hindernis für den Erhalt der Schüttung darstellen.

## Naturfasern

Unterschieden wird zwischen Flocken und Fasern, wobei ein Ausbau oft kostengünstiger und schneller zum Sanierungsziel führt. Bestimmte Fasern sind resistenter gegenüber Feuchtigkeit und verlieren bei kurzer Durchnässung nicht an Volumen. Eine Imprägnierung durch den Hersteller, z. B. mit Ammoniumsalzen, verstärkt die Haltbarkeit von Dämmmaterialien.

# 6.1.10.4 Wand- und Deckenkonstruktionen

In den folgenden Abschnitten wird die Sanierung von Wand- und Deckenkonstruktionen beschrieben. Zusätzlich werden Hinweise zur Sanierbarkeit der Baustoffe gegeben.

## Mauerwerk/Putze

Im Falle von Feuchteschäden wird eine technische Trocknung des Mauerwerks als notwendig erachtet, da eine natürliche Trocknung zu viel Zeit in Anspruch nehmen würde. Die Trocknungsdauer eines Mauerwerks ist abhängig von verschiedenen Parametern, die je nach Baustoff und seinen bauphysikalischen Kennwerten (wie dem Wasseraufnahmekoeffizienten $W_w$) unterschiedlich sein können.

Ein Abbruch des Mauerwerks ist in der Regel nicht notwendig. Lediglich bei einem extensiven Befall von Putzen mit Schimmelpilzen sollte der Putz entfernt und anschließend wiederhergestellt werden. Ist dies nicht der Fall, ist der Einsatz von Bioziden als ausreichend anzusehen. Außerdem können Putzflächen entfernt werden, damit ein durchfeuchtetes Mauerwerk schneller trocknen kann. Die Materialien für den Wiederaufbau sollten zusätzlich auch so ausgewählt werden, dass sie diffusionsoffen sind.

## Lehmputze

Lehmputze sind aufgrund ihrer Zusammensetzung gesondert zu betrachten. Sie bestehen aus einer Mischung aus Ton, Sand, Schluffanteilen und ggf. Zusatzstoffen wie Stroh und Zellulosefasern. Der Tonanteil wirkt nach Austrocknung stark verklebend. Liegt ein Schimmelpilzschaden vor, sollten zur Bewertung der Belastungssituation grundsätzlich mikrobiologische Oberflächenbeprobungen an vom

Wasserschaden betroffenen Stellen und insbesondere nicht betroffenen Stellen durchgeführt werden, da es sich bei Lehm um einen organischen Werkstoff handelt und ein Vergleich der Belastungen notwendig ist.

Sind die Belastungen zu hoch, ist der Lehmputz auszubauen, da Reinigungsmaßnahmen und der Einsatz von Bioziden wegen der Porosität des Lehmputzes nicht zielführend sind. Eine Trocknung von Lehmputzen ist je nach Durchfeuchtungsgrad möglich, jedoch dauert sie sehr lange.

## Gipskartonplatten

Gipskartonplatten bestehen aus einem Gipsuntergrund, der beidseitig mit einem zellulosehaltigen Karton beschichtet sein kann, um die gewünschte Festigkeit zu gewährleisten. Insbesondere die zellulosehaltige Beschichtung bietet gute Nährstoffvoraussetzungen für das Wachstum von Mikroorganismen. Daher sind befallene Bereiche zu demontieren.

Hierzu sollten Gipskartonplatten anstatt mit einer Stichsäge mit einem geeigneten Messer eingeschnitten und gebrochen werden. Sie sind ca. 30–50 cm über den letzten sichtbaren Befall hinaus auszubauen (Abb. 6.1.10.4.1). Im Zwischenraum der Wandaufbauten befindliche Dämmwolle sollte bei Befall fachgerecht entsorgt werden.

## Holzfaserplatten

Bei äußerlich beschädigten und befallenen Holzfaserplatten und anderen Ständerwänden wird üblicherweise die Beplankung bis zur Höhe der ersten Platte ausgetauscht, befallene Spanplatten sind zu entsorgen.

### Tapeten

In der Regel enthalten Tapeten Holzstoffe und werden mittels zellulosehaltiger Bindemittel auf dem Untergrund verklebt. Diese Produkte enthalten organische Anteile und bieten Mikroorganismen gute Wachstumsvoraussetzungen. Aus diesem Grund sind kontaminierte Tapeten grundsätzlich zu entfernen. Tapeten sollen nach den Vorgaben der BG Bau vor dem Ausbau genässt und abgesaugt werden.

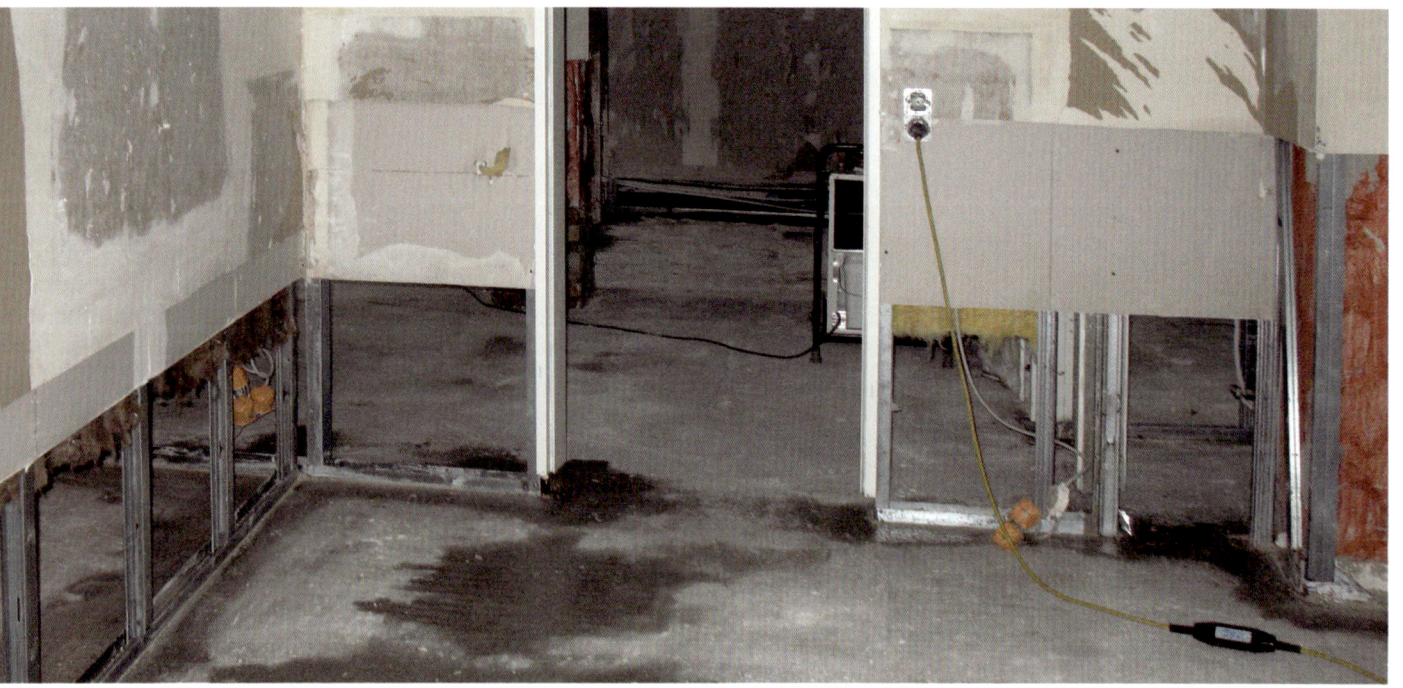

**Abb. 6.1.10.4.1: Demontage von befallenen Flächen eines Rigips-Wandaufbaus**

## 6.1.10.5  Anstriche und Beschichtungen

Anstriche und verschiedene Beschichtungen können von Mikroorganismen befallen sein. Im Folgenden werden Beispiele aufgeführt und Hinweise zur Behandlung gegeben.

### Kunststoffe

Da vielen dieser Werkstoffe (Fußbodenbeläge, Silikon, Acryl, Klebstoffe, Kunstharze, Gummi) organische Beimengungen von Weichmachern und Emulgatoren zugesetzt sind, bieten sie Mikroorganismen geeignete Nährstoffbedingungen. In Verbindung mit Feuchtigkeit kann es hier zu mikrobiellen Abbauprozessen kommen. Diese Werkstoffe sind bei offensichtlichem Befall bzw. eingetretener Schädigung zu entfernen.

### Dispersionsfarben

Diese Farben haben vielfältige Bestandteile (Kunstharze, Kunststoffe, Pigmente etc.). Weitere Zusätze können Lösungsmittel, Konservierungsmittel, Emulgatoren oder Verdickungsmittel sein. Viele dieser Verbindungen sind organischer Natur und sind daher von Mikroorganismen abbaubar bzw. als Nährstoffgrundlage nutzbar. In Verbindung mit Feuchteschäden kann Schimmelpilzwachstum auf solchen Untergründen entstehen. Bei offensichtlichen Schädigungen ist ein Entfernen dieser Farben notwendig.

### Metalle

Schimmelpilze sind in der Lage, organische Säuren als Produkt ihres Stoffwechsels an die Umgebung abzugeben. Durch die Ausscheidung organischer Säuren kann es im Einzelfall zur Schädigung säureempfindlicher metallischer Oberflächen kommen. Sollte eine Entfernung der Korrosion nicht möglich sein oder würde dies die Stabilität des Bauteils beeinträchtigen, muss dieses ausgetauscht werden.

### Glas

Auch hier können organische Säuren Schädigungen hervorrufen, die nach Prüfung einen Austausch erfordern.

# 6.1.10.6 Durchführung von Bauteiltrocknungen

Im Anschluss an die zuvor ausgeführten Sanierungsmaß-nahmen kann die Trocknung der Baukonstruktion durchge-führt werden. Die Trocknung erfolgt je nach Erfordernis mittels nachfolgender Geräte:

■ Entfeuchtungsgeräte wie Kondensationstrockner oder Adsorptionstrockner

■ Turbinen bzw. Seitenkanalverdichter bei Nutzung von weiterem Zubehör wie Vorfilteranlagen (Staubfilter der Klasse H), Schalldämpfern und Wasserabscheidern

■ Peripheriegeräte wie Ventilatoren, Luftreiniger, Infrarotwärmeplatten, Heizgeräte

■ Spezialtrocknungsgeräte wie z. B. Mikrowellengeräte

# 6.1.10.6.1 Raumtrocknung

Die Raumtrocknung ist die einfachste Trocknungsmethode. Mit geeigneten Trocknern wird die relative Luftfeuchte re-duziert und die Ausgleichsfeuchte wiederhergestellt.

## Kondensationstrocknung

Die feuchte zu trocknende Luft wird durch einen Ventilator in das Gerät gesaugt. Dabei kühlt sie sich zunächst am Ver-dampfer so stark ab, dass sie ihren Taupunkt unterschreitet. Freies Wasser kondensiert. Das Kondensationswasser wird in einem Behälter aufgefangen bzw. über eine intern ein-gebaute Pumpe mit einem Schlauch abgeführt. Die getrock-nete kalte Luft wird durch den Kondensator des Gerätes geleitet, erwärmt und schließlich mit etwas erhöhter Tem-peratur wieder in den Raum geblasen. Durch die ständige Zirkulation der Raumluft durch das Gerät wird die relative Feuchtigkeit der Raumluft kontinuierlich abgesenkt.

**Vorteile:**

■ Bei optimalen Bedingungen benötigt das Gerät weniger Energie als ein Adsorptionstrockner.

■ Die Gefahr einer Übertrocknung empfindlicher Materia-lien, insbesondere von Holz, ist wesentlich geringer als bei der Adsorptionstrocknung.

**Nachteile:**

■ Für den Betrieb ist eine Mindesttemperatur von ca. 10 °C notwendig, da das Verfahren auf einer Abkühlung der zu trocknenden Luft basiert. Um Kondensationstrockner bei Umgebungstemperaturen < 10 °C dennoch betreiben zu können, werden zusätzlich Heizgeräte bei der Trocknung aufgestellt bzw. spezielle Kondensationstrockner mit in-tegrierter Heizung genutzt.

■ Nicht alle Geräte verfügen über die Möglichkeit, die Feuchtigkeit über Schläuche abzuführen.

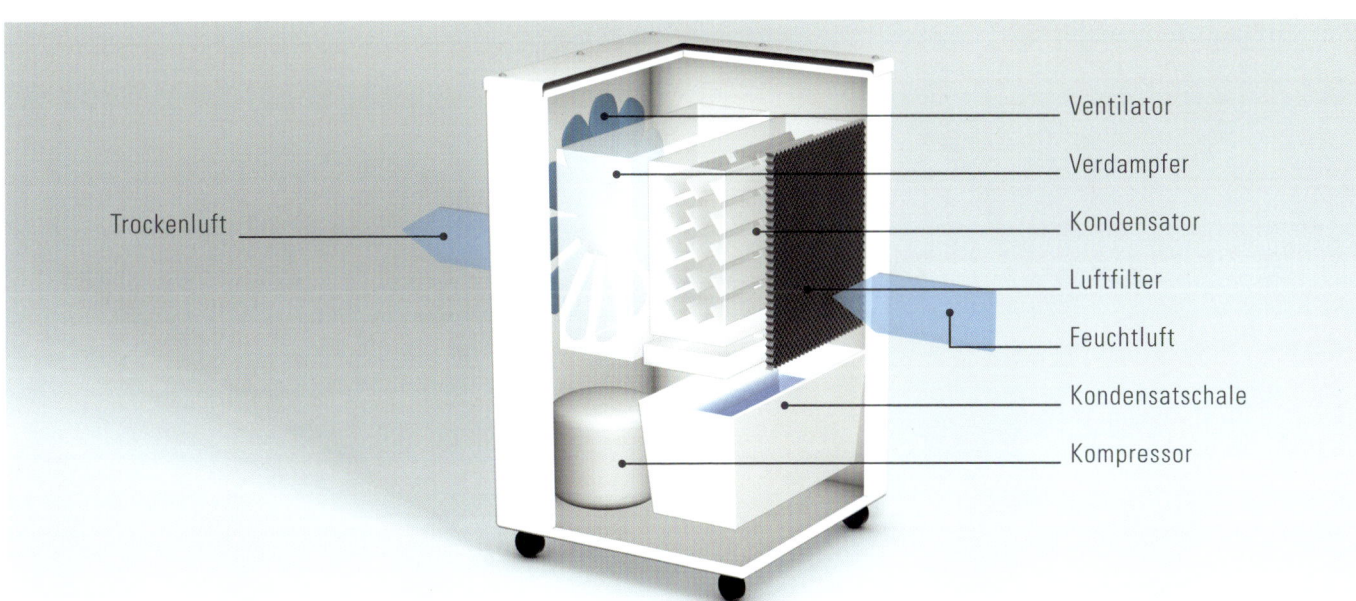

Trockenluft

Ventilator
Verdampfer
Kondensator
Luftfilter
Feuchtluft
Kondensatschale
Kompressor

**Abb. 6.1.10.6.1.1: Schematische Darstellung eines Kondensationstrockners**

■ Die Raumluftfeuchte kann maximal auf Werte zwischen 30 und 40 % abgesenkt werden. Bei sehr hohen Temperaturen (> 35–40 °C) arbeiten Kondensationstrockner meist nicht mehr wirtschaftlich.

## Adsorptionstrocknung

Bei Adsorptionstrocknern wird die zu trocknende Luft durch ein Sorptionsrad geführt. Das Rad enthält hygroskopisches Silicagel. Beim Durchgang der feuchten Luft durch das Sorptionsrad wird die Feuchtigkeit gebunden. Der Trockner gibt im Anschluss getrocknete Luft mit einer relativen Feuchte von etwa 3–5 % ab. Durch einen abgetrennten Teil des Sorptionsrades wird ein gegenläufiger Luftstrom geleitet. Der Luftstrom wird stark erhitzt und trocknet auf diese Weise das feuchte Silicagel. Die Feuchtigkeit aus dem Adsorptionsmittel wird als sogenannte Regenerationsluft über Schläuche an die Außenluft über Fenster- oder Schachtöffnungen abgeführt. Das Sorptionsrad rotiert ständig. Damit durchfährt jedes Segment des Rades nacheinander die Befeuchtungs- und Entfeuchtungszonen. Der Trocknungsprozess wird auf diese Weise kontinuierlich aufrechterhalten.

### Vorteile:

■ Der Adsorptionstrockner ist in Temperaturbereichen einsetzbar, in denen Kondensationstrockner nicht mehr wirtschaftlich arbeiten (tiefe oder sehr hohe Temperaturen).
■ Es können deutlich niedrigere relative Luftfeuchten als beim Kondensationstrockner erreicht werden und somit Baukonstruktionen deutlich aggressiver und schneller ge-

trocknet werden. Dies ist beispielsweise in industriellen Produktionsstätten notwendig, um Korrosionsschäden, verursacht durch Wasser bzw. erhöhte Luftfeuchtigkeitswerte, zu verhindern.

### Nachteile:

■ Der Adsorptionstrockner verbraucht im Vergleich zum Kondensationstrockner mehr Energie.
■ Zudem besteht die Gefahr der Übertrocknung, insbesondere von Holz und anderen sensiblen Materialien. Hier sollte der Einsatz eines Hygrostaten erfolgen, der den Adsorptionstrockner bei Erreichen einer bestimmten Luftfeuchte an- und ausschaltet.
■ Als weiterer Nachteil wird die zwingende Abführung der Feuchte über einen Schlauch an eine Abluftstelle (z. B. Fenster) gesehen. Je nach Schadenfall (z. B. Keller) ist dies nur schwer umsetzbar.

Entfeuchtungsgeräte wie der Kondensations- oder der Adsorptionstrockner werden hauptsächlich eingesetzt, wenn natürliche Trocknungsvorgänge nicht zielführend sind. Sie kommen vor allem in bewohnten Schadenbereichen oder bei Havarien zum Einsatz, um die Sanierung zu beschleunigen und den Ursprungszustand wiederherzustellen. Um die Trocknungszeit weiter zu minimieren, wird im Schadenfall die Raumluft mittels Ventilatoren und Gebläsen umgewälzt und durchfeuchtete Bereiche werden mittels Folienabschottungen/Schleusen räumlich eingegrenzt. Die Abgrenzung mittels Folien kann auch bauteilbezogen durchgeführt werden, um die Trocknungsleistung beispielsweise auf ein-

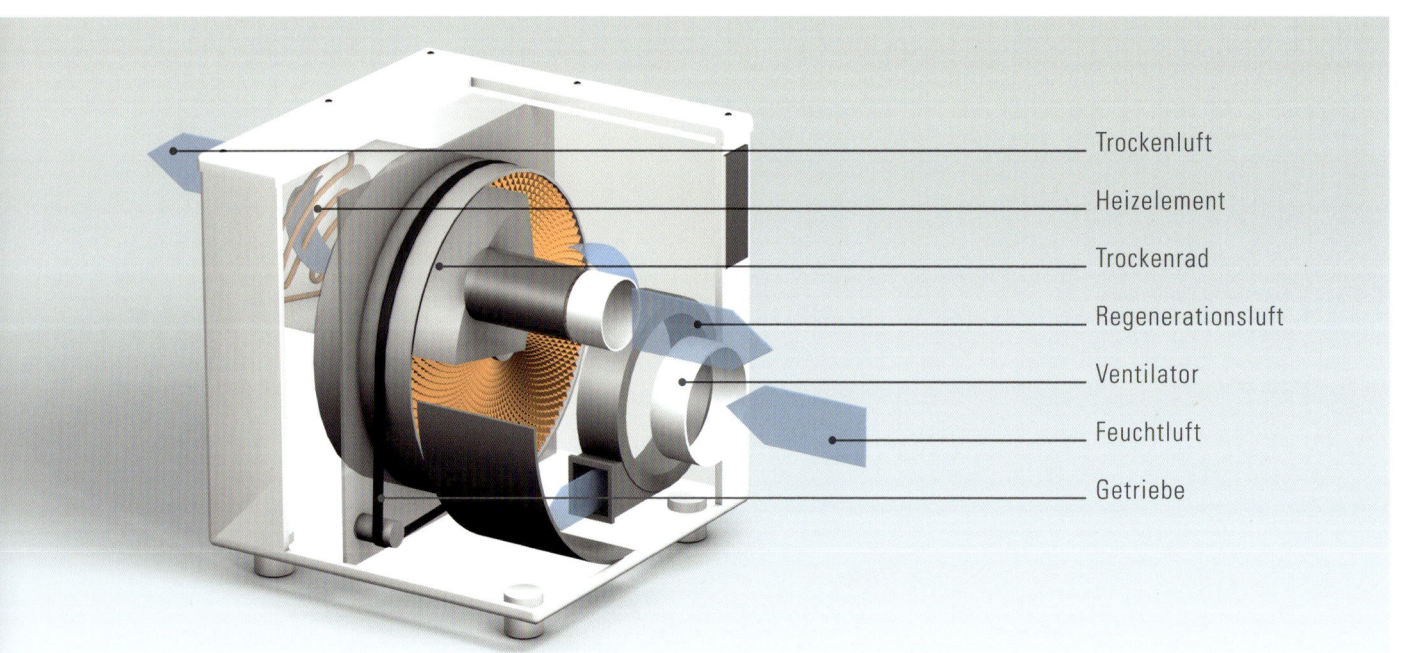

- Trockenluft
- Heizelement
- Trockenrad
- Regenerationsluft
- Ventilator
- Feuchtluft
- Getriebe

**Abb. 6.1.10.6.1.2: Schematische Darstellung eines Adsorptionstrockners**

zelne durchfeuchtete Wandflächen zu konzentrieren. Luftreinigungsgeräte dienen als weiteres Hilfsmittel bei der sanierungsbegleitenden Reinigung von belasteter Raumluft bei Schimmelpilzbefall.

# 6.1.10.6.2 Trocknung von Dämmschichten und Hohlräumen

Ein alleiniger Betrieb von Entfeuchtungsgeräten ist bei Hohlraum-/Dämmschicht- und Holzbalkendeckentrocknungen nicht zielführend, da diese Geräte nur die Raumluft oder oberflächliche Feuchteschäden an Bauteilen heruntertrocknen.

Anders als bei oberflächlichen Feuchteschäden müssen mehrlagige Baukonstruktionen bis zum betroffenen feuchten Hohlraum überprüft werden, um die verbauten Materialien, die vorliegende Durchfeuchtung und etwaige Folgeschäden identifizieren zu können.

## Turbinen und Seitenkanalverdichter

Nach der Überprüfung der Konstruktion kann der Zugang zum Hohlraum genutzt werden, um die Trocknung zu installieren. Hierzu werden Turbinen oder Seitenkanalverdichter eingesetzt. Eine Turbine kann einen Luftstrom in einer stark verdichteten Baukonstruktion herstellen, indem die Feuchte über eine Verschlauchung vom betroffenen Hohlraum abgesaugt wird. Diese Methode wird als Unterdruckverfahren bezeichnet und ist nach aktuellem UBA-Leitfaden und in der Sanierung als anerkannte Regel der Technik zu sehen, da bei dieser Vorgehensweise eventuell vorhandene Schimmelpilzsporen oder Gebäudeschadstoffe (Asbest, Mineralfasern etc.) nicht in die Raumluft gelangen können, sondern über eine Vorfilteranlage mit einem eingebauten Staubfilter der Klasse H filtriert und dann an die Außenluft abgeführt werden.

Bei einer großflächigen Durchfeuchtung – beispielsweise von Bodenkonstruktionen wie schwimmenden Estrichen – müssen mehrere Bohrungen bis zum Hohlraum durchgeführt werden, um die Feuchtigkeit erfolgreich absaugen zu können. Entfeuchtungsgeräte helfen bei der Trocknung von schwimmenden Estrichen, die relative Luftfeuchte im Raum zu senken. Über geöffnete Randfugen der Bodenkonstruktion kann die trockene Luft mittels der Turbine in die Baukonstruktion gelangen und diese effizient trocknen. Bei stehendem Wasser in der Dämmschicht wird ein Wasserabscheider (elektrisch oder als Wasserfass) eingesetzt, der das freie Wasser sammelt bzw. abpumpt. Als weiteres Zubehör kommen bei der Hohlraumtrocknung sogenannte Schalldämpfer zur Senkung von Geräuschemissionen zum Einsatz.

Zu beachten ist bei diesem Verfahren, dass der Luftstrom zwischen der Turbine und dem Hohlraum ausreichend ist. Hierzu wird in der Praxis die Luftströmungsgeschwindigkeit mittels eines Anemometers (Luftströmungsmesser) in der Einheit Meter pro Sekunde gemessen und kontrolliert. Das Anemometer besteht aus einer Sonde, die in den Luftstrom gehalten wird. Bei der Hohlraumtrocknung sind Luftgeschwindigkeiten von 0,3 bis maximal 3 m/s als zielführend zu bezeichnen. Zu geringe Luftgeschwindigkeiten bewirken längere Trocknungszeiten, während zu hohe Luftgeschwindigkeiten die Feuchtigkeitsaufnahme der Prozessluft beeinträchtigen. Sollte die Mindestluftströmungsgeschwindigkeit nicht erreicht werden, so können leistungsstärkere Turbinen oder eine höhere Anzahl eingesetzt werden oder es müssen mehr Zugänge zum Hohlraum geschaffen werden.

Eine weitere Alternative ist das Schiebe-Zug-Verfahren: Bei dieser Trocknungsvariante wird die trockene Luft über die Turbine durch Bohrungen in die Dämmschicht eingeblasen (Überdruck). Die Feuchte wird wie im Unterdruckverfahren über weitere Bohrungen abgesaugt. Hierbei muss beachtet werden, dass die Dimensionierung des Unterdrucks größer ist als die des Überdrucks, um die Freisetzung von etwaig vorhandenen Schimmelpilzen oder Schadstoffen in die Raumluft zu vermeiden oder die Schädigung der Baukonstruktion zu verhindern (Anhebung des Estrichs, Rissbildung in Estrichen und Oberböden etc.). Die reine Überdrucktrocknung ist aus den genannten Gründen nicht mehr gängige Praxis und wird nur noch in Einzelfällen angewandt.

## Alternativen in der Trocknung von Estrichdämmschichten

Das Unterdruckverfahren gilt in der Sanierungsbranche als Standardverfahren. Darüber hinaus gibt es noch drei Alternativen, wie eine Dämmschicht unter einem schwimmenden Estrich getrocknet werden kann.

■ **Trocknung über Schuten:** Bei dieser Variante wird der Randdämmstreifen des schwimmenden Estrichs genutzt.

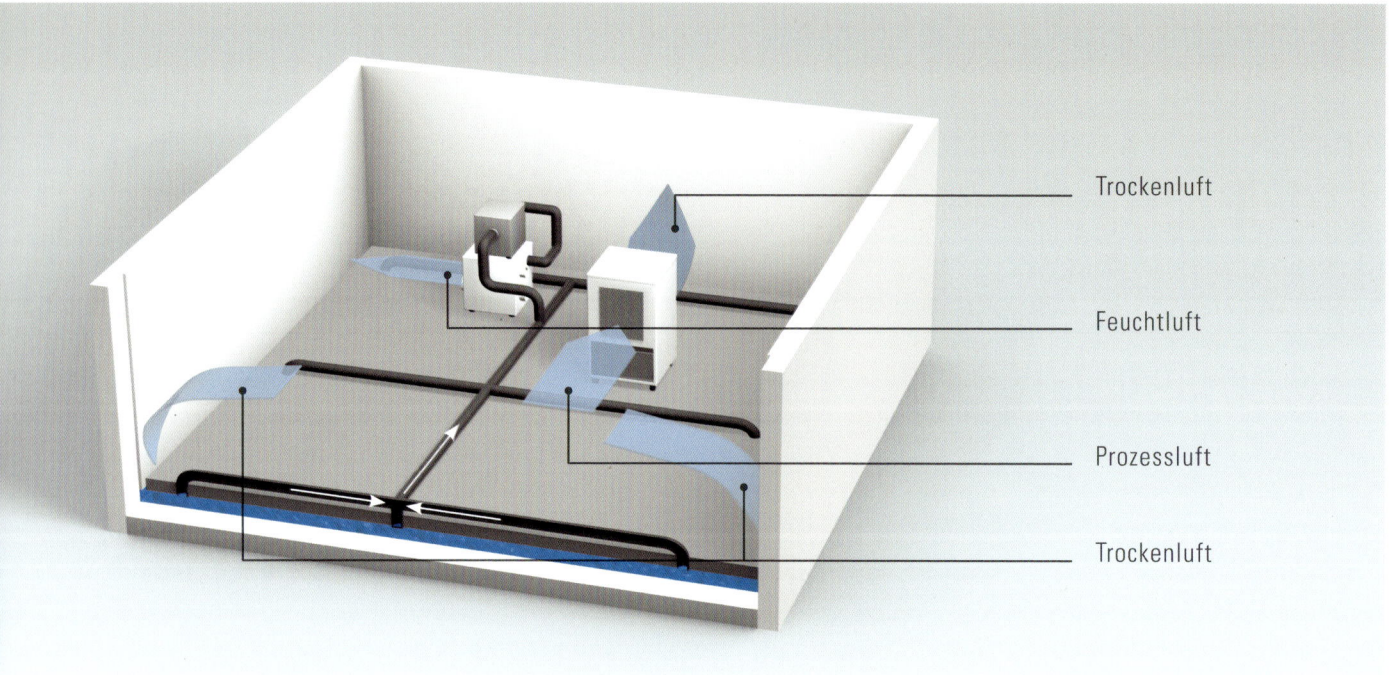

Trockenluft

Feuchtluft

Prozessluft

Trockenluft

**Abb. 6.1.10.6.2.1: Aufbau einer Estrichdämmschichttrocknung**

Spezielle Schuten (Einschlag- oder Winkelschuten) werden am Randdämmstreifen auf dem Oberbodenbelag platziert und mittels Schläuchen an die Turbine angeschlossen. So wird die Feuchte abgesaugt. Ein wesentlicher Vorteil dieser Variante ist, dass der Oberbodenbelag nicht durch Bohrungen geschädigt wird. Die Trocknung mittels Schuten kommt jedoch bei großflächig betroffenen Räumen an ihre Grenzen. Zudem sind stark durchfeuchtete oder mehrlagige Dämmschichten mit dieser Technik nicht immer zielführend zu trocknen.

■ **Trocknung durch die Geschossdecke:** Bei dieser Variante werden die Bohrungen zum betroffenen Hohlraum bzw. zur betroffenen Dämmschicht vom darunterliegenden Geschoss zumeist durch eine Beton- oder Holzbalkendecke erstellt. Diese Variante ist deutlich aufwändiger als das Standardverfahren, da spezielles Bohrgerät und Stativ notwendig ist. Es muss darauf geachtet werden, dass keine Elektroleitungen oder wasserführende Leitungen bei der Bohrung beschädigt werden.

■ **Trocknung über das Mauerwerk:** Bei dieser Spezialvariante wird der Zugang über schräge Bohrungen durch ein Mauerwerk bis zur Dämmschicht hergestellt. Diese Alternative ist sinnvoll, wenn alle anderen Varianten wegen örtlicher Gegebenheiten oder aufgrund von Kundenanforderungen nicht geeignet sind (z. B. durchfeuchtete Flucht- und Rettungswege). Der Aufwand und das Know-how zur Durchführung einer solchen Trocknung sind als hoch anzusehen.

## Trocknung von Holzbalkendecken

Das Vorgehen bei der Holzbalkendeckentrocknung unterscheidet sich nur unwesentlich von einer Estrichdämmschichttrocknung. Ein besonderes Merkmal sind jedoch die umfangreiche Überprüfung verbauter Materialien und die messtechnische Kontrolle der Feuchtigkeit in den Bauteilen. Da in einer Holzbalkendecke die einzelnen Gefache getrennt voneinander betrachtet werden müssen, ist eine eingehende Schadenaufnahme bezüglich vorliegender Durchfeuchtungen unabdingbar.

Holzbalkendecken sollten möglichst unverzüglich getrocknet werden, da das in der Konstruktion befindliche Holz durch zu lange Feuchteeinwirkung massive Schädigungen erfahren kann. Normalerweise werden die für die Entfeuchtung notwendigen Luftein- und -ausblasbohrungen von unten durch die Decke für eine Schiebe-Zug-Trocknung vorgenommen, da diese Decke ohnehin nach Beendigung der Trockenlegungsarbeiten neu verputzt oder gestrichen werden muss. Wenn der Holzdielenboden massiv durchfeuchtet ist, empfiehlt es sich, eventuell vorhandene dampfdichte Beläge zu entfernen, so dass der Boden auch nach oben abtrocknen kann. Bei länger durchfeuchteten Holzbalkendecken müssen ggf. die Schüttungen in den Gefachen zwischen den Holzbalken geleert werden, um die tragende Holzkonstruktion zu schützen und anschließend gezielt trocknen zu können.

# 6.1.10.6.3 Trocknung von Wandkonstruktionen

## Trocknung von speziellen Hohlkammersteinen mit innenliegender Dämmung

Durch die gestiegenen Anforderungen aus der Energieeinsparverordnung (GEG 2020) haben Baustoffproduzenten verschiedene Mauerwerkssteine wie offenporige Hochlochziegel oder Leichtbetonsteine entwickelt, die in ihren innenliegenden Hohlkammern mit verschiedenen Dämmmaterialien wie Perliten oder Mineralfasern gefüllt werden. Diese Entwicklung führte dazu, dass auf der einen Seite der Wärmedämmwert einer Mauerwerkskonstruktion deutlich erhöht werden konnte. Auf der anderen Seite stellten diese neuartigen Baustoffe die Sanierungsbranche im Rahmen von Feuchteschäden vor neue Herausforderungen, da die Dämmung in den Hohlkammersteinen mit den bisherigen Methodiken oftmals nicht zu trocknen ist. Aus diesem Grund wurde in Kooperation mit dem Fraunhofer Institut für Bauphysik das Sprint-Lanzenverfahren entwickelt, um solche Mauerwerkssteine mit innenliegender Dämmung trocknen zu können. Zur Trocknung dieser Steine wurden spezielle Lanzen entwickelt, die einen Luftstrom zwischen den verschiedenen feuchten Kammern des Steines und der Turbine herstellen. Die Anzahl dieser Lanzen ist abhängig von der Anzahl der Kammerreihen des Mauersteines. Der weitere Trocknungsaufbau ähnelt dem der Estrichdämmschichttrocknung. Mit diesem Trocknungsverfahren ist es möglich, partielle Durchfeuchtungen oder auch vollständige Wandkonstruktionen zu trocknen.

## Infrarottrocknung

Die Infrarotstrahlung ist eine Form der natürlichen Wärmestrahlung. Die Bezeichnung Infrarotstrahlung ist darauf zurückzuführen, dass die temperaturabhängige elektromagnetische Strahlung, die ein Körper abgibt, in einem Wellenlängenbereich liegt, der sich direkt an das für das Auge sichtbare Spektrum anschließt. Auf die für das Auge als „dunkelrot" erscheinende Wellenlänge des Lichts folgt das Infrarot („unter Rot"). Dieser Bereich liegt etwa zwischen 780 und 1.000 nm.

Infrarotgeräte werden hauptsächlich für die Trocknung von Wandkonstruktionen verwendet. Ein Einsatz im Boden- oder Deckenbereich ist aber ebenso möglich. Die Infrarotstrahlung erwärmt zunächst die Oberfläche des Bauteils. In Abhängigkeit von der Wärmeleitfähigkeit des Materials und dessen Feuchtigkeitsgrad erwärmt sich das Bauteil auch in der Tiefe. Die Erwärmung des Wassers im Bauteil hat zur Folge, dass das Wasser in den gasförmigen Zustand übergeht und sich ausdehnt. Es entsteht ein Dampfdruckgefälle mit unterschiedlichen Partialdrücken (Teildrücke des Wasserdampfes), die den Wasserdampf an die Oberfläche drücken.

Das Dampfdruckgefälle ist umso größer, je höher der Unterschied von Temperatur und Feuchte zur umgebenden Luft in dem jeweiligen Raum ist. Die Trocknung mit Infrarotstrahlung ist effektiver, wenn die Raumluft möglichst trocken ist

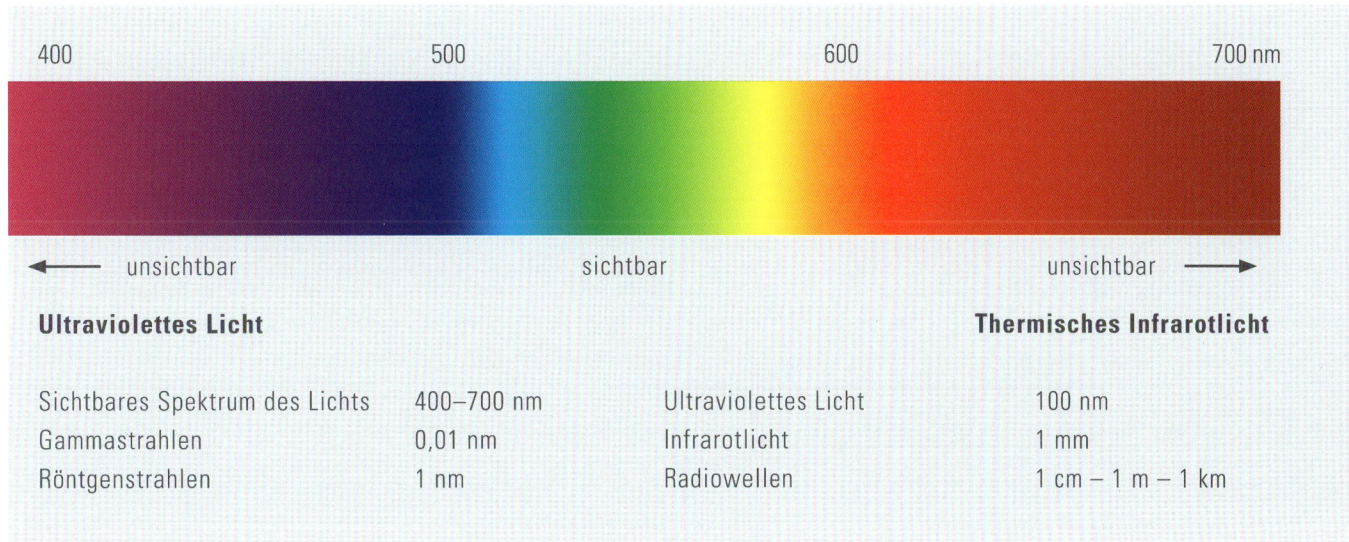

**Abb. 6.1.10.6.3.1: Spektrum elektromagnetischer Wellen**

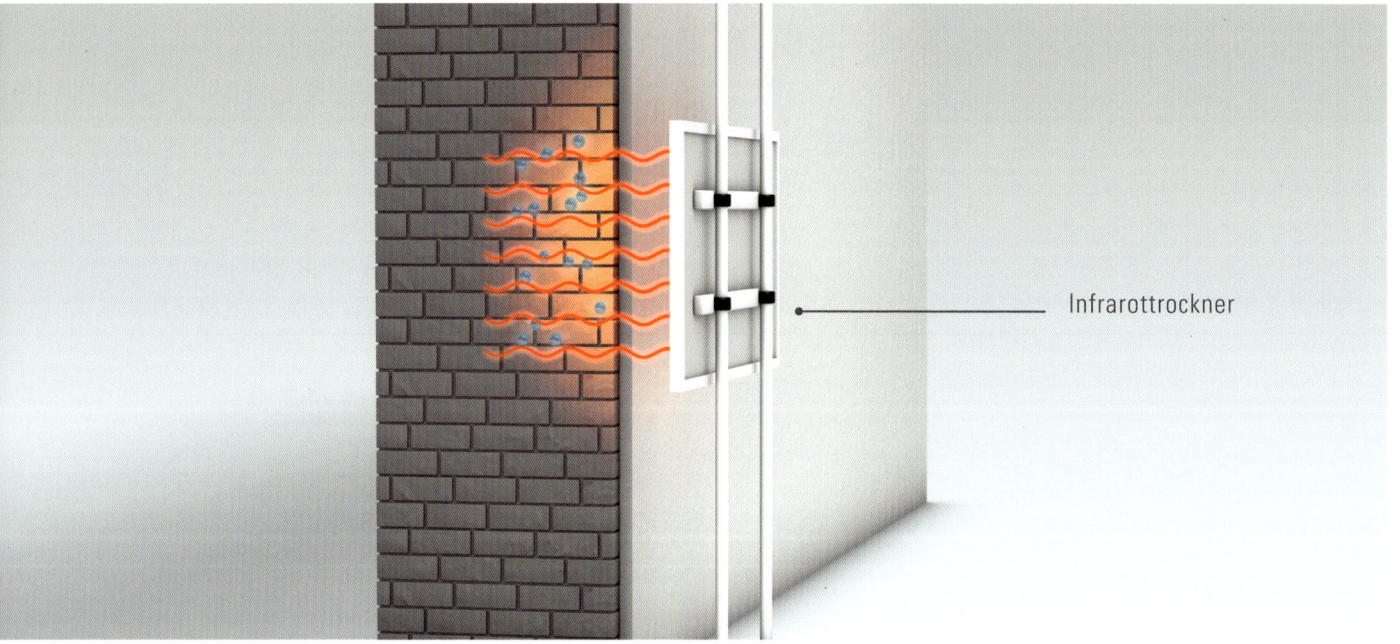

Infrarottrockner

**Abb. 6.1.10.6.3.2: Schematische Darstellung einer Infrarottrocknung**

und eine Luftzirkulation hergestellt wird. Hierzu werden in Kombination mit Wärmeplatten auch Entfeuchtungsgeräte und Ventilatoren eingesetzt.

Vorteil der Infrarottrocknung ist das geringe Gewicht der Geräte, das den Transport erleichtert und eine flexible Montage ermöglicht. Eine Brandgefährdung oder eine Staubverschwelung kann nicht entstehen, wenn ausschließlich Geräte eingesetzt werden, die eine Oberflächentemperatur von maximal 60 °C nicht überschreiten.

Ein Nachteil der Infrarotgeräte ist, dass temperaturempfindliche Materialien geschädigt werden können. Weiterhin erfordert eine großflächige Durchfeuchtung den Aufbau vieler Einzelgeräte, dadurch erhöht sich der Energieverbrauch erheblich. Hier haben in jüngster Vergangenheit Testversuche bewiesen, dass Infrarotgeräte in einem Zeitintervall effektiv betrieben werden können. Der Energieverbrauch wird deutlich gesenkt und Wandkonstruktionen können gleichbleibend effektiv, teilweise sogar effizienter als im Dauerbetrieb entfeuchtet werden.

## Mikrowellentrocknung

Als Alternative zur Infrarottrocknung ist die Mikrowellentrocknung zu nennen. Hier werden Hochfrequenzstrahlen (Mikrowellen) erzeugt, die die Wassermoleküle des freien Wassers in den Poren des Bauteils in Schwingung versetzen. Die dabei entstehende Reibungsenergie führt zur Erwärmung des Wassers im Bauteil. Im Unterschied zur Infrarotstrahlung werden hier die Wassermoleküle direkt im Bauteilinneren erwärmt.

Der Vorteil dieses Trocknungsverfahrens ist die kurze Dauer der Trocknung. Der Trocknungsprozess benötigt durchschnittlich ein Siebtel der Zeit im Vergleich zu konventio-

nellen Trocknungsverfahren. Von Nachteil ist, dass die hohen Investitionen in diese Technik und die hohen Personalkosten (Anforderungen an die Arbeitssicherheit und ständiges Versetzen der Gerätetechnik) zu entsprechend hohen Gesamtkosten führen. Die Hochfrequenzstrahlung ist gefährlich für den Menschen, daher erfordert der Umgang mit dieser Technik einen Sachkundenachweis. Das Verfahren wird insbesondere bei massiven Wandkonstruktionen mit einem Durchmesser von > 80 cm eingesetzt.

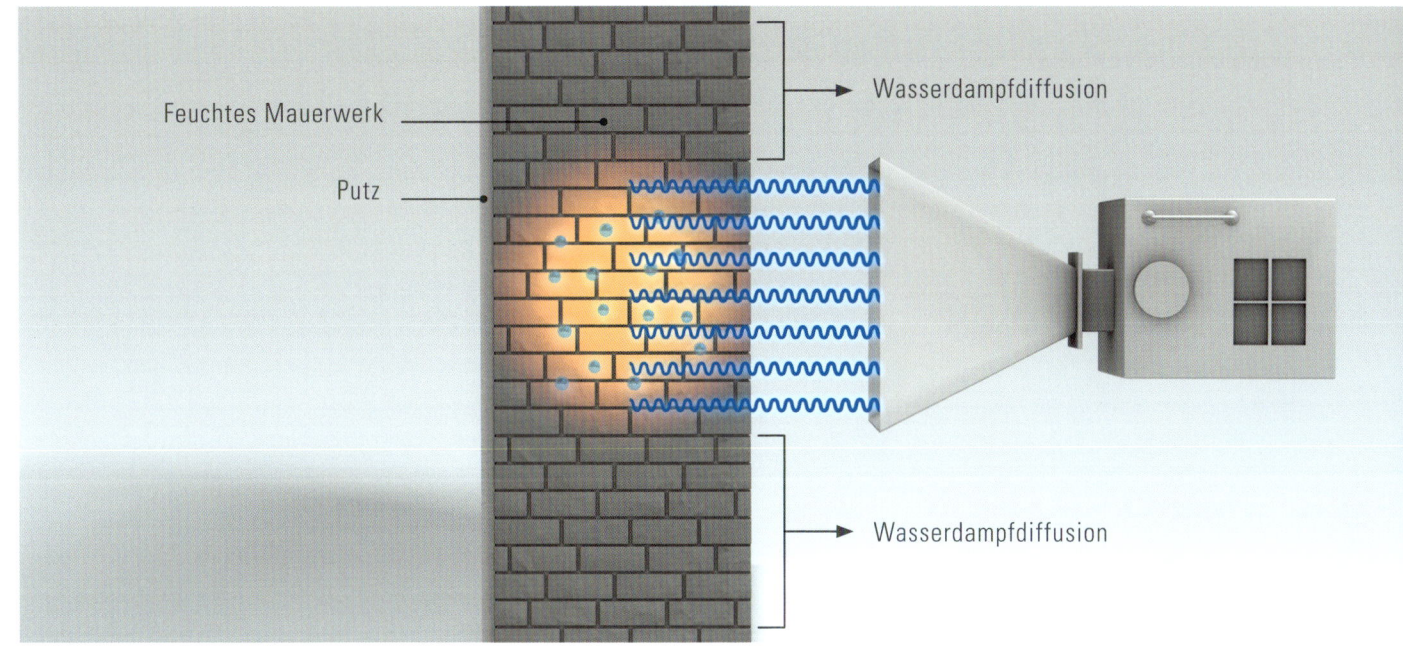

Feuchtes Mauerwerk

Putz

Wasserdampfdiffusion

Wasserdampfdiffusion

**Abb. 6.1.10.6.3.3: Schematische Darstellung einer Mikrowellentrocknung**

# 6.1.10.6.4 Abschließende Feinreinigung

Nach Abschluss der Sanierungsarbeiten ist eine Feinreinigung durchzuführen, um während der Arbeiten angefallene Staubbeaufschlagungen auf Oberflächen zu entfernen. Dies kann notwendig sein, wenn durch weitere Sanierungsmaßnahmen (z. B. Trocknung) Stäube aufgewirbelt wurden. Die Feinreinigung wird analog zu den in Kapitel 6.1.8.2. dargestellten Arbeitsschritten durchgeführt.

# 6.1.10.6.5 Freimessung und Abnahme

Die Schimmelsanierung soll den hygienisch einwandfreien Zustand bewohnter Räume herstellen. Der Umfang und die Ausführung der Schimmelsanierung sind immer Gegenstand von Auseinandersetzungen mit einer Vielzahl verschiedener Vertragsverhältnisse (Mietrecht, Versicherungsrecht, VOB, Dienstrecht etc.). Bei der Schimmelsanierung gibt es einen Teil von Leistungen, deren vollständige Ausführung nur durch Messungen nachgewiesen werden kann:

■ Richtige Abgrenzung des zu sanierenden Bereiches und nachfolgende Entfernung verschimmelten Materials
■ Staubfreimachen nach der Schimmelsanierung
■ Einsatz von Bioziden

Die Freimessung in Form von Luft-, Oberflächen- oder Materialproben ist grundsätzlich durch Desinfektoren, Mitarbeiter mit Sachkundenachweis oder Sachverständige auszuführen, da die Vorgehensweise nicht zwingend vorgeschrieben ist und unterschiedliche Schadenfälle auch ein unterschiedliches Vorgehen in der Probenahme erfordern. Hierzu ist die notwendige Sachkunde unerlässlich. War die Sanierung erfolgreich, können die Abschottungen demontiert werden. Ab diesem Zeitpunkt können alle Rückbauarbeiten (z. B. die Wiederherstellung) ohne weiteren Schutz und Sicherheitsmaßnahmen durchgeführt werden.

## 6.1.11 Häufig auftretende Probleme bei der Abwicklung von Schimmelpilzsanierungen

Bei einer nicht sachgerecht durchgeführten Sanierung von Feuchteschäden ist es möglich, dass bei mikrobiologischen Freimessungen noch immer erhöhte Konzentrationen von Schimmelpilzen in der Raumluft oder auf Oberflächen nachweisbar sind. Im Folgenden eine Liste häufiger Fehlerquellen:

- Es wurden Teilbereiche bei der Trocknung nicht beachtet (Schächte, Hohlräume).
- Querkontaminationen mit Pilzen/Sporen durch:
  - Topfpflanzen, Haustierhaltung, Biomüll
  - Klima- und Lüftungsanlagen
  - Restkontaminationen auf Hausrat/Oberflächen
  - Nicht gereinigte und desinfizierte Hohlwanddosen
  - Einsatz kontaminierter Trocknungsgeräte
  - Trocknung ohne HEPA- und Mikrofilter
  - Unzureichende Abschottungen
  - Nicht staubdichten Abtransport von kontaminiertem Bauschutt

- Benutzung von nicht geeigneten Saugern
- Fehlenden Umgebungsschutz
- Fehlende systematische Absaugung aller Gebäudeoberflächen (Decken, Wände, Böden)
- Fehlende Nassreinigung von Fenstern, Türen, Heizkörpern
- Nicht geräumte oder gereinigte Hausratgegenstände

- Es wurde keine Messung der Außenluft im Zuge der Freimessung durchgeführt – d. h., erhöhte Werte in der Innenraumluft können auf die Außenluft zurückgeführt werden.
- An den eigentlichen Schadenort angrenzende Bereiche im Objekt, die eventuell Kontaminationen aufweisen, wurden nicht berücksichtigt..
- Öffnungen von Lüftungsschlitzen, Waschbeckenöffnungen etc. wurden nicht abgedichtet.
- Schimmelwachstum war noch nicht sichtbar.

## 6.2 Sanierung von Fäkalschäden

Eine Beurteilung der Gefährdung aus hygienischer Sicht ist sowohl für den Nutzer als auch für den Arbeitnehmer durchzuführen. Im Rahmen kleiner oder gut zu sanierender Schäden ist hierzu eine Beprobung in Anlehnung an die VDI 4300 Blatt 10 durchzuführen. Für die Sanierung werden nur hierfür zugelassene Biozide verwendet. Eine Geruchsneutralisation kann zusätzlich durch Produkte auf Wasserstoffperoxidbasis erfolgen. Bei Eintrag größerer Mengen an Biomasse ist in der Regel ein vollständiger Rückbau der betroffenen Konstruktionen erforderlich.

## 6.3 Sanierung von Schäden durch holzzerstörende Pilze und Insekten

Die Bekämpfung holzzerstörender Pilze und Insekten ist weitgehend in der DIN 68800 Teil 4 geregelt. Es bestehen auch umfangreiche Arbeitsempfehlungen von der Wissenschaftlich-Technischen Arbeitsgemeinschaft für Bauwerkserhaltung und Denkmalpflege e. V. (WTA) in ihrem Merkblatt 1-2-05/D. Die Bekämpfung eines Pilz- oder Insektenbefalls im Holz ist nach der DIN durch das Entfernen des befallenen Holzes möglich. Die Bekämpfung im Mauerwerk hat chemisch zu erfolgen. In den neueren ergänzenden Kommentaren zur DIN 68800 Teil 4 und im Anhang derselben wird allerdings der hohen Temperaturempfindlichkeit der Pilze Rechnung getragen und in besonderen Fällen die Bekämpfung im thermischen Verfahren als möglich erachtet. Im Wesentlichen sind bei der Sanierung von Gebäuden, die von holzzerstörenden Pilzen befallen sind, folgende Vorgehensweisen zu empfehlen:

## 6.3.1 Erstmaßnahmen

Bei Verdacht auf einen Befall mit holzzerstörenden Pilzen oder bei Erkennen eines solchen Befalls ist ein sofortiges Stoppen aller weiteren Arbeiten erforderlich. Es erfolgt eine genaue Untersuchung des gefundenen Befalls durch einen Sachverständigen, eventuell mit Unterstützung eines gesonderten mykologischen Laborgutachtens.

Bei nachfolgenden Rückbauarbeiten sind je nach Gebäude und Befallsart, ausgehend vom Befallsfund, unter Umständen Putze abzuschlagen und zu untersuchen, Proben zu entnehmen, Hohlräume in Decke und Wand zu öffnen, Verbauungen zu entfernen, Versorgungsschächte zu öffnen und zu untersuchen, Holzbauelemente freizulegen etc. Folgende Sicherheitsmaßnahmen sind auch bei parasitierendem Schimmelpilzbefall zu ergreifen:

- Errichten von Staubwänden
- Unter Umständen Arbeiten im Luftunterdruck, um eine Beeinträchtigung benachbarter noch genutzter Räume zu vermeiden
- Tägliche Grobreinigung der Arbeitsbereiche
- Endreinigung mit Industriesauger der Klasse H
- Sichern von ausgebautem befallenem Holz und getrennte thermische Entsorgung
- Sichern von Bauschutt aus durchwachsenem Putz und Mauerwerk in einem gesonderten Container. Dieser Bauschutt ist nicht recyclingfähig und sollte auf eine Deponie verbracht werden.

## 6.3.2 Sanierung bei Befall mit holzzerstörenden Pilzen

Es werden alle Oberflächenmyzelien entfernt sowie Fruchtkörper und Strangmyzelien aller befallenen Holzbauteile. Zusätzlich wird ein Rückschnitt um mindestens 100 cm über den letzten sichtbaren Befall hinaus durchgeführt. Weiterhin sollten durchwachsene Schüttungen komplett und Putze mindestens 150 cm über die Befallszone hinaus entfernt werden. Im Gefahrenbereich befindliche nicht befallene Holzbauteile, hierzu gehören insbesondere Balkenköpfe, Mauerlatten, Fachwerk etc., sind mit entsprechenden Imprägnierungen zu behandeln.

## 6.3.3 Wiederherstellung

Hier ist besonders zu beachten, dass bei der Wiederherstellung alle Maßnahmen zu ergreifen sind, die einen erneuten Befall verhindern können. In kritischen Bereichen sollten Möglichkeiten der Kontrolle geschaffen werden. Dies gilt ganz besonders für Hohlräume, die ohne gesonderte Kontrollöffnungen nicht einsehbar sind.

## 6.3.4 Sanierung bei Befall mit holzzerstörenden Insekten

Ein Befall mit holzzerstörenden Insekten wie dem Hausbock, verschiedenen Nagekäfern oder dem Splintholzkäfer an tragenden Teilen erfordert ebenso wie bei Pilzbefall eine Bekämpfung nach DIN 68800 Teil 4. Zuerst müssen der Umfang und die Art des Befalls bestimmt werden. Weiterhin ist sofort die Tragfähigkeit von Konstruktionshölzern zu prüfen und ggf. der betroffene Bereich zu sichern. Stark geschädigte Konstruktionshölzer müssen ausgetauscht werden. Zur chemischen Bekämpfung eines Befalls ist das betroffene Holz bzw. der Mulm durch Abbeilen zu entfernen und das verbleibende Holz von Farbanstrichen zu reinigen. Im Gefahrenbereich befindliche befallene Holzbauteile sind mit entsprechenden Imprägnierungen zu behandeln. Wenn erforderlich werden auch alle umliegenden nicht befallenen Holzbauteile vorbeugend mitbehandelt. Weitere Möglichkeiten sind u. a. die Heißluftbehandlung und Begasungsverfahren.

# 6.4     Maßnahmen bei Milbenbefall

Auch intensives Staubsaugen von ein bis zwei Minuten pro Quadratmeter entfernt nur 5 bis 10 % der Milben und selbst nach 40 Minuten Saugen pro Quadratmeter können noch 20 % einer Milbenpopulation in Textilien nachgewiesen werden. Durch akarizide Präparate können 99 bis 100 % der vorhandenen Hausstaubmilben abgetötet werden. Bei Teppichböden reicht meist eine Behandlung. Lebende Milben werden nach wenigen Tagen nicht mehr nachgewiesen. Noch schlüpfende Larven nehmen die pulverförmigen akariziden Rückstände auf, so dass sich keine Milbenpopulation mehr neu entwickeln kann [Bischoff, 1988].

Hausstaubmilben können sich in Teppichböden aus synthetischen wie auch aus natürlichen Materialien befinden. Eine einmalige Behandlung mit Acarosan-Feuchtpulver reicht meist für einen Zeitraum von zwölf Monaten aus. Bei Glattböden sind die Randzonen zu beachten, wo Bodenbelag und Wand aufeinandertreffen und sich Schmutzreste ansammeln können. Problematisch sind auch Spalten von Holzfußböden. Das Gleiche gilt für schwer zugängliche Stellen hinter Schränken, auf Schrankoberflächen, auf Innenböden von Schränken, unter Büchern sowie auf Gardinenstangen und Bilderrahmen. Waschbare textile Gegenstände sind bei mehr als 60 °C zu waschen.

Weiterhin besteht die Möglichkeit, über wiederholte Hitzebehandlungen von Räumen die Milbenpopulation zu minimieren. Hierzu ist es notwendig, den befallenen Raum über mehrere Stunden bei einer Temperatur von ca. 60 °C zu beheizen. Bei hohen Temperaturen kommt der Stoffwechsel der Milben zum Erliegen. Diese Prozedur sollte im Abstand von mehreren Wochen wiederholt werden, um auch später aus Milbeneiern geschlüpfte Milben abzutöten.

# 6.5     Maßnahmen zur Beseitigung der schwarzen Staubablagerungen (Fogging-Effekt)

Bevor damit begonnen wird, die Ablagerungen durch Reinigungsmaßnahmen zu entfernen oder durch erneute Renovierungsarbeiten zu beseitigen, sollten die Ursachen der Verschmutzungen bestimmt werden. Als Erstes sollten raumklimatische Parameter betrachtet werden. Über verstärktes Lüften, Änderung des Heizverhaltens und Regulierung der Luftfeuchtigkeit (Erhöhung) kann das Phänomen schwarzer Ablagerungen minimiert werden. Führt dies zu keiner Besserung, sollten Baustoffe oder Inventar bezüglich SVOC-haltiger Materialien geprüft werden. Hier ist es sinnvoll, dass zunächst Materialien betrachtet werden, die in jüngerer Zeit, d. h. mit dem Auftreten des Fogging-Effektes, in die Wohnung gebracht wurden. Weitere Hinweise auf Innenraumquellen können Laboruntersuchungen von Material- oder Staubproben hinsichtlich SVOC erbringen.

Auch bauliche Veränderungen können notwendig sein, insbesondere wenn baubedingte Ursachen wie Wärmebrücken als Grund für die Ablagerungen in Frage kommen. Grundsätzlich sind die schwarzen Ablagerungen auf glatten Oberflächen mittels tensidhaltiger Reinigungsmittel gut abwaschbar. Lediglich poröse Materialien wie z. B. Tapeten oder textile Stoffe müssen im Einzelfall entfernt werden.

# Literaturverzeichnis

AGÖF – Arbeitsgemeinschaft ökologischer Forschungsinstitute (2013). Schwarzstaub – Fogging – Magic Dust.
https://www.agoef.de/schadstoffe/chemische-schadstoffe/
schwarzstaub-magicdust.html

Anderson, J. G., Clarke, J. A. (1999). Prediction of toxigenic fungal growth in buildings by using a novel modelling
system. Applied Environ. Microbiology. 65: 814–4821.

Antranikian, G. (2006). Angewandte Mikrobiologie. Der
Stammbaum der Bacteria. Springer, 1. Auflage, Berlin.

Arbeitsgemeinschaft ökologischer Forschungsinstitute –
Umwelt, Gebäude & Gesundheit 2004; 104–111.

AWMF (2016). AWMF-Schimmelpilz-Leitlinie. Medizinisch
klinische Diagnostik bei Schimmelpilzexposition in
Innenräumen. AWMF-Register-Nr. 161/001 – Endfassung
gültig bis 10.04.2021.
https://www.awmf.org/uploads/tx_szleitlinien/161-001l_
S2k_Schimmelpilzexposition-Innenraeume_2016-04.pdf

Bayerisches Landesamt für Gesundheit und Lebensmittel-
sicherheit (2007). Aktuelle umweltmedizinische Probleme
in Innenräumen, Teil 2, Erlangen.

Berufsgenossenschaft der Bauwirtschaft (2020). DGUV
Information 201-028 – Gesundheitsgefährdungen durch
biologische Arbeitsstoffe bei der Gebäudesanierung.

Biostoffverordnung vom 15. Juli 2013 (BGBl. I S. 2514).

Bischoff, E. (1988). Sanierung durch Milbenbekämpfung
und Reinigung in Häusern mit Hausstaubmilbenbefall.
In: Allergologie 11: 280–285.

Blei, M. (2005). Nachweismöglichkeit von Schimmelpilzen
in Innenräumen, Atemwegs- und Lungenkrankheiten,
Dustri-Verlag Dr. Karl Feistle, München.

Blei, M., Fiedler, K., Rüden, H., Schleibinger, H. W. (2005).
Differenzierung von holzzerstörenden Pilzen mittels ihrer
flüchtigen organischen Verbindungen (MVOC), Schriftenreihe
des Instituts für Medizinische Mikrobiologie und Hygiene der
Universität zu Lübeck, Germany, v. 9. In: ISBN: 3-7950-7024-4,
Lübeck, Germany, Schmidt-Römhild, S. 163–178, De.

Bloom, E., Bal, K., Nyman, E., Must, A., Larsson, L. (2007).
Mass spectrometry-based strategy for direct detection and
quantification of some mycotoxins produced by Stachybotrys and Aspergillus spp. in indoor environments. Applied
and Environmental Microbiology 73: 4211–4217.

Bloom, E., Grimsley, L. F. et al. (2009). Molds and mycotoxins in dust from water-damaged homes in New Orleans
after hurricane Katrina. Indoor Air 19: 153–158.

Bobran, H. (2010). Handbuch der Bauphysik, 8., überarb. u.
erw. Aufl., Verlag Rudolf Müller.

Böck, R. (2001). Sensorische Wirkungen von flüchtigen
Metaboliten (MVOC) in verschimmelten Innenräumen.
Umweltmedizin in Forschung und Praxis 6: 137–143.

Bornehag, C. G., Blomquist, G., Gyntelberg, F., Järvholm,
B., Malmberg, P., Nordvall, L., Nielsen, A., Pershagen, G.,
Sundell, J. (2001). Dampness in buildings and health.
Nordic interdisciplinary review of the scientific evidence
on associations between exposure to „dampness" in
buildings and health effects (NORDDAMP). Indoor Air 11:
72–86.

Brasch, J. (2012): Dermatomykosen durch Fusarien.
Hautarzt 63: 872–876.

Brewer, J. H., Thrasher, J. D., Straus, D. C., Madison, R. A.,
Hooper, D. (2013). Detection of mycotoxins in patients
with chronic fatigue syndrome. Toxins (Basel) 5: 605–17.
DOI: 10.3390/toxins5040605.

Bryant, D. H., Rogers, P. (1991). Allergic alveolitis due to
wood-rot fungi. Allergy Proc. 12: 89–94.

Bufe, A., Peters, M. (2013). Unterschiede zwischen kindli-
chem und erwachsenem Immunsystem. Haut 02/13, 68–74.
https://www.der-niedergelassene-arzt.de/fileadmin/user_
upload/zeitschriften/haut/Artikel-pdfs/2013/2013_2/
HAUT_2-13_Uebersicht_Bufe.pdf

Bundesministerium für Justiz (2013). Verordnung über
Sicherheit und Gesundheitsschutz bei Tätigkeiten mit
Biologischen Arbeitsstoffen. (Biostoffverordnung –
BioStoffV).

Bundesverband öffentlich bestellter und vereidigter sowie qualifizierter Sachverständiger e. V., BVS (2014). Richtlinie zum sachgerechten Umgang mit Schimmelpilzschäden in Gebäuden.

Characklis, W. G., McFeters, G. A., Marshall, K. C. (1990). Physiological ecology in biofilm systems. In: (Eds.) Characklis, W. G., Marshall, K. C.: Biofilms. John Wiley, New York. 341–394.

Costerton, J. W., and Lappin-Scott, H. M. (1995). Introduction to microbial biofilms, p. 1–11. In: Lappin-Scott, H. M., and Costerton, J. W. (ed.): Microbial biofilms. Cambridge University Press, Cambridge, United Kingdom.

Croft, W. A., Jarvis, B. B., Yatawara, C. S. (1986). Airborne outbreak of trichothecene toxicosis. Atmos. Environ. 20: 549–552.

Cypionka, H. (2006). Grundlagen der Mikrobiologie. 3. Auflage, Springer-Verlag Berlin, Heidelberg, New York.

Deutsches Institut für Normung e. V. (1997). DIN 10113-3 – Bestimmung des Oberflächenkeimgehaltes auf Einrichtungs- und Bedarfsgegenständen im Lebensmittelbereich – Teil 3: Semiquantitatives Verfahren mit nährbodenbeschichteten Entnahmevorrichtungen (Abklatschverfahren).

Deutsches Institut für Normung e. V. (2006). DIN EN ISO 7730:2006-05 – Ergonomie der thermischen Umgebung – Analytische Bestimmung und Interpretation der thermischen Behaglichkeit durch Berechnung des PMV- und des PPD-Indexes und Kriterien der lokalen thermischen Behaglichkeit.

Deutsches Institut für Normung e. V. (2009). DIN 1946 – Wohnungslüftung – Teil 6: Erstellen eines Lüftungskonzeptes, Gebrauchsanleitung und Berechnungsmethodik für Architekten und Planer unter Berücksichtigung der Gebäude-Luftdichtheit.

Deutsches Institut für Normung e. V. (2009). DIN EN 60751 – Industrielle Platin-Widerstandsthermometer und Platin-Temperatursensoren.

Deutsches Institut für Normung e. V. (2010). DIN ISO 16000-17:2010-06 – Innenraumluftverunreinigungen – Teil 17: Nachweis und Zählung von Schimmelpilzen – Kultivierungsverfahren.

Deutsches Institut für Normung e. V. (2012). DIN ISO 16000-18 – Innenraumluftverunreinigungen – Teil 18: Nachweis und Zählung von Schimmelpilzen – Probenahme durch Impaktion.

Deutsches Institut für Normung e. V. (2012). DIN 68800 – Holzschutz – Teil 4: Bekämpfungsmaßnahmen gegen Holz zerstörende Pilze und Insekten.

Deutsches Institut für Normung e. V. (2013). DIN 4108 – Wärmeschutz und Energie-Einsparung in Gebäuden – Teil 2: Mindestanforderungen an den Wärmeschutz.

Deutsches Institut für Normung e. V. (2014). DIN ISO 16000-21 – Innenraumluftverunreinigungen – Teil 21: Nachweis und Zählung von Schimmelpilzen – Probenahme von Materialien.

Deutsches Institut für Normung e. V. (2015). DIN ISO 16000-20 – Innenraumluftverunreinigungen – Teil 20: Nachweis und Zählung von Schimmelpilzen – Bestimmung der Gesamtsporenanzahl.

Deutsches Institut für Normung e. V. (2015). DIN 18560-1 – Estriche im Bauwesen – Teil 1: Allgemeine Anforderungen, Prüfung und Ausführung.

Deutsches Institut für Normung e. V. (2017). DIN EN ISO 12572:2017-05 – Wärme- und feuchtetechnisches Verhalten von Baustoffen und Bauprodukten – Bestimmung der Wasserdampfdurchlässigkeit – Verfahren mit einem Prüfgefäß.

Deutsches Institut für Normung e. V. (2017). DIN 13813 – Estrichmörtel, Estrichmassen und Estriche – Estrichmörtel und Estrichmassen – Eigenschaften und Anforderungen.

Deutsches Institut für Normung e. V. (2018). DIN EN ISO 9972 – Wärmetechnisches Verhalten von Gebäuden – Bestimmung der Luftdurchlässigkeit von Gebäuden – Differenzdruckverfahren.

Deutsches Institut für Normung e. V. (2018). DIN EN ISO 12570 – Wärme- und feuchtetechnisches Verhalten von Baustoffen und Bauprodukten – Bestimmung des Feuchtegehaltes durch Trocknen bei erhöhter Temperatur.

Deutsches Institut für Normung e. V. (2020). DIN EN 17272:2020-06 Chemische Desinfektionsmittel und Anti-

# Literaturverzeichnis

septika - Verfahren zur luftübertragenen Raumdesinfektion durch automatisierte Verfahren - Bestimmung der bakteriziden, mykobakteriziden, sporiziden, fungiziden, levuroziden, viruziden, tuberkuloziden und Phagen-Wirksamkeit; Deutsche Fassung

Deutsche Gesetzliche Unfallversicherung, DGUV Vorschrift 1 „Grundsätze der Prävention" (2013)

Dott, W., Fischer, G., Müller, T., Thißen, R., Wiesmüller, G. A. (2004). Belastung der Arbeitnehmer bei Schimmelpilzsanierungsarbeiten in Innenräumen. Institut für Hygiene und Umweltmedizin, Medizinische Fakultät der RWTH Aachen, Universitätsklinikum. 1–71.

Engelhart, S., Simon, A., Exner, M. (2010): Neue KRINKO-Richtlinie zu immunsupprimierten Patienten: Einteilung der Immunsuppression, lüftungstechnische Maßnahmen im Krankenhaus und Hinweise zur Infektionsprävention im häuslichen Umfeld. Umweltmedizin in Forschung und Praxis 16: 92–98.

Envirocheck® Contact TVC, Merck KgaA, Germany, 2003.

Fiedler, K. (2011). Hygiene/Präventivmedizin/Umweltmedizin systematisch. UNI-MED Verlag, Bremen.

Fischer, G., Thißen, R., et al. (2004). Mikrobielle Stoffwechselprodukte als Messparameter bei Emissionsbetrachtungen. Gefahrstoffe. Reinhalt. Luft 64: 229–238.

Fisk, W. J., Lei-Gomez, Q., Mendell, M. J. (2007). Meta-analyses of the associations of respiratory health effects with dampness and mold in homes. Indoor Air 17: 284–296.

Fisk, W. J., Eliseeva, E. A., et al. (2010). Association of residential dampness and mold with respiratory tract infections and bronchitis: a meta-analysis. Environ. Health 9: 72.

Frössel, F. (2003). Schimmelpilze und andere Innenraumbelastungen. Fraunhofer IRB Verlag.

Gabrio, T., Dill, I., Fischer, G., Grün, L., Rabe, R., Samson, R., Seidl, H.-P., Szewzyk, R., Trautmann, C., Warscheid, T., Weidner, U. (2003). Ringversuch – Differenzierung von innenraumrelevanten Schimmelpilzen. Allergologie 26: 95–102.

GEG 2020 – Gebäudeenergiegesetz.

Gesamtverband der Deutschen Versicherungswirtschaft (2020). VdS 3151 – Richtlinien zur Schimmelpilzsanierung nach Leitungswasserschäden.

GESTIS-Stoffdatenbank – www.dguv.de/ifa/gestis/gestis-stoffdatenbank

Grosser, D. (1985). Pflanzliche und tierische Bau- und Werkholz-Schädlinge. DRW-Verlag, Leinfelden-Echterdingen, S. 159.

Grosser, D. (1995). Überblick über die derzeit bestehenden Möglichkeiten bekämpfender Holzschutzmaßnahmen. In: Vorträge der 20. Holzschutz-Tagung der DGfH, Rosenheim, S. 69–89.

Gründlinger, R. (1997). Der Echte Hausschwamm – Serpula lacrymans (Schumacher ex Fries) S. F. Gray. Holzforschung und Holzverwertung 6, 115–120.

Guinea, J., Torres-Narbona, M., et al. (2010). Pulmonary aspergillosis in patients with chronic obstructive pulmonary disease: incidence, risk factors, and outcome. Clin. Microbiol. Infect. 16: 870–877.

Haftenberger, M., Laußmann, D., et al. (2013). Prävalenz von Sensibilisierungen gegen Inhalations- und Nahrungsmittelallergene. Ergebnisse der Studie zur Gesundheit Erwachsener in Deutschland (DEGS1). Bundesgesundheitsbl. 56: 687–697.

He, H.-Y., Chang, S., et al. (2012). Significance of Aspergillus spp. isolation from lower respiratory tract samples for the diagnosis and prognosis of invasive pulmonary aspergillosis in chronic obstructive pulmonary disease. Chin. Med. J. 125: 2973–2978.

Hegarty, B., Dannemiller, K. C., Peccia, J. (2018). Gene expression of indoor fungal communities under damp building conditions: Implications for human health. Indoor Air 28: 548–558. DOI: 10.1111/ina.12459.

Heinz, W. J. (2010). Welche Bedeutung haben Infektionen durch Schimmelpilze? Umweltmed. Forsch. Prax. 2: 99–103.

Heinzerling, L. M., Burbach, G. J., et al. (2009). GA(2)LEN skin test study I: GA(2)LEN harmonization of skin prick testing: novel sensitization patterns for inhalant allergens in Europe. Allergy 64: 1498–1506.

Helbling, A., Reese, G., Horner, W. E., et al. (1994). Aktuelles zur Pilzsporen-Allergie. Schweizer medizinische Wochenschrift 124: 885–892.

Helbling, A., Reimers, A. (2003). Immunotherapy in fungal allergy. Curr. Allergy Asthma Rep. 3: 447–453.

Herr, C., Eikmann, T., Heinzow, B., Wiesmüller, A. (2010). Umweltmedizinische Relevanz von Schimmelpilzen im Lebensumfeld. Umweltmed. Forsch. Prax. 15: 76–83.

Herr, C., Harpel, S. (2001). MVOC – ein relevantes gesundheitliches Problem für die Bevölkerung? Umweltmed. Forsch. Prax. 6: 125–126.

Horner, W. E., Helbling, A., Salvaggio, J. E., Lehrer, S. B. (1995). Fungal allergens. Clin. Microbiol. Rev. 8: 161–179.

Huckfeldt, T. (1999). Vitalitätsansprache holzzerstörender Gebäudepilze unter besonderer Berücksichtigung des Echten Hausschwammes (Serpula lacrymans). Diplomarbeit, Allgemeine Botanik, Universität Hamburg.

Huttunen, K., Jussila, J., Hirvonen, M.-R., Iivanainen, E., Katila, M.-L. (2001). Comparison of mycobacteria-induced cytotoxity and inflammatory responses in human and mouse cell lines. Inhal. Toxicol. 13: 977–991.

ICOMOS (2010). Illustriertes Glossar der Verwitterungsformen von Naturstein. Michael Imhof Verlag.

Jennings, D. H., Bravery, A. F. (1991). Serpula lacrymans: Fundamental biology and control strategies. Wiley Editional Offices, Chichester.

Johanning, E., Auger, P., Morey, P. R., Yang, C. S., Olmsted, E. (2014). Review of health hazards and prevention measures for response and recovery workers and volunteers after natural disasters, flooding, and water damage: mold and dampness. Environ. Health Prev. Med. 19: 93–99.

Johanning, E., Biagini, R. E., Hull, D., Morey, P. R., Jarvis, B. B., Landsbergis, P. (1996). Health and immunology study following exposure to toxigenic fungi (Stachybotrys chartarum) in a water-damaged office environment. Int. Arch. Occup. Environ. Health 68: 207–218.

Johansson, P., Samuelson, I., Ekstrand-Tobin, A., Mjörnell, K., Sandberg, P. I., Sikander, E. (2005). Microbiological growth on building materials – critical moisture levels. State of the art. Borås, SP Swedish National Testing and Research Institute, Report 11. http://www.kuleuven.ac.be/bwf/projects/annex41/protected/data/SP%20Oct%202005%20Prese%20A41-T4-S-05-7.pdf

Kanchongkittiphon, W., Mendell, M. J., Gaffin, J. M., Wang, G., Phipatanakul, W. (2015). Indoor environmental exposures and exacerbation of asthma: an update to the 2000 review by the Institute of Medicine. Environ. Health Perspect. 123: 6–20.

Kasel, U., Wichmann, G., Bleck, M. (1999). Ochratoxin A im Hausstaub. Umweltmed. Forsch. Prax. 4: 301–303.

Kerr, C. J., Osborn, K. S., Robson, G. D., Handley, P. S. (1997). The effect of substratum on biofilm formation in drinking water systems. In: Biofilms: community interactions and control. (Eds.) Wimpenny, J. W. T., Handley, P., Glibert, P., Lappin-Scott, H., Jones, M. Bioline, 167–174.

Kespohl, S., Raulf, M. (2014). Mould allergens: Where do we stand with molecular allergy diagnostics? Part 13 of the series Molecular Allergology. Allergo J. Int. 23: 120–125.

Kim, J. H., Harvey, L. A., Evans, A. L., Byfield, G. E., Betancourt, D. A., Dean, T. R. (2016). Biological responses of Raw 264.7 macrophage exposed to two strains of Stachybotrys chartarum spores grown on four different wallboard types. Inhal. Toxicol. 28: 303–12. DOI: 10.3109/08958378.2016.1170909.

Kinder-Umwelt-Survey (KUS) 2003/2006. Sensibilisierungen gegenüber Innenraumschimmelpilzen. Umweltbundesamt, Schriftenreihe des Umweltbundesamtes Umwelt & Gesundheit 05/2011. https://www.umweltbundesamt.de/sites/default/files/medien/461/publikationen/4176.pdf

Knasko, S. C. (1993). Performance, mood, and health during exposure to intermittent odors. Arch. Environ. Health 48: 305–308.

Köneke, M. (2002). Schimmel im Haus erkennen – vermeiden – bekämpfen. Fraunhofer IRB Verlag, Stuttgart.

# Literaturverzeichnis

Kramer, A., Assadian, O. (2008). Wallhäusers Praxis der Sterilisation, Antiseptik und Konservierung. Thieme-Verlag

Krempl-Lamprecht, L. (1961). Über die Besiedelung der Autolyseprodukte des Echten Hausschwamms durch Successionspilze aus der Gattung Scopulariopsis. I. Teil. Arch. Mikrobiol. 38: 384–407.

KRINKO – Kommission für Krankenhaushygiene und Infektionsprävention beim Robert Koch-Institut – Empfehlungen (2010): Anforderungen an die Hygiene bei der medizinischen Versorgung von immunsupprimierten Patienten. Bundesgesundheitsbl. 2010; 53: 357–388. DOI: 10.1007/s00103-010-1028-9.
https://www.rki.de/DE/Content/Infekt/Krankenhaushygiene/Kommission/Downloads/Immunsuppr_Rili.pdf?__blob=publicationFile

Krus, M., Holm, A., Sedlbauer, K., Kainz, E. (2005). Mindestlüftung zur Vermeidung von Schimmelpilzwachstum in Ecken – Rechnerische Betrachtung mit dem Raummodell. In: Leimer, H.-P.: Bauen – Wohnen – Gesundheit, München, WTA 27, 99–114, elektronische Publikation.
http://publica.fraunhofer.de/documents/N-31369.html

Kück, U., Nouwrosian, M., Hoff, B., Engh, I. (2009). Schimmelpilze: Lebensweise, Nutzen, Schaden, Bekämpfung. 3. Auflage, Springer Verlag, Berlin, Heidelberg.

Künzel, H. (2006). Fensterlüftung und Raumklima. Fraunhofer IRB Verlag, Stuttgart.

Langvad, F., Goksøyr, J. (1967). Effects of supraoptimal temperatures on Merulius lacrymans. Physiol. Plant. 20: 702–712.

Macher, J. M., Mendell, M. J., Chen, W., Kumagai, K. (2017). Development of a method to relate the moisture content of a building material to its water activity. Indoor Air. 27: 599–608. DOI: 10.1111/ina.12346.

Madigan, M. T., Martinko, J. M., Parker, J. (2003). Brock Mikrobiologie. Spektrum Akademischer Verlag, Heidelberg, Berlin.

McDonnell, G. (2014). The Use of Hydrogen Peroxide for Disinfection and Sterilization Applications. Patai's Chemistry of Functional Groups. 1–34.

Mellinghoff, S. C., Köhler, P., Seidel, D., Cornely, O. A. (2018). Mukormykosen bei Patienten mit Diabetes mellitus. Diabetologe 14: 153–159.

Mendell, M. J., Mirer, A. G., et al. (2011). Respiratory and allergic health effects of dampness, mold, and dampness-related agents: a review of the epidemiologic evidence. Environ. Health Perspect. 119: 748–756.

Mücke, W., Lemmen, C. (1999). Schimmelpilze. ecomed MEDIZIN, Verlagsgruppe Hüthig Jehle Rehm GmbH, Landsberg am Lech.

Mücke, W., Lemmen, C. (2010). Duft und Geruch: Wirkungen und gesundheitliche Bedeutung von Geruchsstoffen. ecomed Verlagsgesellschaft, Landsberg am Lech.

Mudarri, D. H. (2016). Valuing the economic costs of allergic rhinitis, acute bronchitis, and asthma from exposure to indoor dampness and mold in the US. J. Environ. Public Health. 2016: 2386596. DOI: 10.1155/2016/2386596.

Müller, A., Lehmann, I., et al. (2002). Increased incidence of allergic sensitisation and respiratory diseases due to mould exposure: results of the Leipzig Allergy Risk children Study (LARS). Int. J. Hyg. Environ. Health 204: 363–365.

Müller, K. (1993). Holzschutzpraxis. Ein Handbuch in Tabellen. Bauverlag, Berlin.

Müller-Wening, D. (1990). Klinik der exogen-allergischen Alveolitis. Allergologie 13: 91–103.

Münzenberg, U., Weithaas, T., Thumulla, J. (2003). Luftwechsel im Gebäudebestand. 7. Pilztagung des VDB, „sicher erkennen – sicher sanieren", Stuttgart.

Nilsson, A., Kihlström, E., Lagesson, V., Wessén, B., Szponar, B., Larsson, L., Tagesson, C. (2004). Microorganisms and volatile organic compounds in airborne dust from damp residences: Indoor Air 14: 74–82.

Norbäck, D., Zock, J. P., Plana, E., Heinrich, J., Svanes, C., Sunyer, J., Künzli, N., Villani, S., Olivieri, M., Soon, A., Jarvis, D. (2011). Lung function decline in relation to mould and dampness in the home: the longitudinal European Community Respiratory Health Survey ECRHS II. Thorax 66: 396–401. DOI: 10.1136/thx.2010.146613.

O'Brien, I. M., Bull, J., Creamer, B., Sepulveda, R., Harries, M., Burge, P. S., Pepys, J. (1978). Asthma and extrinsic allergic alveolitis due to Merulius lacrymans. Clin. Allergy 8: 535–542.

Oswald, R. (2003). Schimmelpilzbewertung aus Sicht des Bausachverständigen. Aachener Bausachverständigentage 2003; 120-126

Palaty, C., Shum, M. (2012). Health effects from mould exposure or dampness in indoor environments. Evidence review. National Collaborating Centre for Environmental Health, Vancouver. http://www.ncceh.ca/sites/default/files/Mould_and_Health_Effects_Jul_2012.pdf

Peccia, J., Kwan, S. E. (2016). Buildings, Beneficial Microbes, and Health. Trends Microbiol. 24: 595–597. DOI: 10.1016/j.tim.2016.04.007.

Pekkanen, J., Hyvärinen, A., Haverinen-Shaughnessy, U., Korppi, M., Putus, T., Nevalainen, A. (2007). Moisture damage and childhood asthma: a population-based incident case-control study. European Respiratory Journal 29: 509–515.

Piecková, E., Hurbánková, M., Černá, S., Lišková, A., Kováčiková, Z., Kolláriková, Z., Wimmerová, S. (2009). Inflammatory and haematotoxic potential of indoor Stachybotrys chartarum (Ehrenb.) Hughes metabolites. Arh. Hig. Rada. Toksikol. 60: 401–9. DOI: 10.2478/10004-1254-60-2009-1971.

Pizzorno, J., Shippy, A. (2016). Is Mold Toxicity Really a Problem for Our Patients? Part 2 – Nonrespiratory Conditions. Integr. Med. (Encinitas) 15: 8–14.

Rauch, P. (2002). Biologische Gebäudeschäden, Teil 1. Schweizer Baujournal 6: 2–5.

Rauch, P. (2003). Biologische Gebäudeschäden, Teil 2. Schweizer Baujournal 1: 2–5.

Reiß, J. (1997). Schimmelpilze – Lebensweise, Nutzen, Schaden, Bekämpfung. 2. Aufl. Spektrum Akademischer Verlag, Berlin, Heidelberg, New York.

Reponen, T., Lockey, J., et al. (2012). Infant origins of childhood asthma associated with specific molds. J. Allergy Clin. Immunol. 130: 639–644.

Richardson, N. (1998). Schimmelpilze in Innenräumen – Bestandsaufnahme und Probenahme bei verstecktem Schimmel und neue Bewertungsansätze. In: Gebäudestandard 2000: Energie & Raumluftqualität, Ergebnisse des 4. Fachkongresses der Arbeitsgemeinschaft ökologischer Forschungsinstitute (AGÖF) am 25. und 26.09.1998 in Nürnberg: 253–259.

Richter, W. (2001). Bedarfslüftung im Wohnungsbau. Technische Universität Dresden, Kurzbericht, gefördert durch Bundesamt für Bauwesen und Raumordnung, Förderkennzeichen II 13-800199-13.

Robert Koch-Institut – RKI (2017). Liste der vom Robert Koch-Institut geprüften und anerkannten Desinfektionsmittel und -verfahren. https://www.rki.de/DE/Content/Infekt/Krankenhaushygiene/Desinfektionsmittel/Desinfektionsmittellist/Desinfektionsmittelliste_node.html

Robert Koch-Institut – RKI (2007). Mitteilung der Kommission „Methoden und Qualitätssicherung in der Umweltmedizin". Schimmelpilzbelastung in Innenräumen – Befunderhebung, gesundheitliche Bewertung und Maßnahmen. Bundesgesundheitsbl. – Gesundheitsforsch. – Gesundheitsschutz 50: 1308–1323.

Robert Koch-Institut – RKI (2007). Schimmelpilzbelastung in Innenräumen – Befunderhebung, gesundheitliche Bewertung und Maßnahmen. https://edoc.rki.de/handle/176904/285

Robert Koch-Institut – RKI (2007). Mitteilung der Kommission „Methoden und Qualitätssicherung in der Umweltmedizin". Schimmelpilzbelastung in Innenräumen – Befunderhebung, gesundheitliche Bewertung und Maßnahmen. Bundesgesundheitsbl. – Gesundheitsforsch. – Gesundheitsschutz 10.

Robert Koch-Institut – RKI (2008). Kommission Methoden und Qualitätssicherung in der Umweltmedizin. Schimmelpilzbelastung in Innenräumen – Befunderhebung, gesundheitliche Bewertung und Maßnahmen. Umweltmedizin in Forschung und Praxis 13: 47– 64.

Robert Koch-Institut – RKI (2010). Empfehlung der Kommission für Krankenhaushygiene und Infektionsprävention beim Robert Koch-Institut: Anforderungen an die Hygiene bei der medizinischen Versorgung von immunsupprimierten Patienten. Empfehlung der KRINKO – Kommission für Krankenhaushygiene und Infektionsprävention beim Robert

# Literaturverzeichnis

Koch-Institut (RKI). Bundesgesundheitsbl. 53: 357–388. DOI: 10.1007/s00103-010-1028-9. https://www.rki.de/DE/Content/Infekt/Krankenhaushygiene/Kommission/Downloads/Immunsuppr_Rili.pdf?__blob=publicationFile

Robert Koch-Institut – RKI (2018). Allergien und atopische Erkrankungen. https://www.rki.de/DE/Content/Gesundheitsmonitoring/Themen/Chronische_Erkrankungen/Allergien/Allergien_node.html

Rolle-Kampczyk, U., Müller, A., Diez, U., Rehwagen, M., Schwenke, A., Metzner, G., Herbarth, O. (2001). Hausstaub als Quelle für eine potenzielle Belastung mit Mykotoxinen – ein Fallbeispiel. Umweltmed. Forsch. Prax. 6: 42–46.

Rosenblum Lichtenstein, J. H., Hsu, Y. H., Gavin, I. M., Donaghey, T. C., Molina, R. M., Thompson, K. J., Chi, C. L., Gillis, B. S., Brain, J. D. (2015). Environmental mold and mycotoxin exposures elicit specific cytokine and chemokine responses. PLoS One. 2015; 10(5): e0126926. DOI: 10.1371/journal.pone.0126926. PMCID: PMC4444319.

Rosenblum Lichtenstein, J. H., Molina, R. M., Donaghey, T. C., Hsu, Y. H., Mathews, J. A., Kasahara, D. I., Park, J. A., Bordini, A., Godleski, J. J., Gillis, B. S., Brain, J. D. (2016). Repeated mouse lung exposures to Stachybotrys chartarum shift immune response from type 1 to type 2. Am. J. Respir. Cell. Mol. Biol. 55: 521–531.

Rowan, N. J., Johnstone, C. M., McLean, R. C., Anderson, J. G., Clarke, J. A. (1999). Prediction of toxigenic fungal growth in buildings by using a novel modelling system. Applied and Environmental Microbiology 65: 4814–4821.

Rypacek, W. (1966). Biologie holzzerstörender Pilze, VEB Gustav Fischer Verlag, Jena.

Schleibinger H., Laußmann, D., et al. (2004). Sind MVOC geeignete Indikatoren für einen verdeckten Schimmelpilzbefall? Umweltmed. Forsch. Prax. 9: 151–161.

Schmidt, O. (1993). Der Hausschwamm. Schäden, Biologie und Bekämpfung. Naturwiss. Rundschau 46: 387–390.

Schmidt, O. (1994). Holz- und Baumpilze. Biologie, Schäden, Schutz, Nutzen. Springer-Verlag, Berlin.

Schmidt, O., Moreth-Kebernik, U. (1996). Biological Characterization of Poria Indoor Brown-Rot Fungi. Holzforschung 50: 105–110.

Schmidt, O., Moreth, U. (1998). Genetische Untersuchungen an Hausfäulepilzen und eine Schnelldiagnose. Holz als Roh- und Werkstoff 56: 421–425.

Shimoda, T., Yano, R., Nakamura, S., Yoshida, M., Matsuo, J., Yoshimura, S., Yamaguchi, H. (2015). ATP bioluminescence values are significantly different depending upon material surface properties of the sampling location in hospitals. BMC Res Notes 2015; 8: 807

Sprint Sanierung GmbH. Interne Sprint-Datenbank

Szewzyk, R. (2009): Schimmelpilze sind nicht die einzigen Übeltäter bei Feuchteschäden in Wohnungen. In: Telegramm: Umwelt + Gesundheit. Information des Umweltbundesamtes, Ausgabe 2.

Trautmann, C. (2010). Actinomyceten in Feuchteschäden. Wohnmedizin 48: 53–58.

TRBA 200 – Technische Regeln für Biologische Arbeitsstoffe (2014). Anforderungen an die Fachkunde nach Biostoffverordnung. GMBI 2014, Nr. 38 vom 30.06.2014, S. 803.

TRBA 460 – Technische Regeln für Biologische Arbeitsstoffe (2016). Einstufung von Pilzen in Risikogruppen. GMBI 2016, Nr. 29/30 vom 22.07.2016, Änderung vom 17.10.2016, GMBI Nr. 42.

TRBA 500 – Technische Regeln für Biologische Arbeitsstoffe (2012). Allgemeine Hygienemaßnahmen: Mindestanforderungen. GMBI 2012, Nr. 15–20 vom 25.04.2012, S. 373–379.

TRGS 519 – Technische Regeln für Gefahrstoffe (2019). Asbest – Abbruch-, Sanierungs- oder Instandhaltungsarbeiten.

Turner, D., Daugherity, E., Altier, C., Maurer, K. (2010). Efficacy and Limitations of an ATP-Based Monitoring System. Journal of the American Association for Laboratory Animal Science 2010; 49: 190–195

Umweltbundesamt Berlin (2017). Leitfaden zur Vorbeugung, Erfassung und Sanierung von Schimmelbefall in Gebäuden („Schimmelleitfaden"), erstellt durch die Innenraumlufthygiene-Kommission des Umweltbundesamtes, UBA Berlin.

Umweltbundesamt Berlin (2006). Ratgeber: Attacke des schwarzen Staubes. Das Phänomen „Schwarze Wohnungen" – Ursachen – Wirkungen – Abhilfe, UBA Berlin.

Umweltbundesamt (2008). Leitfaden für die Innenraumhygiene in Schulgebäuden. Innenraumlufthygiene-Kommission des Umweltbundesamtes.

Verbund für Angewandte Hygiene e.V. (2020). Desinfektionsmittelliste des VAH. https://vah-liste.mhp-verlag.de/

VDI 4254 Blatt 1 (2018). Bioaerosole und biologische Agenzien – Messen von Stoffwechselprodukten von Mikroorganismen – Messen von MVOC in der Außenluft.

VDI 4300 Blatt 10 (2008). Messen von Innenraumluftverunreinigungen – Messstrategien zum Nachweis von Schimmelpilzen im Innenraum.

VDI 6032 Blatt 1 (2015). Lufttechnik, Luftqualität in Fahrzeugen – Hygieneanforderungen an die Lüftungstechnik.

VDI 6022 Blatt 2 (2007). Hygiene-Anforderungen an raumlufttechnische Anlagen und Geräte – Messverfahren und Untersuchungen bei Hygienekontrollen und Hygieneinspektionen.

Verbraucherzentrale (1995). Feuchtigkeit und Schimmelbildung in Wohnräumen. Arbeitsgemeinschaft der Verbraucherverbände e. V., Hamburg.

Vonberg, R., Gastmeier, P. (2007). Aspergillen im Krankenhaus. Krankenhaus-Hygiene + Infektionsverhütung, Heft 1.

Wälchli, O. (1977). Der Temperatureinfluß auf die Holzzerstörung durch Pilze. Holz als Roh- und Werkstoff 35: 45–51.

Weidenbörner, M. (1998). Lebensmittel-Mykologie. 1. Auflage. B. Behr's Verlag GmbH. & Co., Hamburg.

Weiß, B., Wagenführ, A., Kruse, K. (2000). Beschreibung und Bestimmung von Bauholzpilzen. DRW-Verlag, Leinfelden-Echterdingen.

WHO (2009) – World Health Organization, Regional Office for Europe. WHO Guidelines for indoor air quality: dampness and mould. Scherfigsvej 8, DK-2100 Copenhagen, Denmark: Regional Office for Europe.

Wiesmüller, G. A., Gabrio, T. (2014). Möglichkeiten und Grenzen der gesundheitlichen Bewertung von Schimmelpilzexpositionen im Innenraum. Gefahrstoffe – Reinhalt. Luft 74: 391–395.

Wiesmüller, G. A., Szewzyk, R., Baschien, C., et al. (2012). Häufige Fragestellungen in Zusammenhang mit der Bewertung möglicher toxischer Reaktionen von Schimmelpilzexpositionen. Antworten eines Round Table auf dem Workshop „Schimmelpilze und toxische Reaktion" im Rahmen der GHUP-Jahrestagung 2011. Umweltmed. Forsch. Prax. 17: 159–169.

Wiesmüller, G. A., Heinzow, B., Herr, C. E. W. (2013). Befindlichkeitsstörungen in Innenräumen. Umweltmed. – Hygiene – Arbeitsmed. 18: 30–34.

WTA-Merkblatt 1-2-05/D (2004). Der Echte Hausschwamm – Erkennung, Lebensbedingungen, vorbeugende Maßnahmen, bekämpfende chemische Maßnahmen, Leistungsverzeichnis.

WTA-Merkblatt 4-5-99/D. Beurteilung von Mauerwerk – Mauerwerksdiagnostik.

WTA-Merkblatt 4-11-02/D (2003). Messung der Feuchte von mineralischen Baustoffen.

Zahradnik, E., Kespohl, S., et al. (2013). A new immunoassay to quantify fungal antigens from the indoor mould Aspergillus versicolor. Environ. Sci. Process. Impacts 15: 1162–1171.

# Glossar

### Abdruckproben (Abklatschproben)

Bei diesem Prüfverfahren werden pro Messpunkt zwei Abdrücke (Malzextrakt- und DG-18-Nährmedien) einer Oberfläche genommen. Diese werden bei 25 °C bebrütet, die Anzahl der koloniebildenden Einheiten wird nach drei, fünf und sieben Tagen ausgezählt und mit Richtwerten zur Beurteilung einer mikrobiologischen Belastung verglichen. Die Vermehrungsbedingungen können auf den jeweiligen Nährmedien sehr unterschiedlich sein. Für einige Spezies sind sie besonders gut, andere werden im Wachstum gehemmt. Ungeeignete Nährmedien oder der Zustand der Sporen können zu vermindertem Wachstum führen.

### Absorption

Aufnahme eines Stoffes (hier meist Feuchtigkeit).

### Acidität

Die Acidität beschreibt die Stärke einer Säure.

### Aerob

Organismen, die für ihr Wachstum und ihre Vermehrung Sauerstoff benötigen, werden als aerob bezeichnet.

### Aktinomyzeten

Aktinomyzeten gehören zur Gruppe der Bakterien und bilden wie die Pilze Myzelien.

### Alkalität

Beschreibt die Stärke einer Base.

### Allergie

Eine Allergie ist eine spezifische Veränderung des Immunsystems gegenüber körperfremden Substanzen, die als Allergen erkannt werden.

### Allergene

Substanzen, die nach wiederholter Berührung mit der Körperoberfläche oder nach Aufnahme über die Atemwege im Organismus allergische Reaktionen hervorrufen können.

### Anaerob

Organismen, die für ihren Stoffwechsel nicht auf Sauerstoff angewiesen sind oder sogar durch ihn gehemmt oder abgetötet werden, werden als anaerob bezeichnet.

### Anaphylaxie

Eine Anaphylaxie ist die schwerste Form einer allergischen Reaktion und kann zu einem allergischen Schock führen.

### Antibiotika

Antibiotika sind von Mikroorganismen gebildete niedermolekulare Verbindungen, die das Wachstum von anderen Mikroorganismen hemmen oder diese sogar abtöten.

### Antigene

Antigene sind Stoffe, die in einem fremden Organismus eine Immunreaktion auslösen können.

### Antikörper

Antikörper sind Proteine (Eiweiße) des Immunsystems. Sie werden in Wirbeltieren als Reaktion auf bestimmte Stoffe (Antigene) gebildet.

### Aspergillose

Eine Aspergillose ist eine durch Schimmelpilze der Gattung Aspergillus verursachte Infektion, die sich insbesondere in der Lunge manifestiert.

### Asthma bronchiale

Asthma bronchiale ist eine chronische Entzündung der Atemwege (Bronchien) mit wiederkehrenden Anfällen von Atemnot, Husten und Kurzatmigkeit.

### Atopie

Atopie beschreibt die Eigenschaft eines Menschen, auf Umwelteinflüsse überempfindlich zu reagieren.

### Ausgleichsfeuchte

Ein hygroskopisches Material ist stets bestrebt, mit der umgebenden Luft in ein Feuchtegleichgewicht zu kommen. Jeder Baustoff besitzt seine ihm eigene Ausgleichsfeuchte.

### $a_w$-Wert

Die absolute Materialfeuchte enthält neben dem für Mikroorganismen frei verfügbaren ungebundenen Wasser auch osmotisch und molekular gebundenes Wasser, das von Mikroorganismen nicht zu verwerten ist. Daher ist die Bestimmung des $a_w$-Wertes, d. h. des für das Schimmelpilzwachstum verfügbaren Wassers, wichtig.

## Bakterien

Bakterien sind mikroskopisch kleine (ca. 1–5 µm) einzellige Lebewesen. Sie gehören zur Gruppe der Prokaryoten.

## Biologische Arbeitsstoffe

Biologische Arbeitsstoffe sind gemäß § 2 der BioStoffV Mikroorganismen, einschließlich gentechnisch veränderter Mikroorganismen, Zellkulturen und humanpathogener Endoparasiten, die beim Menschen Infektionen, sensibilisierende oder toxische Wirkungen hervorrufen können.

## Biosphäre

Die Biosphäre ist ein Sammelbegriff für alle Lebensräume, die von Lebewesen besiedelt werden können.

## Biostoffverordnung (BioStoffV)

Verordnung über Sicherheit und Gesundheitsschutz bei Tätigkeiten mit Biologischen Arbeitsstoffen.

## Biozide

Biozide sind chemische Wirkstoffe, die zur Bekämpfung von Schadorganismen eingesetzt werden.

## Braunfäule

Tritt meist an verbautem oder lagerndem Holz auf und wird durch Pilze verursacht.

## Desinfektion

Totes oder lebendes Material in den Zustand versetzen, dass es nicht mehr infizieren kann.

## Destruenten

Unter Destruenten versteht man in der Biologie Mikroorganismen, die organisches zu anorganischem Material abbauen.

## Dosis-Wirkungs-Beziehung

Dies ist der funktionale Zusammenhang zwischen der Dosis eines Stoffes und dessen Auswirkung auf den Organismus.

## Eingriffswert

Bei Überschreiten dieses Wertes sollten unbedingt Maßnahmen zur Verbesserung der Luftqualität ergriffen werden.

## Emissionen

Dies sind die von einer festen oder beweglichen Anlage (Betriebe, Maschinen, Geräte, Fahrzeuge, Grundstücke) ausgehenden Luftverunreinigungen, Geräusche, Erschütterungen, ebenso Licht, Wärme, Strahlen und ähnliche Erscheinungen.

## Enteritis

Die Enteritis beschreibt eine Entzündung des Darms, hervorgerufen durch eine Infektion.

## Enterobakterien

Die Enterobakterien beschreiben eine Gruppe der Bakterien, die der natürlichen Mikrobiota des Darms angehören.

## Enterohämorrhagische Escherichia coli (EHEC)

Enterohämorrhagische Escherichia coli stellen eine Sonderform der Kolibakterien dar. Diese Form kann, im Gegensatz zu normalen E. coli, Giftstoffe produzieren. Diese Giftstoffe werden im Darm freigesetzt und können Krankheiten auslösen.

## Enteropathogene E.-coli-Bakterien (EPEC)

Enteropathogene Escherichia coli sind die Auslöser einer Darminfektion (Enteritis), die vor allem Frühgeborene, Neugeborene und Säuglinge betrifft.

## Enterotoxinbildende E.-coli-Stämme (ETEC)

Enterotoxische Escherichia-coli-Bakterien sind häufige Auslöser einer Darminfektion. Diese Erkrankung fällt klinisch durch massive choleraähnliche Durchfälle auf und kann in allen Altersstufen vorkommen.

## Enzym

Enzyme sind Proteine, die eine chemische Reaktion beschleunigen können. Man spricht deswegen auch von Katalysatoren.

## Exposition

Grad der Gefährdung für einen Organismus.

## Fakultativ

Nach eigener Wahl, nicht zwingend.

## Fogging-Effekt

Phänomen der plötzlichen Schwarzfärbung von Wohnungen durch Staubniederschlag. Der eigentliche Vorgang des Schwarzwerdens entsteht vermutlich durch die Ablagerung des luftgetragenen Feinstaubes auf einem sich bildenden „klebrigen, öligen Film" von schweren flüchtigen Verbindungen.

## Folienkontaktprobe

Ein Klebefilm wird auf eine befallene Oberfläche gedrückt. Die Schimmelpilzsporen haften daran, werden auf einem Objektträger fixiert und können anschließend mikroskopisch untersucht werden.

## Fungizide

Fungizide gehören zur Gruppe der Biozide. Es sind Substanzen, die zur Bekämpfung und zur Abtötung von Pilzen und deren Sporen eingesetzt werden.

## Gramnegativ/Grampositiv

Mit Hilfe der sogenannten Gramfärbung lassen sich Bakterien in grampositiv und in gramnegativ einteilen. Aufgrund des Aufbaus ihrer Zellwände zeigt sich eine unterschiedliche Färbung.

## Hausstaubmilben

Hausstaubmilben sind mikroskopisch kleine Tiere, die in jedem Haushalt vorkommen und deren Ausscheidungen (winzige eiweißhaltige Kotballen) eine große Rolle bei der Hausstauballergie spielen.

## Heißnebelverfahren

Verfahren zur Abtötung von Mikroorganismen in der Raumluft, auf sämtlichen Oberflächen und in Hohlräumen mit Wasserstoffperoxid. Geeignet für große Räume bzw. Hallen. Im Gegensatz zum Kaltnebelverfahren sind anschließend jedoch Rückstände zu entfernen und die Räume müssen im Vorfeld leergeräumt werden.

## HEPA-Filter
## (High-Efficiency Particulate Airfilter)

Filterleistung: 99,997 %, Filter der Staubklasse H nach DIN EN 60335-2-69, Partikelgrößenbereich > 0,3 µm, d. h., 99,997 % aller Partikel ab einer Größe von 0,3 µm werden in HEPA-Staubsaugerfiltern zurückgehalten.

## Heterotroph

Bezeichnung für Organismen, die zu ihrer Ernährung organisches Material als Energie- und Kohlenstoffquelle benötigen.

## Holzschutzmittel

Dienen dem Schutz des Holzes gegen Pilz- und Insektenbefall und werden mit einem lösemittelhaltigen Anstrich auf das Holz aufgetragen. Aufgrund ihrer Flüchtigkeit verdunsten die aufgetragenen Holzschutzmittel im Laufe der Zeit von der Oberfläche des Holzes und gehen in die Raumluft über. Chlororganische Verbindungen, vor allem Lindan und DDT, gehören zu den am häufigsten eingesetzten Insektiziden in Holzschutzmitteln. Sie gelten als stark gesundheitsschädlich.

## Hyphen

Pilzfäden mit einem durchschnittlichen Durchmesser von wenigen Mikrometern und häufigste Wuchsform höherer Pilze. Hyphengeflechte werden als Myzelien bezeichnet.

## IgE-Antikörper

Immunglobuline – auch Antikörper genannt – sind Eiweiße, die als Bestandteile des Immunsystems von Lebewesen eine wichtige Rolle bei der Abwehr fremder Substanzen (wie z. B. Krankheitserregern) spielen.

## Immissionen

Dies sind Umwelteinwirkungen wie Luftverunreinigungen, Geräusche, Erschütterungen, Licht, Wärme, Strahlen, die auf Menschen, Tiere, Pflanzen, den Boden, das Wasser, die Atmosphäre sowie auf Kultur- und sonstige Sachgüter einwirken.

## Immunabwehr

Fähigkeit eines Organismus, mit Hilfe des Immunsystems Antikörper zu bilden und damit Infektionskrankheiten abzuwehren.

## Immunität

Immunität ist die Unempfindlichkeit oder Unempfänglichkeit des Organismus gegenüber äußeren Angriffen bzw. die Fähigkeit des Organismus, bestimmte Krankheitserreger ohne pathologische Erscheinungen zu eliminieren.

## Immunmodulatorisch

Als immunmodulatorisch bezeichnet man Prozesse, die das Immunsystem verändern.

## Immunsuppression

Als Immunsuppression bezeichnet man Prozesse, die zu einer Unterdrückung von Immunreaktionen führen.

## Immunsystem

Das Immunsystem ist das Abwehrsystem höherer Organismen gegenüber körperfremden Substanzen.

## Infektion

Als Infektion bezeichnet man den Eintritt von Mikroorganismen (z. B. Viren, Pilze, Bakterien) in einen Organismus, ihre dortige Ansiedlung und Vermehrung, die zu Krankheitssymptomen führen können.

## Infektionsquelle

Krankheitserreger-Reservoir, von dem über verschiedene Wege Infektionen und somit Krankheiten verursacht werden können.

## Inflammatorisch

Entzündlich.

## Inhalation

Als Inhalation oder Inhalieren wird das Einatmen gasförmiger Stoffe oder Aerosole bezeichnet.

## Insektizide

Bezeichnung für Schädlingsbekämpfungsmittel, die sich in ihrer Wirkung besonders gegen Insekten und deren Entwicklungsformen richten.

## Intestinaltrakt

Der Intestinaltrakt beschreibt den Verdauungstrakt höherer Organismen, der für die Verdauung von Nahrungsmitteln von Bedeutung ist.

## Intoxikation

Eine Intoxikation bezeichnet die schädigende Einwirkung von Toxinen auf den Organismus.

## Kaltnebelverfahren

Verfahren zur Abtötung von Mikroorganismen in der Raumluft, auf sämtlichen Oberflächen und in Hohlräumen mit Wasserstoffperoxid ohne Bildung von Rückständen. Möbel oder elektronische Geräte können im Raum verbleiben und Letztere können weiterbetrieben werden, da keine Kondensatbildung stattfindet.

## Karzinogene

Überbegriff für krebserregende Schadstoffe.

## KBE (koloniebildende Einheiten)

Organismen (Bakterien, Hefen) oder Teile von diesen (Hyphenbruchstücke von Schimmel, Sporen etc.), die auf dem geeigneten Nährmedium zu einer Kolonie auswachsen können.

## Kolibakterien

Im Dickdarm physiologisch vorhandene Bakterien. Dienen auch als Indikatorkeime für den Nachweis fäkaler Verunreinigungen.

## Kolonie

Makroskopisch erkennbarer Zellhaufen (Bakterien, Hefen) oder Myzel (Schimmel), das aus einem Keim (Zelle, Spore, Hyphenabschnitt) hervorgegangen ist.

## Konidien

Konidien stellen Exosporen von Pilzen dar. Diese werden von Hyphen oder Konidienträgern abgeschnürt.

## Kontamination, Kontaminierung

Verunreinigung bzw. Verschmutzung mit Schadstoffen.

## Lignin

Fester und farbloser Stoff, der in der pflanzlichen Zellwand eingelagert ist. Lignin ist auch für das Vergilben von Papier verantwortlich.

## Luftkeimsammlung

Mit dem Luftkeimsammler werden der Innenraumluft und der Außenluft Proben mit einem definierten Luftvolumen entnommen. Die in diesem Volumen enthaltenen Keime werden auf einem Nährmedium mit Malzextraktagar und einer Keimplatte mit DG-18-Agar gesammelt. Im Anschluss werden alle bei 25 °C bebrütet, die Anzahl der koloniebildenden Einheiten wird nach drei, fünf und sieben Tagen ausgezählt und mit Richtwerten zur Beurteilung einer mikrobiologischen Belastung verglichen.

## Mineralisation

Prozess der Umwandlung organischer in anorganische Substanz.

## Mucous Membrane Irritation Syndrome (MMI)

Durch die Freisetzung von Entzündungsstoffen werden zunächst Entzündungen der Haut an unbedeckten Körperstellen, Reizungen der Augenbindehaut und Reizerscheinungen der oberen Atemwege häufiger beobachtet. Man nennt dieses Krankheitsbild Mucous Membrane Irritation Syndrome (MMI).

## MVOC (Microbial Volatile Organic Compounds)

Flüchtige organische Verbindungen, die durch Mikroorganismen produziert werden und bei hohen Raumluftkonzentrationen Geruchsbelästigungen hervorrufen können.

## Mykose

Unter Mykosen versteht man Infektionen durch Pilze. Wenn die Organismen aus der Umwelt stammen, wie bei den Schimmelpilzen, werden sie auch als exogene Mykosen bezeichnet.

## Mykotoxikosen

Der Begriff Mykotoxikose bezeichnet durch Mykotoxine (von Pilzen produziert) hervorgerufene Vergiftungen.

## Mykotoxine

Vorwiegend von niederen Pilzen ausgeschiedene Toxine, die für Menschen gesundheitsschädlich sind.

## Myzel

Geflecht aus verzweigten Pilzfäden (Hyphen).

## Nährmedium oder Nährboden

Kultursubstrate für Mikroorganismen. Im Nährmedium sind alle lebenswichtigen Nährstoffe enthalten.

# Glossar

## Organic Dust Toxic Syndrome (ODTS)
Dies ist eine durch Pilzgifte ausgelöste Entzündungsreaktion mit grippeähnlichen Symptomen.

## Ozon
Sauerstoffmolekül aus drei Sauerstoffatomen. Noch in einer Verdünnung von 1 : 500.000 deutlich riechbar; zerfällt unter Bildung von Sauerstoff.

## Parasiten
Parasitismus bezeichnet die Ernährung eines Lebewesens mittels eines anderen Organismus, der auch als Wirt bezeichnet wird. Dieser wird geschädigt.

## Pathogenität
Die Fähigkeit eines Mikroorganismus (z. B. Pilze, Bakterien), in einem anderen Lebewesen eine Erkrankung hervorzurufen.

## Pestizide
Pestizide sind Pflanzenschutzmittel, die Pflanzen und ihr Vermehrungsmaterial vor Krankheiten und Schädlingen schützen.

## pH-Wert
Eine Maßzahl, die die Stärke einer Säure oder Base angibt.

## Photosynthese
Stoffwechselreaktion von Organismen, die Chlorophyll beinhalten, unter Verwendung von Lichtenergie.

## Prävention
Vorbeugende Maßnahmen zur Vermeidung eines unerwünschten Ereignisses.

## Psychrophil
Als psychrophil bezeichnet man kälteliebende Mikroorganismen. Sie wachsen normalerweise bei –5 bis +20 °C.

## Schadstoffe
Darunter sind alle in der Umwelt vorkommenden Stoffe zu verstehen, von denen schädliche Wirkungen auf Lebewesen ausgehen können.

## Sorption
Die Fähigkeit von Baustoffen, Feuchtigkeit aufzunehmen und wieder abzugeben.

## Sporen
Frei werdende, primär einzellige Vermehrungs- und Verbreitungseinheiten von Bakterien und Pilzen, die zu einem neuen Organismus heranwachsen können.

## Stoffwechsel
Die Aufnahme, der Transport und die chemische Umwandlung von Stoffen in einem Organismus sowie die Abgabe von Stoffwechselendprodukten an die Umgebung werden als Stoffwechsel bezeichnet.

## Symbiose
Bezeichnet das Zusammenleben von Organismen unterschiedlicher Art, ohne dass gegenseitige Schädigungen auftreten.

## Thermophil
Als thermophil werden Lebewesen bezeichnet, die zu ihrem Wachstum und ihrer Vermehrung hohe Temperaturen (45–80 °C) bevorzugen.

## Toxizität
Beschreibt die Giftigkeit eines Wirkstoffes oder eines Gemisches. Man unterscheidet akute und chronische Toxizität. Bei akut toxischen Stoffen tritt die Schadwirkung bereits nach kurzzeitiger oder einmaliger Einwirkung ein, chronisch toxische Wirkungen treten erst nach langer Zeit ein.

## Ubiquitär
Ubiquität bezeichnet in diesem Zusammenhang das Vorkommen von Mikroorganismen in allen Lebensräumen der Biosphäre.

## Wasserstoffperoxid ($H_2O_2$)
$H_2O_2$ ist eine farblose Verbindung aus Wasserstoff und Sauerstoff. Es verhält sich als schwache Säure und starkes Oxidationsmittel.

## Weichmacher
Dies sind organische Substanzen, die Kunststoffen zugesetzt werden, um u. a. deren Flexibilität, Weichheit und Dehnbarkeit zu verbessern. Daneben finden Weichmacher in großer Menge und in vielfältiger Weise auch Verwendung in Lacken, Anstrich- und Beschichtungsmitteln, Dichtungsmassen, Kautschuk- und Gummiartikeln, Klebstoffen und anderen Produkten.

## Weißfäule
Wird auch Korrosionsfäule genannt, tritt hingegen meist am lebenden Baum auf, ist aber auch an feucht lagerndem Holz und an verbautem Holz im Gebäude zu finden. Bei der Weißfäule werden Zellulose und Lignin gleichzeitig abgebaut. Das Holz wird faserig und färbt sich hell bis weiß.

## Zellulose
Hauptbestandteil von pflanzlichen Zellwänden und damit häufigste organische Verbindung der Erde.

## Zielwert

Dieser Wert könnte ein Konzentrationsniveau beschreiben, das langfristig anzustreben ist und unterhalb des Vorsorge-wertes liegt.

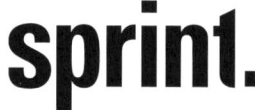 Datenblatt Mikrobiologie – Schadensbeschreibung und Analytik - *Versand an Labor* + Speichern *in* Sesam

| | |
|---|---|
| **Projektnummer: 20** | **Probenehmer:** |
| **Niederlassung:** | **Projektverantwortlicher:** |
| **Datum Probenahme:** | **Telefon (Projektverantwortlicher):** |

## Schadensaufnahme

**Kurzbeschreibung des Schadens / örtliche Besonderheit**

**Art des Schadens**

☐ offener Schaden

☐ verdeckter Schaden

☐ Verdacht auf Holzzerstörer

☐ Verdacht auf Echten Hausschwamm

☐ Fäkalschaden

**Schimmelbefall an:**     **Werkstoff mit Schimmelbefall:**

☐ Boden     →

☐ Wand     →

☐ Decke     →

**Schadenursache**

☐ Elementarschaden

☐ Leitungswasser

☐ Abwasserschäden

☐ Brand-/ Löschwasser

☐ Frost

☐ sonstige

welcher Art:

☐ Hausrat

☐ Gebäudeschaden

Schadensalter:

| Umfang sichtbarer Schimmelbefall (m²):  Bemerkungen: | Geruch am Schadensort:  Ë  Bemerkungen: | Stand der Sanierungsarbeiten:  ☐ nicht begonnen  ☐ in Arbeit  ☐ abgeschlossen |
|---|---|---|

931-116 Rev. 02     Seite 1 von 3     05.05.2020

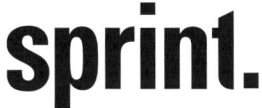 **Datenblatt Mikrobiologie – Schadensbeschreibung und Analytik - *Versand an Labor* + Speichern *in* Sesam**

**<u>Skizze der Schadenstelle und Probenahmepunkte:</u>**

# sprint.

Datenblatt Mikrobiologie – Schadensbeschreibung und Analytik - *Versand an Labor* + Speichern *in* Sesam

| Projektnummer: 20 | Probenehmer: |
|---|---|
| Niederlassung: | Projektverantwortlicher: |
| Datum Probenahme: | Telefon (Projektverantwortlicher): |

☐ Erstmessung      ☐ Freimessung

**Wetter:**    ☐ sonnig    ☐ bewölkt    ☐ regnerisch    ☐ nebelig

## Luftkeimsammlung (Malzextrakt und DG 18)

| Nr. | Volumen (Liter) | Messort | Analyse |
|---|---|---|---|
| | | | |
| | | | |
| | | | Schimmelpilze: <br> - Gattung <br> - Konzentration |
| | | | |
| | | | |
| | | | |

## Luftpartikelsammlung

| Nr. | Volumen (Liter) | Messort |
|---|---|---|
| | | Spur 1: <br> Spur 2: <br> Spur 3: |
| | | Spur 1: <br> Spur 2: <br> Spur 3: |
| | | Spur 1: <br> Spur 2: <br> Spur 3: |

## Materialprobe

| Nr. | Entnahmestelle u. Materialart | Analyse |
|---|---|---|
| | | ☐ Schimmelpilze: <br> - Gattung <br> - Konzentration <br> - Mikroskopie <br><br> ☐ Allg. Bakterien <br> - Konzentration <br><br> ☐ Fäkalbakterien <br> - Konzentration <br><br> ☐ Holzzerstörende Pilze <br> - Gattung u. Art |

## Abdruck (Malzextrakt und DG 18)

| Nr. | Entnahmestelle | Analyse |
|---|---|---|
| | | Schimmelpilz: <br> - Gattung <br> - Konzentration |
| | | |

## Klebefilm

| Nr. | Entnahmestelle | Analyse |
|---|---|---|
| | | Schimmelpilz: <br> - Gattung <br> - Konzentration |

**Datum / Unterschrift**

## Handlungsablauf bei Vorliegen von Schimmelpilzbefall in Innenräumen

| Prüfung auf Schimmelpilzbefall* | | Prüfung, ob ein Exponierter eine Allergie, Atopie bzw. Asthma hat | Prüfung, ob ein Immunsupprimierter unter den Exponierten ist | Prüfung auf Personen mit sonst. schweren Erkrankungen, exponierte Gruppen sowie nierte Gruppen sowie Säuglinge und Kleinkinder | Vorliegen eines massiven bzw. großflächigen Schimmelbefalls und/oder Nachweis toxischer Schimmelpilze (*Stachybotrys chartarum, A. fumigatus, A. flavus*) und/oder gebäudebezogene gesundheitl. Beschwerden** | | Mittel- bis langfristige Sanierung |
|---|---|---|---|---|---|---|---|
| | Wenn ja → | → | → | → | → | Wenn nein → | |
| | | Wenn ja ↓ | Wenn ja ↓ | Wenn ja ↓ | Wenn ja ↓ | | |
| | | Beurteilung und Maßnahmen nach Tab. 2 | Beurteilung und Maßnahmen nach Tab. 3 | Beurteilung und Maßnahmen nach Tab. 4 | Sofortige Sanierung, ggf. gebäudebezogene Expositionsvermeidung*** | | |
| | | ↓ | ↓ | ↓ | | | |
| | | Risikomatrix: Allergie | Risikomatrix: Infektionen | Risikomatrix: sonstige Gesundheitsstörungen und Erkrankungen | | | |

*Jeder Schimmelpilzbefall ist zu sanieren. Eine Befallsfläche von > 0,5 m² gilt als relevant (UBA). Gesundheitliche Beeinträchtigungen der Exponierten sind aber auch bei kleineren Befallsflächen möglich (z. B. bei Schimmelpilzallergikern).

**Gebäudebezogene gesundheitliche Beschwerden: Beschwerden treten auf bzw. verschlimmern sich beim Aufenthalt im betreffenden Gebäude und verringern sich oder verschwinden beim Verlassen.

***Gebäudebezogene Expositionsvermeidung: Herausnahme der Exponierten aus den kontaminierten Räumen (ärztliche Entscheidung) bis zur nachweislich vollständigen Sanierung (mikrobiologisch überprüfen) des Objektes. Bis zur Sanierung sind auch eine luftdichte Abschottung befallener Räume und eine sorgfältige und vollständige Entfernung von Schimmelpilzen, Schimmelpilzbestandteilen einschließlich Sporen aus den von den ehemals Exponierten noch zu nutzenden Räumen möglich (Erfolgskontrolle!).

**Tab. 1: Handlungsmatrix: Schimmelpilzbefall in Innenräumen**

## Gefahr der Sensibilisierung bzw. des Auftretens von allergischen Reaktionen bei Exponierten in schimmelpilzbefallenen Wohnungen und Dringlichkeit einzuleitender Maßnahmen

| | | | | | | | |
|---|---|---|---|---|---|---|---|
| **Gesundheitsstatus der Exponierten bzw. familiäre Disposition** | Allergie* gegen spezifische, im Gebäude vorkommende Schimmelpilze und gebäudebezogene gesundheitliche Beschwerden | Allergie* gegen Schimmelpilze und gebäudebezogene gesundheitliche Beschwerden | Allergie* gegen Schimmelpilze ohne gebäudebezogene gesundheitliche Beschwerden | Prädisposition durch Atopie** bzw. Asthma oder Allergie (nicht gegen Schimmelpilze) und gebäudebezogene gesundheitliche Beschwerden | Prädisposition durch Atopie bzw. Asthma oder Allergie (nicht gegen Schimmelpilze) ohne gebäudebezogene gesundheitliche Beschwerden | Familiäre Disposition zu Atopie, Allergie und Asthma | Keine Allergie oder Disposition bei Exponierten bzw. in deren Familie |
| **Gefährdungsstufen (abfallend)** | 1 | 2 | 3 | 4 | 5 | 6 | 7 |
| **Gefahr gesundheitlicher Beeinträchtigung** | Sehr groß | | | Groß | | Nicht zu vernachlässigen | Bedeutungslos |
| **Dringlichkeit der Expositionsvermeidung bzw. Sanierung** | Gebäudebezogene Expositionsvermeidung nach ärztlicher Entscheidung; sofortige Sanierung des Objektes | | | | | Kurzfristige Sanierung | Mittel- bis langfristige Sanierung |
| **Anmerkungen** | *Zum Nachweis einer Allergie muss die klinische Relevanz einer Sensibilisierung gegen Schimmelpilze im Allergietest nachgewiesen werden. **Eine Atopie ist die genetische Prädisposition für verschiedene klinische Manifestationen der Überempfindlichkeitsreaktion vom Soforttyp (Typ I der Allergie). Bisher wurden etwa 100 Pilzarten als Auslöser von Allergien ermittelt. Am häufigsten sind Sensibilisierungen gegenüber *Alternaria alternata, Aspergillus fumigatus, Cladosporium herbarum* und *Penicillium chrysogenum (notatum).* Der Nachweis dieser Schimmelpilzarten unterstreicht eine besondere Dringlichkeit der Einleitung expositionsvermindernder Maßnahmen bzw. der Sanierung des Objektes. Das Risiko, eine Schimmelpilzallergie zu bekommen, hängt neben der Allergendosis (Größe der verschimmelten Fläche, Freisetzung von Allergenen) von dem spezifischen allergenen Potenzial, der Allergengröße (Größe und Form der Sporen) und entscheidend von der individuellen Prädisposition ab. | | | | | | |

**Tab. 2: Risikomatrix: Schimmelpilze und Allergie**

# Gefahr einer Infektion durch Schimmelpilze*

| Art der Prädisposition | Schwere Immunsuppression | Leichte Immunsuppression | Keine Immunsuppression |
|---|---|---|---|
| Beispiele der Immunsuppression | Organtransplantationen, sonstige Therapien mit hoch dosierten Kortikosteroiden und anderen Immunsuppressiva, Chemotherapie, Strahlentherapie, Aidsinfektionen (abhängig von der Schwere der Erkrankung), fortgeschrittene Tumorerkrankungen, zystische Fibrose (Mukoviszidose) | Chronische Herz-, Lungen-, Nieren- und Lebererkrankungen, leichtere HIV-Infektion, Therapien und Krankheiten mit leichter Immunsuppression, Alkoholabusus, Diabetes mellitus, Alter über 65 Jahre | |
| Infektiöse Schimmelpilze, insbesondere Aspergillus fumigatus und Aspergillus flavus | Signifikant erhöhtes Infektionsrisiko | Infektionsgefahr nicht zu vernachlässigen | Infektionsgefahr sehr gering |
| Opportunistische infektiöse Schimmelpilze (z. B. Aspergillus niger, A. alternaria, A. clavatus) | Infektionsgefahr nicht zu vernachlässigen | Infektionsgefahr gering | Keine Infektionsgefahr |
| Nicht infektiöse Schimmelpilze, z. B. C. herbarum | Infektionsgefahr gering | Infektionsgefahr sehr gering | Keine Infektionsgefahr |
| Dringlichkeit der Expositionsvermeidung bzw. Sanierung des Objektes | Das Risiko für immunsupprimierte Patienten ist zu minimieren: bei „signifikant erhöhtem Risiko" bzw. „Infektionsgefahr nicht zu vernachlässigen": gebäudebezogene Expositionsvermeidung nach Entscheidung des Arztes und sofortige Sanierung des Objektes | | Kurz- bis mittelfristige Sanierung |
| Besondere Bemerkungen | Infektionserkrankungen durch Schimmelpilze sind selten. Die Behandlung solcher Infektionen ist aber schwierig und bis zu 30 % der Erkrankten sterben an der Infektion. Das Risiko einer Schimmelpilzinfektion hängt im Wesentlichen neben der Disposition des Betroffenen vom infektiösen Potenzial und von der Menge der vorliegenden Schimmelpilze sowie der Wahrscheinlichkeit der Aufnahme der Erreger (Größe und Form der Sporen) ab. "Siehe auch RKI, Kommission „Methoden und Qualitätssicherung in der Umweltmedizin" (2008). | | |

Tab. 3: Risikomatrix: Schimmelpilze und Infektionen

## Allgemeine Gesundheitsstörungen und Erkrankungen durch Schimmelpilze (außer Allergien und Infektionen durch Schimmelpilze)

| | Personen mit schweren und konsumierenden Erkrankungen | Säuglinge und Kleinkinder | Personen mit gebäudebezogenen gesundheitlichen Beschwerden sowie exponierte Gruppen von Personen* | Sonstige Personen ohne Dispositionen und Krankheiten gemäß Tab. 2–3 |
|---|---|---|---|---|
| **1 Art der Personen** | | | | |
| **2 Gesundheitsgefahr** | Abhängig von Einflussfaktoren (5, 6) deutlich bis hoch. | | „Feuchtigkeit und Schimmelpilzbefall in Innenräumen ist grundsätzlich eine potenzielle Gesundheitsgefährdung." (WHO) | Nicht zu vernachlässigen |
| **3 Dringlichkeit der Expositionsvermeidung bzw. Sanierung** | Ggf. gebäudebezogene Expositionsvermeidung nach ärztlicher Entscheidung, abhängig von Art und Stärke der Einflussfaktoren (5, 6) sofortige Sanierung des Objektes | | | Mittel- bis langfristige Sanierung |
| **4 Symptome der Gesundheitsstörungen und Erkrankungen** | Vermehrtes Auftreten von Krankheitssymptomen der oberen Luftwege („Erkältungsinfekte"): Husten, Schnupfen, Halsschmerzen, Mittelohrentzündungen, verschiedene allgemeine Beschwerden wie Müdigkeit, Kopfschmerzen, herabgesetzte Leistungsfähigkeit | | | |
| **5 Einflussfaktoren bei Gesundheitsstörungen und Erkrankungen** | Größe der Befallsfläche, Art der Nutzung der Räume, Zahl der Schimmelpilzsporen (in einer Untersuchung korrelierten > 2.400 Schimmelpilzsporen pro Quadratmeter Luft mit Kopfschmerzen und Symptomen der oberen Luftwege); toxische Potenz der Schimmelpilze; Art und Stärke der abgegebenen MVOC; vermehrte Entwicklung von Hausstaubmilben; Vermehrung von Bakterien; sonstige Schadfaktoren des Innenraumes; Verschlechterung des Innenraumklimas durch die Feuchtigkeit; Alter, Gesundheitszustand und individuelle Dispositionen der Exponierten | | | |
| **6 Besondere Bemerkungen** | *Exponierte Gruppen von Personen sind Gemeinschaftseinrichtungen (z. B. Schulen, Heime). Massiver und großflächiger Schimmelpilzbefall, hohe Sporenkonzentrationen in der Luft, eine längere Expositionszeit, das Vorkommen toxischer Schimmelpilze (insbesondere *Stachybotrys chartarum*, *Aspergillus fumigatus*, *Aspergillus flavus*), intensive Geruchsbeeinflussung durch MVOC, weitere biologische, chemische und physikalische Schadfaktoren der Wohnumwelt sowie die individuelle Disposition können eine Gesundheitsgefährdung der Exponierten erheblich verstärken und in allen Kategorien eine sofortige Expositionsvermeidung bzw. eine sofortige Sanierung erfordern. Exakte quantitative Expositions-Wirkungs-Aussagen können jedoch nicht getroffen werden. | | | |

**Tab. 4: Risikomatrix: Schimmelpilze und Gesundheitsstörungen und Erkrankungen (außer Allergien und Infektionen durch Schimmelpilze)**

# Personen mit Vorerkrankungen und Prädispositionen sowie aus speziellen Altersgruppen

Bei der Beurteilung der Gesundheitsgefährdung sind zu beachten: Schwere der Vorerkrankungen und Dispositionen, Vorliegen von Gesundheitsstörungen, die auf Schimmelpilzbefall zurückgeführt werden können, Größe der Befallsfläche, Häufigkeit und Dauer der Exposition, Art der Nutzung der Räume, Menge und Art der nachgewiesenen Schimmelpilzsporen und deren Freisetzungsmöglichkeiten, Intensität der Geruchsbelästigung, Verschlechterung des Innenraumklimas durch Feuchtigkeit, ggf. sonstige Schadfaktoren des Innenraumes.

In durch Schimmelbefall exponierten Gruppen (z. B. in Gemeinschaftseinrichtungen wie Schulen und Heimen) ist eine medizinische Einzelfallbetrachtung zur Ermittlung besonders gefährdeter Personen in der Regel nicht praktikabel. Es sollte daher stets von einer gegebenen Indikation zur gebäudebezogenen Expositionsvermeidung und/oder sofortigen Sanierung ausgegangen werden.

| Schimmelpilz-allergie | Sonstige Allergien, Atopie und Asthma | Immun-suppression | Sonstige schwere und konsumierende Erkrankungen | Säuglinge und Kleinkinder | Alter > 65 Jahre | Sonstige gesunde Personen |
|---|---|---|---|---|---|---|

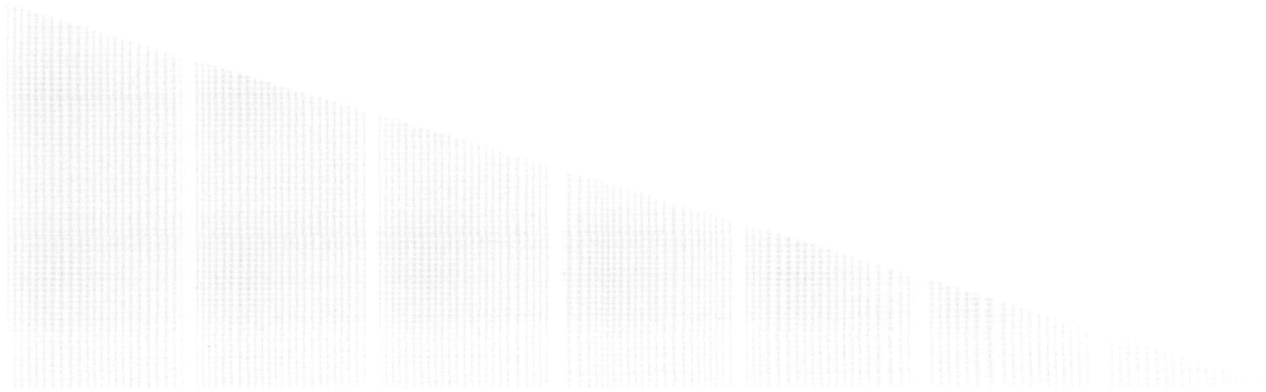

Gesundheitsgefährdung groß                         Gesundheitsgefährdung klein

**Tab. 5: Zusammenfassende Risikoeinschätzung der Gesundheitsgefährdung durch Schimmelpilzbefall in Gebäuden**

## Taupunkttemperatur in °C bei einer relativen Luftfeuchte

| °C | 30 % | 35 % | 40 % | 45 % | 50 % | 55 % | 60 % | 65 % | 70 % | 75 % | 80 % | 85 % | 90 % | 95 % |
|---|---|---|---|---|---|---|---|---|---|---|---|---|---|---|
| 30 | 10,5 | 12,9 | 14,9 | 16,8 | 18,4 | 20 | 21,4 | 22,7 | 23,9 | 25,1 | 26,2 | 27,2 | 28,2 | 29,1 |
| 29 | 9,7 | 12 | 14 | 15,9 | 17,5 | 19 | 20,4 | 21,7 | 23 | 24,1 | 25,2 | 26,2 | 27,2 | 28,1 |
| 28 | 8,8 | 11,1 | 13,1 | 15 | 16,6 | 18,1 | 19,5 | 20,8 | 22 | 23,2 | 24,2 | 25,2 | 26,2 | 27,1 |
| 27 | 8 | 10,2 | 12,2 | 14,1 | 15,7 | 17,2 | 18,6 | 19,9 | 21,1 | 22,2 | 23,3 | 24,3 | 25,2 | 26,1 |
| 26 | 7,1 | 9,4 | 11,4 | 13,2 | 14,8 | 16,3 | 17,6 | 18,9 | 20,1 | 21,2 | 22,3 | 23,3 | 24,2 | 25,1 |
| 25 | 6,2 | 8,5 | 10,5 | 12,2 | 13,9 | 15,3 | 16,7 | 18 | 19,1 | 20,3 | 31,3 | 22,3 | 23,2 | 24,1 |
| 24 | 5,4 | 7,6 | 9,6 | 11,3 | 12,9 | 14,4 | 15,8 | 17 | 18,2 | 19,3 | 20,3 | 21,3 | 22,3 | 23,1 |
| 23 | 4,5 | 6,7 | 8,7 | 10,4 | 12 | 13,5 | 14,8 | 16,1 | 17,2 | 18,3 | 19,4 | 20,3 | 21,3 | 22,2 |
| 22 | 3,6 | 5,9 | 7,8 | 9,5 | 11,1 | 12,5 | 13,9 | 15,1 | 16,3 | 17,4 | 18,4 | 19,4 | 20,3 | 21,2 |
| 21 | 2,8 | 5 | 6,9 | 8,6 | 10,2 | 11,6 | 12,9 | 14,2 | 15,3 | 16,4 | 17,4 | 18,4 | 19,3 | 20,2 |
| 20 | 1,9 | 4,1 | 6 | 7,7 | 9,3 | 10,7 | 12 | 13,2 | 14,4 | 15,4 | 16,4 | 17,4 | 18,3 | 19,2 |
| 19 | 1 | 3,2 | 5,1 | 6,8 | 8,3 | 9,8 | 11,1 | 12,3 | 13,4 | 14,5 | 15,5 | 16,4 | 17,3 | 18,2 |
| 18 | 0,2 | 2,3 | 4,2 | 5,9 | 7,4 | 8,8 | 10,1 | 11,3 | 12,5 | 13,5 | 14,5 | 15,4 | 16,3 | 17,2 |
| 17 | −0,6 | 1,4 | 3,3 | 5 | 6,5 | 7,9 | 9,2 | 10,4 | 11,5 | 12,5 | 13,5 | 14,5 | 15,3 | 16,2 |
| 16 | −1,4 | 0,5 | 2,4 | 4,1 | 5,6 | 7 | 8,2 | 9,4 | 10,5 | 11,6 | 12,6 | 13,5 | 14,4 | 15,2 |
| 15 | −2,2 | −0,3 | 1,5 | 3,2 | 4,7 | 6,1 | 7,3 | 8,5 | 9,6 | 10,6 | 11,6 | 12,5 | 13,4 | 14,2 |
| 14 | −2,9 | −1 | 0,6 | 2,3 | 3,7 | 5,1 | 6,4 | 7,5 | 8,6 | 9,6 | 10,6 | 11,5 | 12,4 | 13,2 |
| 13 | −3,7 | −1,9 | −0,1 | 1,3 | 2,8 | 4,2 | 5,5 | 6,6 | 7,7 | 8,7 | 9,6 | 10,5 | 11,4 | 12,2 |
| 12 | −4,5 | −2,6 | −1 | 0,4 | 1,9 | 3,2 | 4,5 | 5,7 | 6,7 | 7,7 | 8,7 | 9,6 | 10,4 | 11,2 |
| 11 | −5,2 | −3,4 | −1,8 | −0,4 | 1 | 2,3 | 3,5 | 4,7 | 5,8 | 6,7 | 7,7 | 8,6 | 9,4 | 10,2 |
| 10 | −6 | −4,2 | −2,6 | −1,2 | 0,1 | 1,4 | 2,6 | 3,7 | 4,8 | 5,8 | 6,7 | 7,6 | 8,4 | 9,2 |

Tab. 6: Taupunkttemperatur der Luft in Abhängigkeit von der relativen Feuchte und Lufttemperatur (nach DIN 4108/3, 2001)

# Propanol (Isopropanol, 70 %)

## Gefahren für die menschliche Gesundheit:

Verletzten unter Selbstschutz aus dem Gefahrenbereich an die frische Luft bringen, ruhig lagern und vor Unterkühlung schützen (bei Bewusstlosigkeit stabile Seitenlage). Verunreinigte Kleidung sofort ausziehen und sicher entfernen. Die Dämpfe können Schläfrigkeit, Benommenheit, Kopfschmerzen, Schwindelgefühl und Übelkeit verursachen, hohe Dampfkonzentrationen zur Bewusstlosigkeit führen. Wiederholter Kontakt kann eine spröde oder rissige Haut initiieren. Augenreizungen (Rötung, Anschwellen, brennendes Gefühl und/oder verschwommene Wahrnehmung) sind möglich.

Isopropanol ist leicht entzündlich, bei Gebrauch können sich explosionsfähige, leicht entzündliche Dampf-Luft-Gemische bilden.

## Erste-Hilfe-Maßnahmen:

- **Einatmen:** Betroffenen an die frische Luft bringen, wenn keine rasche Erholung eintritt, Arzt hinzuziehen.
- **Haut:** mit Wasser und Seife abwaschen, bei anhaltender Reizung Arzt aufsuchen.
- **Augen:** bei Kontamination die Augen sofort 15 Minuten lang mit reichlich Wasser ausspülen, dabei die Augenlider spreizen. Sofort Arzt hinzuziehen/aufsuchen!
- **Verschlucken:** wenn der Patient bei Bewusstsein ist, Wasser trinken lassen. Bei spontanem Erbrechen Kopf unterhalb der Hüfthöhe halten, um Aspirationen zu vermeiden.

# Ethanol

## Gefahren für die menschliche Gesundheit:

Ethanol wird zur Desinfektion von trockenen Gegenständen mit einer Konzentration von 70 % und von feuchten Gegenständen mit 80 % angewendet.

Verletzten unter Selbstschutz aus dem Gefahrenbereich an die frische Luft bringen. Verletzten ruhig lagern und vor Unterkühlung schützen (bei Bewusstlosigkeit stabile Seitenlage). Verunreinigte Kleidung sofort ausziehen und sicher entfernen. Das Einatmen kann zu Schleimhautreizungen führen. Vergiftungen wirken auf das zentrale Nervensystem. Lösemitteldämpfe in hoher Konzentration haben eine narkotische Wirkung.

Ethanol ist leicht entzündlich, bei Gebrauch können sich explosionsfähige, leicht entzündliche Dampf-Luft-Gemische bilden. Bei längerem oder wiederholtem Kontakt kann Dermatitis durch die entfettende Wirkung des Lösungsmittels entstehen.

## Erste-Hilfe-Maßnahmen:

- **Einatmen:** Betroffenen an die frische Luft bringen. Bei Auftreten von Atembeschwerden mit erhobenem Oberkörper halb sitzend lagern. Bei Atemstillstand künstliche Beatmung. Arzt hinzuziehen.
- **Haut:** mit Wasser und Seife abwaschen, bei anhaltender Reizung Arzt aufsuchen.
- **Augen:** bei Kontamination die Augen sofort 15 Minuten lang mit reichlich Wasser ausspülen, dabei die Augenlider spreizen. Sofort Arzt hinzuziehen.
- **Verschlucken:** wenn der Patient bei Bewusstsein ist, Wasser trinken lassen. Bei spontanem Erbrechen Kopf unterhalb der Hüfthöhe halten, um Aspirationen zu vermeiden.

# Ozon

## Gefahren für die menschliche Gesundheit:

Verletzten unter Selbstschutz aus dem Gefahrenbereich an die frische Luft bringen. Verletzten ruhig lagern und vor Unterkühlung schützen (bei Bewusstlosigkeit stabile Seitenlage). Verunreinigte Kleidung sofort ausziehen und sicher entfernen. Ozon ist sehr giftig beim Einatmen. Es treten starke Reizwirkungen auf Augen und Atemwege auf. Bei höheren Konzentrationen ist eine irreversible Schädigung der Atemwege mit Todesfolge (Lungenödem) möglich. Je nach der inhalierten Menge können Kopfschmerzen, Schwindel, Störungen des Geruchssinns, Atemnot, Koordinations-/Artikulationsstörungen, Senkung der Körpertemperatur, lebensbedrohliche Atemnot, Husten und beschleunigter Herzschlag auftreten.

Ozon selbst brennt nicht, ist jedoch stark brandfördernd. Explosive Reaktionen sind möglich. Eine sehr gute Be- und Entlüftung des Raumes auch im Bodenbereich ist erforderlich.

## Erste-Hilfe-Maßnahmen:

- **Haut:** bei Berührung mit der Haut sofort mit fließendem Wasser und Seife 10 bis 15 Minuten lang abwaschen und mit sterilem Verbandsmaterial bedecken.
- **Augen:** bei Kontamination Augen mit geöffnetem Lidspalt sofort gründlich 10 bis 15 Minuten lang mit viel Wasser spülen, unverletztes Auge schützen. Sofort Augenarzt hinzuziehen.
- **Verschlucken:** wenn der Patient bei Bewusstsein ist, Mund mit Wasser ausspülen und reichlich Wasser nachtrinken lassen, Frischluftzufuhr. Sofort Arzt hinzuziehen.
- **Einatmen:** Patienten an die frische Luft bringen, Bewusstsein kontrollieren, bei Atemnot Sauerstoff inhalieren lassen. Bei Atemstillstand Mund-zu-Nase- oder Mund-zu-Mund-Beatmung. Atemwege freihalten. Sofort einen Arzt hinzuziehen.

# Wasserstoffperoxidlösung

## Gefahren für die menschliche Gesundheit:

Verletzten unter Selbstschutz aus dem Gefahrenbereich an die frische Luft bringen. Verletzten ruhig lagern und vor Unterkühlung schützen (bei Bewusstlosigkeit stabile Seitenlage). Verunreinigte Kleidung sofort ausziehen und sicher entfernen. Wasserstoffperoxid ist gesundheitsgefährlich beim Verschlucken, es bestehen eine ätzende Wirkung auf die Haut sowie die Schleimhäute im Mund und Rachen und die Gefahr der Perforation der Speiseröhre und des Magens. Augenreizungen (Konjunktivitis) bis zu schweren Augenschädigungen sind bekannt.

Es besteht eine Feuer- und Explosionsgefahr bei Berührung mit brennbaren Stoffen.

## Erste-Hilfe-Maßnahmen:

- **Haut:** betroffene Körperstellen gründlich mit Wasser und Seife abwaschen und gut nachspülen. Bei anhaltenden Beschwerden einen Arzt aufsuchen.
- **Augen:** bei Kontamination Augen mit geöffnetem Lidspalt sofort gründlich 15 Minuten lang mit viel Wasser spülen, unverletztes Auge schützen. Sofort Augenarzt hinzuziehen.
- **Verschlucken:** wenn der Patient bei Bewusstsein ist, Mund mit Wasser ausspülen und reichlich Wasser nachtrinken lassen, Frischluftzufuhr. Sofort Arzt hinzuziehen.
- **Einatmen:** Patienten an die frische Luft bringen, bei Beschwerden einen Arzt hinzuziehen.

# Anhang 5: Vor- und Nachteile biologischer Untersuchungsmethoden

## Vor- und Nachteile biologischer Untersuchungsmethoden

| Probenahmetyp | Vorteile | Nachteile |
|---|---|---|
| Luftkeimsammlung | ■ Differenzierung der Pilzarten möglich<br>■ Quantifizierung möglich<br>■ Vergleich mit Außenluft | ■ Nur kultivierbare Sporen werden erfasst<br>■ Einzelmessungen sind nur Momentaufnahmen<br>■ Schlecht flugfähige Sporen werden oft nicht erfasst<br>■ Großer Einfluss von weiteren möglichen Quellen auf das Ergebnis<br>■ Nachweis verdeckter Schäden nur bedingt möglich |
| Partikelsammlung | ■ Identifizierung abgestorbener/nicht keimfähiger Sporen möglich<br>■ Quantifizierung möglich<br>■ Vergleich mit Außenluft | ■ Identifizierung nur bedingt möglich (oft nur Sporentyp) |
| Passivsammler-Methode | ■ Einsetzbar zur halbquantitativen Analyse von keimfähigen Sporen (z. B. für Lüftungsauslässe) | ■ Keine Quantifizierung möglich<br>■ Erfasst unterschiedliche Sporen nur sehr selektiv |
| Abklatschprobe | ■ Differenzierung der Pilzarten möglich<br>■ Überprüfung von Oberflächen auf sedimentierte Keime | ■ Quantifizierung nicht empfohlen<br>■ Keine Differenzierung zwischen Sedimentation und Bewuchs möglich |
| Klebefilmprobe | ■ Schnelle Bestimmung der Gattung/Art möglich<br>■ Erkennen von Myzelstrukturen durch aktiven Befall | ■ Kein Rückschluss auf die Raumluftbelastung oder weitere Quellen möglich |
| Staubprobe | ■ Gibt Informationen über längere Zeiträume, da Sporen über Jahre im Staub sedimentieren<br>■ Auch Nachweis anderer Allergene (z. B. Milben) | ■ Hoher Einfluss durch Nutzungs- und Reinigungsverhalten<br>■ Kein Rückschluss auf die Raumluftbelastung möglich |
| Materialprobe mikroskopisch | ■ Feststellung aktiven Befalls<br>■ Grobe Identifizierung | ■ Identifizierung ohne Anzucht nur bedingt möglich<br>■ Materialzerstörung durch Probenahme |
| Materialprobe Suspension | ■ Feststellung des Befalls auch in der Tiefe des Materials möglich<br>■ Differenzierung der Pilzarten möglich<br>■ Quantifizierung möglich | ■ Nur kultivierbare Sporen werden erfasst<br>■ Kein Rückschluss auf die Raumluftbelastung möglich |
| Nachweis von MVOC | ■ Gibt Hinweis auf möglichen (auch verdeckten) mikrobiellen Schaden | ■ Verwechslung mit VOC aus Baumaterialien möglich<br>■ Keine Zuordnung zu einzelnen Schimmelpilzen möglich |

# Stichwortverzeichnis

## A

Abfälle 20, 65, 68

Abklatschproben 86, 89, 94, 103, 134

Abrissarbeiten 19

Absaugen 102, 117

Abschottung 39, 66, 100, 121, 122, 143

Absorption 83, 134

Abwasser 78, 86

Abwasserleitungen 84, 102

Abwehr, körpereigene 38

Acidität 12, 134

Actinomyceten 133

Adsorption 41

Adsorptionstrocknung 115, 116

Aerob 134

AGÖF 72, 126, 131

aktiver Befall 36

Alkalität 12, 134

Allergene 22, 23, 25, 36, 39, 54, 104, 134, 144, 151

Allergie 22, 24, 27, 28, 35, 36, 37, 38, 39, 40, 129, 134, 143, 144, 146

allergische Alveolitis 24, 25, 28, 130

allergische Konjunktivitis 38

Altbauten 29, 51, 58, 76

Ammoniak 28, 73

Anaerob 134

Anaphylaxie 134

Anemometer 117

Anlagen, raumlufttechnische 56, 94, 95, 133

Anstriche 26, 114

Antikörper 22, 37, 38, 134, 136

Arbeitsschutzmaßnahmen 61, 62, 64, 66, 68, 70

Arbeitsstoffe, biologische 20, 96, 98, 101, 126, 132, 135

Arzt 18, 20, 70, 149, 150

Aspergillosen 19

*Aspergillus clavatus* 19

*Aspergillus flavus* 19, 22, 146, 147

*Aspergillus fumigatus* 13, 19, 20, 21, 22, 23, 144, 145, 146

*Aspergillus niger* 19, 22, 145

*Aspergillus versicolor* 21, 23, 87, 92, 133

Asthma 17, 23, 24, 25, 39, 129, 131, 134, 143, 144, 147

Atembeschwerden 25, 149

Atemschutz 67, 68, 69

Atemwege 23, 26, 28, 35, 36, 134, 137, 150

Atemwegserkrankungen 18, 25

Atopiker 23, 38, 39, 40

ATP-Gehalt 89

Augenreizungen 149, 150

Ausblühungen 48, 73, 98

Ausgleichsfeuchte 12, 47, 80, 115, 134

Ausgleichsströmungen 55

Außendruck 55

Außenluft 17, 23, 44, 45, 52, 55, 59, 87, 92, 116, 117, 122, 133, 137, 151

Außenputz 50

Außenwände 45, 50, 52, 58, 60

Austrocknen der Schleimhäute 54

automatische Ventile 60

$a_w$-Wert 12, 13, 57, 134

## B

Bad 59

Bakterien 9, 10, 11, 12, 13, 14, 15, 18, 20, 24, 30, 31, 32, 33, 34, 35, 37, 39, 61, 86, 88, 90, 94, 96, 102, 134, 135, 136, 137, 138, 142, 146

Basidiomycota 15

Bauaustrocknung 37

Bauen, diffusionsoffenes 43

Baufehler 29

Baufeuchte 37, 49

Baumaterialien, feuchte 34

bauphysikalische Messverfahren 74

Baustelleneinrichtung 99

Bausubstanz, Schäden 26, 29

Bauteiloberflächen 47, 57, 60, 74

Bauteiltrocknungen 115

Bautenschutz 54

Befall, aktiver 36

Befallsfläche 143, 146, 147

Befindlichkeitsstörungen 110, 133

Behaglichkeitsgrenze 60

Beschwerden, gesundheitliche 143, 144, 146

Beton 41, 50, 53, 57, 73, 118

Bettzeug 35

Bevölkerungsgruppen 25, 37

Bioaerosole 21, 100, 102, 133

Biofouling 35

Biokorrosion 35

biologische Arbeitsstoffe 20, 96, 98, 101, 126, 132, 135

biologische Untersuchungsmethoden 86

BioStoffV, Biostoffverordnung 19, 20, 22, 61, 62, 98, 126, 132, 135

# Stichwortverzeichnis

# Stichwortverzeichnis

# Stichwortverzeichnis